Tattoos

UND IHRE GESCHICHTEN

Tattoos

UND IHRE GESCHICHTEN

CAREY HART

UND CHRIS PALMER

Fotografien von **BILL THOMAS**

h.f.ullmann

MIX
Paper from responsible sources
FSC™ C006398

First published in the United States under the title INKED.
Original ISBN: 978-1-57965-341-5

Published by arrangement with Artisan, a division of Workman Publishing Group Inc., New York

Design: Andy Taray

Übersetzung: Nadine Kaatz und Ben del Río
Satz: ce redaktionsbüro für digitales publizieren
Projektkoordination: Daniel Fischer
Gesamtherstellung: h.f.ullmann publishing GmbH, Potsdam

Printed in Hong Kong, 2013

ISBN 978-3-8480-0157-6

10 9 8 7 6 5 4 3 2 1
X IX VIII VII VI V IV III II I

www.ullmann-publishing.com
newsletter@ullmann-publishing.com

Für alle Tätowierer, die in ihrem Job für die wahre Kunst bis ans Äußerste gehen. Ihr seid die Besten, auch wenn nicht ständig Kamerateams euer Leben und eure Arbeit dokumentieren. Hört nicht auf, eure Grenzen zu erforschen und zu überschreiten und die hohe Form der Körperkunst mit jedem neuen tätowierten Körper zu verbreiten!

VORWORT

Meine Haut erzählt eine Geschichte. Es handelt sich bei dieser Geschichte aber nicht um eine gewöhnliche Story mit Anfang, Mitte und Ende, sondern eher um eine Reise zu mir selbst. Tätowierungen sind mein Leben. Sie sind Teil meiner Identität. Aber das war nicht immer so.

Als ich aufwuchs, waren mir Tätowierungen fremd, und doch habe ich sie die ganze Zeit wahrgenommen. In meiner Kindheit waren Tattoos noch ein Tabuthema. Tätowierungen, das war etwas für zwielichtige Schlägertypen, die sich in finsteren Seitengassen rumtrieben, oder für ausgeflippte Biker. Mein alter Herr war Bauarbeiter und einige seiner Kumpels trugen stolz ihre verblassten Tattoos auf Brust oder Oberarm zur Schau. Und trotz dieses dürftigen Vorgeschmacks hinterließen Tattoos bei mir einen bleibenden Eindruck. Schon im zweiten Schuljahr trieb ich meinen Vater regelmäßig damit zur Weißglut, dass ich mit Zeichnungen und Mustern an Armen und Händen übersät war, wenn ich nach Hause kam. Er war immer dagegen, dass ich mich tätowieren lasse, aber im Hinterkopf wusste ich schon damals, dass ich später einmal genau das tun würde. Als ich älter wurde, geriet ich in die Punkrock-Szene, wo Tattoos vollkommen normal waren. Einer der Menschen, der auf mich in dieser Hinsicht den größten Einfluss ausübte, war Mike Ness, Lead-Sänger der Band Social Distortion. Im Alter von vierzehn schmuggelte ich mich auf ihre Konzerte, wann immer sie spielten. Ich sehe Mikes Tattoos noch wie eh und je vor Augen. Die auf seinen Fingerknöcheln tätowierten Worte LOVE und PAIN und das Skelett auf seiner rechten Schulter, das einen Martini schlürft, haben bei mir ohne Zweifel den Funken überspringen lassen und meinen weiteren Lebensweg beeinflusst.

Achtzehn Jahre schienen mir lang genug, um auf mein erstes Tattoo zu warten. Für meinen Geburtstag hatte ich alles bis ins letzte Detail von langer Hand geplant. Ich hatte kein Geld, um ein richtiges Tattoo-Studio aufzusuchen, aber glücklicherweise hatte der Vater eines Freundes einschlägige Erfahrungen im Tätowieren und ich vertraute ihm. Also ließ ich mir im Haus meines Freundes auf dem Küchentisch einen flammenden Schädel und die Nummer 111, die Nummer meines Motocross-Motorrades, auf die Brust stechen. Es war bestimmt nicht das tollste Tattoo der Welt, aber ich war mächtig stolz. Ich wusste damals schon, dass Tattoos einen zentralen Platz in meinem Leben einnehmen würden und konnte es kaum erwarten, dass dieser Teil meines Lebens endlich beginnen würde. Mein Vater war nicht sonderlich erfreut, als er das Tattoo sah, aber er hatte eingesehen, dass ich alt genug war, meine Entscheidungen selbst zu treffen.

Danach entwickelte sich die Sache rasant. Binnen eines halben Jahres hatte ich zwei fast komplett tätowierte Arme und bereits damit begonnen, an einem Rücken-Tattoo zu arbeiten. Mein Vater blieb skeptisch und fragte mich bei jeder neuen Tätowierung: „Was zum Teufel tust du dir nur an?" Jedes Mal erzählte ich ihm, dass ein Tattoo für mich der Ausdruck meiner Kreativität sei. Er konnte das einfach nicht verstehen, akzeptierte mich aber trotzdem als seinen Sohn.

Eines der Tattoos, das mir am meisten bedeutet, sind die Worte HART LUCK auf meinen Fingerknöcheln. Es ist ein Wortspiel mit „hard luck" – Pech – und dem Namen meiner Familie – Hart. HART LUCK steht für die vom Pech verfolgten Männer des Hart-Clans. Ich stamme aus einer Familie, in der die Männer alle irgendwann als Singles oder Junggesellen endeten und die das Unglück wie ein Magnet anziehen. Mein Vater und alle meine Onkels haben sich allein durchs Leben geschlagen. Zwar sind sie alle sehr eigenständig, wissen ihr Leben zu meistern und haben mir beigebracht, auf mich selbst aufzupassen, aber meistens haben wir Harts einfach nur Pech. Was aber nicht weiter schlimm ist, denn ohne Rückschläge hätte ich nie gelernt, immer wieder auf die Beine zu kommen und weiterzumachen.

Solange ich denken kann, hat sich mein Leben um Motorräder gedreht. Bevor ich Fahrrad fahren lernte, saß ich schon auf dem Motorrad. Als ich noch in den Windeln steckte, nahm mich meine Familie mit auf Motorrad-Camping-Touren durch die Dünen Südkaliforniens. Mein Großvater setzte mich auf den Benzintank seiner Honda Elsinore 125 und drehte mit mir ein paar Runden im Sand. Mein Vater besaß eine 1976er Suzuki RM 250, die nur aus Ersatzteilen zusammengebaut war. Bald danach zogen wir nach Las Vegas. Zum vierten Geburtstag schenkte mir mein Vater mein erstes Motorrad, eine Suzuki RM 50.

Von diesem Zeitpunkt an wollte ich nur noch mit meinem Motorrad herumfahren. Schon zum Kindergarten fuhr ich mit meiner eigenen Maschine, mein Vater auf seiner 250er dicht hinter mir. Wenn ich ankam, stellte ich die Maschine, mit einem Fahrradschloss gesichert, am Fahrradständer des Kindergartens ab; am Ende des Tages, wenn die anderen Kinder von ihren Eltern in ihren Autos abgeholt wurden, stand mein Vater mit seiner Suzuki schon neben dem Fahrradständer und wartete auf mich. Dann fuhren wir Seite and Seite durch die Wüste von Las Vegas nach Hause.

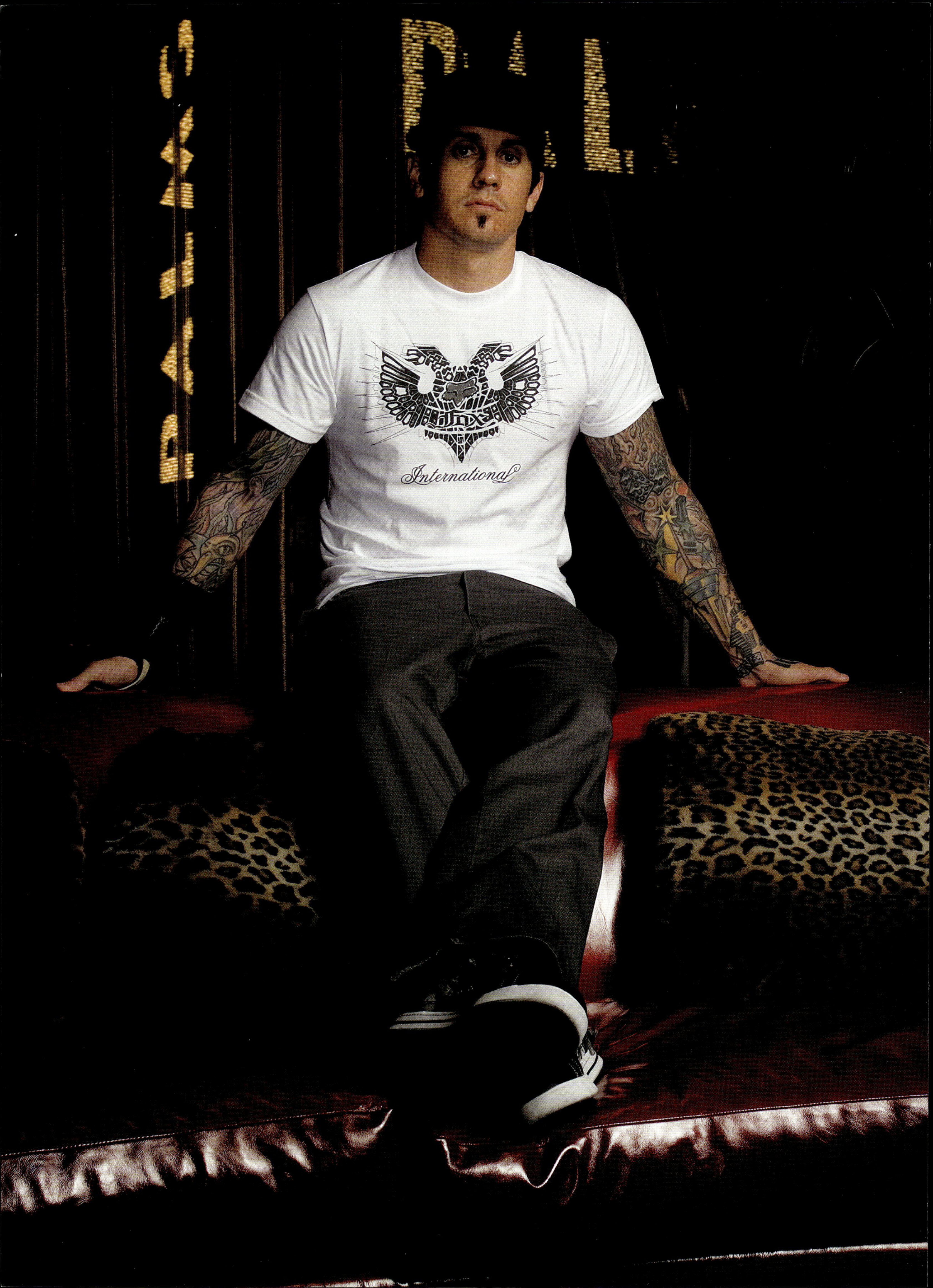
International

Mit fünf nahm ich zum ersten Mal an einem Motocross-Rennen teil und zählte in meiner Altersklasse schon bald zu den schnellsten Fahrern an der gesamten Westküste. Obwohl ich auch Football und Baseball in der Kinderliga spielte, war das Motorradfahren mein Ein und Alles. Allerdings stellten die Rennen eine kontinuierliche finanzielle Belastung für die Familienkasse dar. Wir sparten uns das Geld dafür buchstäblich vom Munde ab; wenn mein Vater zum Abendessen Suppe kochte, war das oft mehr eine dünne Brühe als Suppe. Manchmal konnten wir uns nicht einmal fließend warmes Wasser leisten. Bei den Rennen konnte ich nicht an den Proberunden teilnehmen, weil uns das Geld fürs Benzin fehlte. Das reichte mal eben gerade für das richtige Rennen. Trotzdem fuhr ich so gut, dass ich von dem Team eines Spitzen-Rennstalls rekrutiert wurde. Meine Karriere wurde nun in vollem Umfang finanziell gesponsert, und ich bekam die neuesten Maschinen. Mit fünfzehn entschied ich mich, aus diesem Hobby meinen Beruf zu machen.

Dann aber, wie aus heiterem Himmel, schlug „Hart Luck" – das Pech der Harts – wieder zu. Als ich eine Proberunde auf einer neuen Rennbahn drehte, die mein Vater baute, tauchte plötzlich eine Planierraupe vor mir auf. Ich schoss gerade über eine 21-Meter-Schanze und knallte voll gegen die Raupe. Beide Arme und Beine waren gebrochen. Ich lag mehrere Wochen im Krankenhaus und konnte mich danach fast ein Jahr lang nur im Rollstuhl fortbewegen. Erst nach einem 18-monatigen Reha-Aufenthalt nahm ich meine Karriere wieder auf. Während meine gleichaltrigen Kollegen mittlerweile Sponsoring-Verträge abschlossen hatten, musste ich das Motorradfahren neu erlernen.

Nach der High School entschied ich mich, endlich erwachsen zu werden, Nägel mit Köpfen zu machen und meinen Traum zu verwirklichen. Ich packte meine Siebensachen, verfrachtete meine Motocross-Maschine in meinen Van und zog mit einem Kollegen, der dieselbe Richtung einschlagen wollte, nach Südkalifornien. Ich begann meine Karriere in der *Pro Circuit* als Privatier, der alle Kosten aus eigener Tasche bestreitet. Wie gewohnt, investierte mein alter Herr alles, was er hatte, in meine Karriere. Es dauerte fünf Jahre, um die Schulden abzubezahlen, die er für mein erstes Jahr als Profi-Motocross-Fahrer aufnehmen musste.

Genau zu dem Zeitpunkt, als ich versuchte, den Durchbruch in der professionellen Liga zu schaffen, vollzog sich in der Branche ein drastischer Wandel. Als der Veranstalter der Profi-Rennserien, die *American Motorcyclist Association,* von den finanziellen Vorteilen des Sponsoring Wind kriegte, die dem großen Motorsportverband NASCAR (*National Association for Stock Car Auto Racing*) bereits einen regelrechten Geldsegen beschert hatte, entschied er sich, den gleichen Weg einzuschlagen. Fast über Nacht verwandelte sich der Motocross-Sport in eine Welt, die diktiert wurde von einer piekfeinen Gesellschaft, in der man auf Leute mit Tattoos, Irokesen-Haarschnitten, Piercings oder jeglicher anderen Köperverzierung nur abgestoßen herabblickte. Die von Motorrad-Herstellern gesponserten Teams wollten Typen wie mich nicht mehr haben. Zu jener Zeit reichten meine Tätowierungen an den Armen nur bis zum Ellenbogen, aber selbst das war schon zu viel. Ich wurde von den zugeknöpften Anzugtypen der geldgebenden Konzerne aus dem Sport regelrecht vertrieben.

Ohne einen Sponsor ist es schwierig voranzukommen, zumal für einen Zwanzigjährigen. Ich musste mir mittlerweile meine Maschinen selbst kaufen und sie dann mit meinem eigenen Van von einem Rennen zum nächsten transportieren. Nicht nur das Geld, auch meine Motivation verließ mich mehr und mehr. 1996 war ich fast soweit aufzugeben. Es musste endlich etwas passieren. Als die Situation immer prekärer wurde und ich keinen Ausweg mehr sah, meinte es das Schicksal doch noch einmal gut mit mir. Mitte der 90er Jahre begannen kleinere Motocross-Hersteller Videos von Motocross-Sprüngen zu produzieren. Sie heuerten einen Haufen Profi-Fahrer an und filmten deren Sprünge über Sanddünen oder von riesigen Rampen. Das aufgenommene Filmmaterial wurde dann über Fachhändler und Fachzeitschriften vertrieben. Zum Glück hatte ich schon immer einen guten Ruf als Motocross-Springer und wurde dadurch oft und gerne für die Produktionen engagiert und konnte mir ein schönes Zubrot verdienen. Da die Kamerateams alles filmten, was ihnen vor die Linse kam und sich keinen Deut um irgendein Regelwerk kümmerten, bezeichneten wir unsere Darbietungen als *Freeriding* oder *Freestyle*. Weil ausgerechnet die besten Springer unter den Motocrossern nur davon träumen konnten, einmal auf dem Siegerpodest bei den Rennen zu stehen, verlegten sich Profi-Springer wie Brian Deegan, Mike Metzger, Mad Mike Jones oder ich darauf, in den wenigen

„TATTOOS SIND MEIN LEBEN. WENN AUCH DEINE HAUT EINE GESCHICHTE ZU ERZÄHLEN HAT, WEISST DU, WOVON ICH REDE."

Sekunden zwischen Absprung und Landung teils sehr waghalsige Stunts, sogenannte *Tricks,* in der Luft auszuführen. Zu den ersten Tricks im Freestyle zählte der *No-hander* (beide Hände werden vom Lenker genommen), dann folgte der *No-footer* (beide Füße werden von den Fußrasten genommen) und anschließend Varianten von beiden. Diese Tricks wurden alle in einer Höhe von mehr als 30 Metern über dem Boden, während des *Jumps,* durchgeführt. Je höher und waghalsiger, desto besser, denn umso erfolgreicher verkauften sich auch die Videos dazu.

Bis 1998 gab es mindestens ein Dutzend Motocross-Rennfahrer, die sich dem Freestyle verschrieben hatten. Die Tricks wurden immer gefährlicher, extremer und komplizierter. Da viele Spitzenrennfahrer, mit Ausnahme von Jeremy McGrath vielleicht, von ihren Sponsoren angehalten waren, unnötige Risiken zu vermeiden, verabschiedeten sie sich nach und nach vom Freestyle. Der Rest von uns musste irgendwie seinen Unterhalt bestreiten. Deswegen fingen wir an, hier und da Tricks aus dem BMX-Bereich abzukupfern und Sachen mit Motorrädern anzustellen, die bisher keiner für möglich gehalten hätte.

Der mehr oder weniger erzwungene Ausschluss aus der normalen Renn-Szene sowie der Zwang, mit irgendetwas sein Geld zu verdienen, hatte dazu geführt, eine ganz neue Richtung zu kreieren: Der Motocross-Freestyle war geboren. Die neue Sportart boomte. Wir spornten uns gegenseitig zu immer waghalsigeren und spektakuläreren Tricks an und verkauften bald tausende von Videos. Unsere Fans kannten uns eher aufgrund dieser Aufnahmen und nicht wegen der Rennen, die wir fuhren.

Was wir nun brauchten, war einen fester Veranstaltungsort, um unserem neuen Gewerbe nachzugehen. Also taten sich mehrere gleichgesinnte Fahrer zusammen und mieteten den Las Vegas Speedway. Wir karrten Tonnen von Erde heran und bauten provisorische, unüberdachte Tribünen. Für die Rampen und Sprungschanzen lieh uns mein alter Herr einige Planierraupen seiner Baufirma. Und dann veranstalteten wir den allerersten Freestyle-Motocross-Wettkampf überhaupt. So wurde vor siebentausend neugierigen und begeisterten Fans die Freestyle Competition geboren. Meine Clique „ausgestoßener" Motocrosser erschufen einen neuen Beruf – und die dazugehörige Subkultur –, der unseren Lebensstil und unser Lebensgefühl widerspiegelte. Was uns verband, war die Leidenschaft für große Sprünge, Punkrock und Tattoos. Letztere waren nicht mehr länger Fluch oder Stigma, sondern vielmehr Voraussetzung für den Beruf.

Zu dieser Zeit lebten die meisten von uns in der Umgebung der südkalifornischen Stadt Temecula, nahe der mexikanischen Grenze. Wenn wir nicht gerade auf Tour waren oder neue Tricks einstudierten, konnte man uns garantiert im Tattoo-Studio „Soul Expression" treffen. Fast alle meine Freestyle-Kollegen hatten komplette Arm-Tattoos; ein Rücken- oder Brust-Tattoo war auch meist bei irgendjemandem in der Mache. Die Atmosphäre im Studio war freundlich und entspannt. Deshalb hingen wir dort gerne ab, auch wenn die Arbeit darunter litt.

In nur wenigen Jahren übertraf Freestyle-Motocross – das aufsässige und rebellische Stiefkind des Motocross-Rennens – seinen Vorläufer in puncto Popularität und kommerziellem Erfolg. Auf Großveranstaltungen im Rahmen der *1999 X Games,* einer vom US-Fernsehsender ESPN gesponserten Plattform für neue Trendsportarten, eroberte der Freestyle die Welt des Extremsports im Sturm und brachte dem Sender Einschaltquoten in Rekordhöhe. Freestyle wurde auch zum Hauptereignis der neu etablierten *Gravity Games.* Wir waren bekannter als die meisten Spitzen-Motocrosser und verdienten uns dumm und dämlich. Anders als die vertraglich gebundenen Fahrer konnten wir tun und lassen, was uns passte. Wir waren die neuen Rockstars. Gar nicht mal schlecht für einen Haufen Typen, die nicht ins Schema gepasst hatten, oder?

Aber wie sollte es anders kommen!? Gerade als ich dabei war, mich als einer der besten Freestyle-Fahrer zu etablieren, machte das „Hart Luck" mir wieder einen Strich durch die Rechnung. Im Sommer 2003 auf der *Tony Hawk's Boom Boom Huck Jam Tour* musste ich während eines Sprungs mitten in der Luft meine Maschine loswerden, um einen Zusammenstoß mit einem Skateboarder abzuwenden, der über mich springen sollte. Ich knallte volle Kanne gegen eine Mauer und brach mir wieder beide Arme und beide Beine. Diesmal aber kam es richtig heftig. Wegen innerer Blutungen hätte mich das fast um die Ecke gebracht. Einunddreißig Tage lag ich in Seattle im Krankenhaus. Mein alter Herr flog fast tausend Kilometer von Las Vegas ins Hospital, um nächtelang auf einem Sessel neben meinem Bett zu schlafen, bis ich entlassen wurde. Damit waren meine Tage als Profi-Motocross-Springer endgültig vorbei. Das war eine niederschmetternde Erfahrung, die ich anfangs nicht akzeptieren wollte, aber irgendwann sah ich ein, dass das Leben weitergehen musste. Beim Planen für mein weiteres Leben fiel mir immer wieder ein, wie schön es wäre, einen Ort zu haben, wo ich täglich hingehen könnte, jetzt, wo ich nicht mehr Motocross fahren konnte. Dann dachte ich zurück an die schönen Zeiten, als ich mit meinen Kumpeln im „Soul Expression" abhing, wir uns Geschichten erzählten und uns tätowieren ließen.

Das war eine sehr wichtige Phase meines Lebens und ich wollte unbedingt das schöne Lebensgefühl aus dieser Zeit wieder aufleben lassen. So kam ich auf die Idee, mein eigenes Tattoo-Studio zu eröffnen. Es ging gar nicht mal so sehr ums Geld, viel wichtiger war, eine coole Umgebung zu schaffen, wo man mit seinen Freunden ganz lässig abhängen konnte. Ich stellte mir ein Studio vor, das durch seinen Stil, seine Klasse und seinen Charakter überzeugen und mit dem Klischee aufräumen sollte, dass derartige Studios in heruntergekommenen Stadvierteln angesiedelt sind und von charakterlosen Typen bevölkert werden.

Da ich Las Vegas wie meine Westentasche kannte, war es für mich und meinen Partner einfach, eine überzeugende Geschäftsidee zu entwickeln, die ich George Maloof und seinen Brüdern vorstellte. George und Co. sind die Besitzer des legendären Palms Hotel und des dazugehörigen Casinos. Die Jungs hatten viel für die Jugendkultur übrig und waren beeindruckt von unserer Präsentation. Der Deal wurde per Handschlag besiegelt und wir konnten unsere Pläne in die Tat umsetzen, das allererste Tattoo-Studio in einem Casino in Las Vegas zu eröffnen.

Und schon lief wieder alles auf Hochtouren. Unser Team organisierte ein anspruchsvolles und umfassendes Auswahlverfahren, um die fünfzehn besten Tätowierer der Szene zu ermitteln. Sie sollten über einen individuellen Stil verfügen, der so überzeugend war, dass jeder von ihnen imstande sein würde, einen treuen Kundenstamm aufzubauen. Ihre Persönlichkeit war mir genauso wichtig wie ihre künstlerische Fähigkeit. Jeder, der in mein Studio käme, sollte sich dort sofort so wohlfühlen wie in keinem anderen Studio.

Am 25. Februar 2004 eröffnete Hart & Huntington. Ich werde diesen Tag niemals vergessen. Ich dachte, ich würde einfach dort aufkreuzen und mit den Jungs chillen – das war der Plan. Aber ehe ich mich versah, wurde ich für die verschiedensten Sachen eingespannt, wie die Kasse bedienen oder den Boden fegen. Am Anfang war ich sieben Tage in der Woche im Laden. Ich musste bei allem zupacken. Ein eigenes Geschäft zu eröffnen und zu betreiben ist kein Zuckerschlecken. Jeden Tag brennt's irgendwo. Es kann viel passieren und meistens tut es das auch! Man muss immer wissen, was zu tun ist, wenn das Computersystem mal zusammenbricht, wenn Angestellte sich krank melden oder wenn ein Kunde ungehalten wird. Es war für mich genauso eine Herausforderung wie all die tollkühnen Tricks, die ich auf meiner Motocross-Maschine durchführte.

Nachdem ein Teil der Reality-Show *Inked,* die den Alltag in einem Tattoo-Studio dokumentierte, vom TV-Sender A&E abgedreht war, kaufte ich den Anteil meines Partners John Huntington auf. Seitdem habe ich mehrere Filialen eröffnet. Inzwischen gibt es Hart & Huntington-Studios in Orlando (Florida), Honolulu (Hawaii) und Cabo San Lucas in Baja California. Dann dachte ich, dass ein Buch der nächste logische Schritt wäre. Dieses Werk ist nun also eine weitere Expansion von Hart & Huntington. Es präsentiert den Charakter, das Lebensgefühl, die Atmosphäre und den Lifestyle eines besonderen Tattoo-Studios. Die Texte und Bilder auf diesen Seiten erzählen über das Leben sowohl der Tätowierer als auch der Tätowierten und natürlich auch über die Tätowierkunst an sich. Eine besondere Seelenverwandtschaft verbindet Tätowierte oft miteinander. Wir alle kennen die Blicke und das Getuschel. Wir alle haben eine schlagfertige Antwort für die Neugierigen da draußen parat. Jeden erdenklichen Schmerz, den eine Tätowiernadel dir zufügen kann, haben wir schon ausgehalten. Aber natürlich ist diese Tortur nichts im Vergleich zu dem schönen Gefühl zu sehen, wie eine kreative Vision auf der Haut Formen annimmt und sich entfaltet.

Tattoos sind mein Leben. Wenn auch deine Haut eine Geschichte zu erzählen hat, dann wirst du wissen, wovon ich rede. Die meisten Menschen denken, dass du als Tätowierter in eine Schublade gesteckt wirst. Mich hingegen haben Tattoos regelrecht befreit. Und wisst ihr, was mich am meisten freut? Mein alter Herr kann es endlich nachvollziehen.

Carey Hart
Las Vegas

Die Reise zu dem, der ich bin

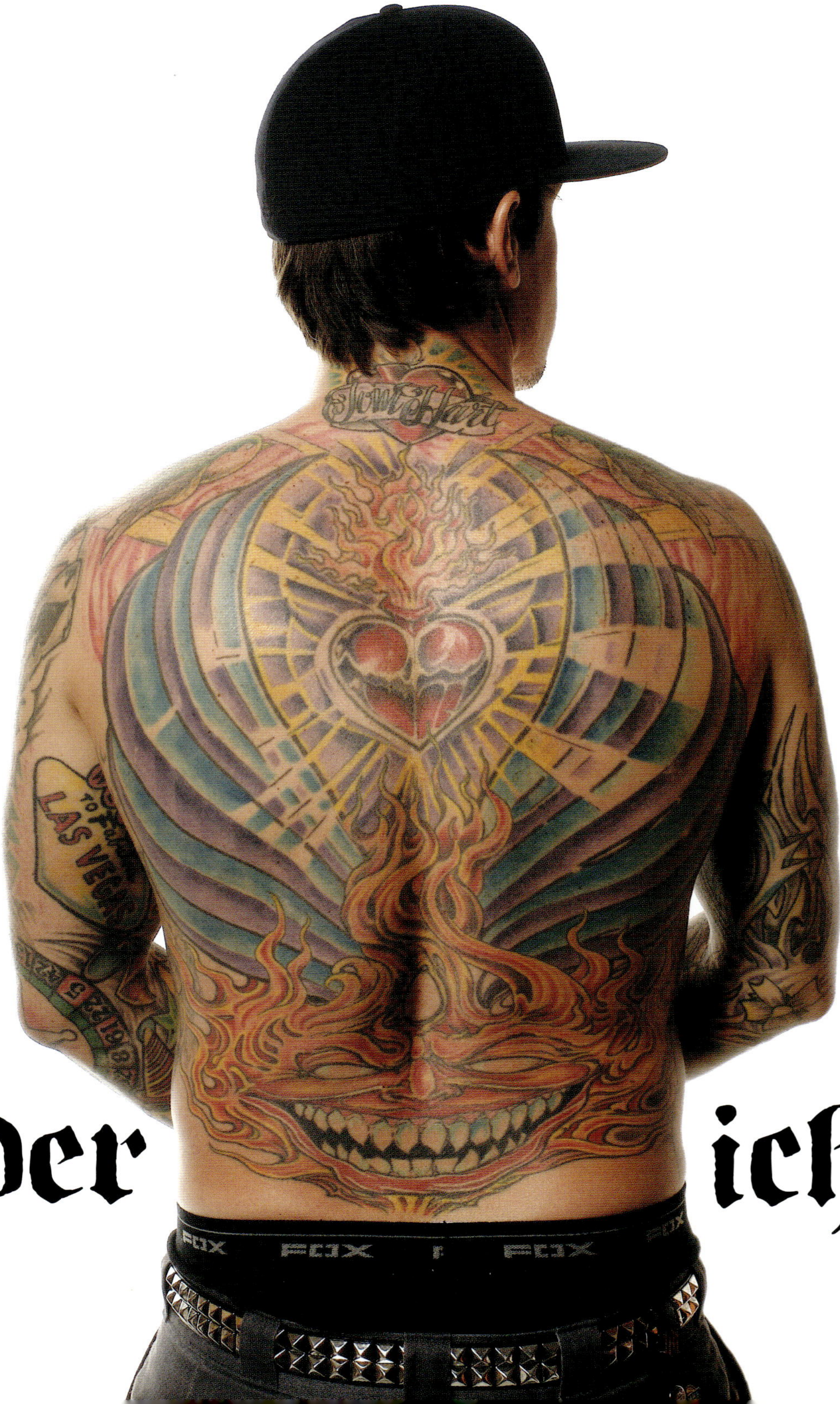

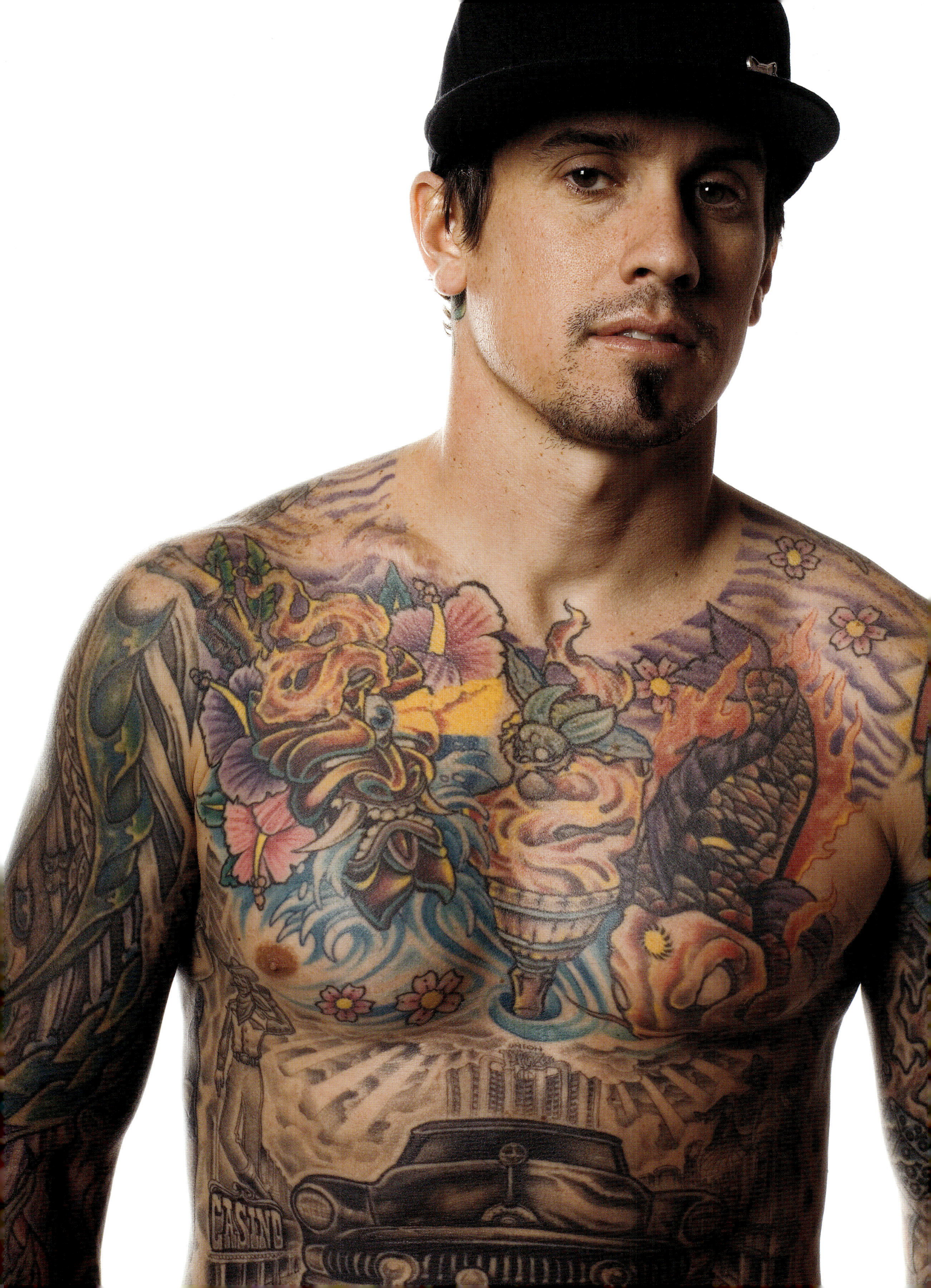
CASINO

EINE KURZE GESCHICHTE DES TÄTOWIERENS

VON CHRIS PALMER

Altertümliche Formen von Tätowierungen lassen sich auf fast jedem Kontinent über tausende von Jahren hinweg zurückverfolgen. Sowohl das englische Wort *Tattoo* als auch das deutsche Wort *Tätowierung* (archaisch *Tatauierung*) stammen ab vom tahitischen *tatau*, das lautmalerisch so viel wie „etwas schlagen" bedeutet. Das bezieht sich auf das Geräusch, das entstand, als man auf den in der traditionellen polynesischen Tätowiertechnik benutzten Tätowierkamm hämmerte. In Ägypten fand man in den Pyramiden fünftausend Jahre alte tätowierte Mumien. Samoaner benutzten aufwendig tätowierte Symbole, um Stämme und Gemeinschaften zu kennzeichnen. Auf vielen dieser Motive basieren die beliebten *Tribal*-Tattoos, die heutzutage mittlerweile überall zu sehen sind. In Japan wurden Tätowierungen verwendet, um Kriminelle zu brandmarken. Für jedes Verbrechen wurde ein Strich auf die Stirn des Straftäters tätowiert; sie wurden nacheinander so angeordnet, dass der vierte Strich – im Falle einer neuerlichen Straftat – das Schriftzeichen für „Hund" ergab.

Die frühgeschichtlichen Tätowierinstrumente waren in Handarbeit gefertigt. Dazu zählten angespitzte Holzstäbe, Halme oder Tierknochen, die als primitive Tätowiernadeln verwendet wurden. Mithilfe dieser Tätowiernadel wurde die Haut präzise durchstochen, um Farbpigmente in die Haut einzubringen. Eine mühselige Prozedur, da jeder Stich in die Haut einzeln gesetzt werden musste, um dann mit Farbstoff gefüllt zu werden. Diese primitiven Techniken erreichten Europa, in erster Linie England, durch Forschungsreisende und Abenteurer aus dem Orient. Familienwappen zählten danach zu den beliebtesten Tattoo-Motiven. Nach der normannischen Eroberung Englands im Jahre 1066 wurde das Tätowieren vier Jahrhunderte lang verboten. Die Normannen betrachteten diese Sitte als barbarisch und verabscheuten sie. Dieser Zustand dauerte an, bis der britische Forschungsreisende Captain James Cook Jahrhunderte später mit einem tätowierten Polynesier nach England zurückkehrte, der die Öffentlichkeit in seinen Bann zog. Danach begann die Oberschicht, sich kleine, leicht zu verbergende Tattoos stechen zu lassen. Im 18. Jahrhundert kam es bei Matrosen der britischen Marine in Mode, die Arme mit den dauerhaften Hautzeichnungen zu schmücken. Tattoos ließ man sich von Einheimischen in exotischen Orten wie Japan oder Polynesien stechen. Später tauchten Tätowierer dann auch in den britischen Seehäfen auf.

Einige der ersten Aufzeichnungen von Tätowierungen in Nordamerika findet man in den Logbüchern amerikanischer Kriegsschiffe. Damals begannen die Seefahrer, sich mit primitiven Metallnadeln gegenseitig zu tätowierten. Die beliebtesten Motive waren Anker oder exotische Tiere, die sie auf ihren Reisen sahen. In der Heimat dagegen fand die Tätowierkunst keinen großen Anklang. Es war zu teuer, sich ein Tattoo stechen zu lassen und auch der Zeitaufwand für jedes noch so kleine Motiv war aufgrund der damaligen Technik sehr hoch. Die Tätowierkunst war aus eben diesen Gründen nur einem kleinen Klientel vorbehalten und im Begriff, in Vergessenheit zu geraten, hätte nicht Tätowierer und Amateur-Erfinder Samuel O'Reilly der Kunstform neuen Auftrieb gegeben.

1891 konstruierte er die erste moderne, elektrisch betriebene Tätowiermaschine, basierend auf Thomas Edisons *Autograph Printer* – einer kleinen Maschine zur Metallgravur. O'Reillys tragbares, freihändig zu bedienendes Gerät setzte Drehzylinder ein, die die Nadeln auf und ab führten, um die Farbstoffe in die Haut einzubringen. Heutzutage beruht das Funktionsprinzip auf elektromagnetischen Spulen, die durch Ladung und Entladung hunderte Male pro Sekunde eine Feder hin und her springen lassen. Die Feder bewegt wiederum die Nadelstange, an deren Ende schließlich die Tätowiernadel angelötet ist. Mit Einsatz des neuen Gerätes konnten Tattoos nicht nur viel schneller gestochen werden, sondern auch noch exakter und mit wesentlich höherem Detailreichtum. Außerdem war das Verfahren preiswerter, da weniger arbeitsintensiv. Die neue Technologie brachte die Tätowier-Branche zum Florieren. O'Reilly eröffnete seinen Laden am Chatham Square in der New Yorker Bowery, damals eine etwas heruntergekommene Gegend mit Kneipen und zwielichtigen Absteigen.

In der ersten Hälfte des 20. Jahrhunderts erreichten Underground-Tätowierkünstler Kultstatus und gewannen eine sektenähnliche Anhängerschaft. Legendäre Künstler, wie Charlie Western, August Bernard Coleman, Phil Sparrow oder Lou Alberts erfanden einfache Vorlagen, nach denen Tattoos gestochen werden konnten und kreierten einzigartige Motive, die sowohl See- als auch Zirkusleute ansprachen. Inspiriert davon wurden auch Nachwuchskünstler wie der junge Bert Grimm. 1924 verdiente er die für damalige Verhältnisse eindrucksvolle Summe von dreißig Dollar die Woche, indem er Menschen Ganzkörper-Tattoos verpasste, die im Zirkus auftraten wie „Die verblüffende tätowierte Frau". Nach dem Ersten

Weltkrieg wurden derartige *Freak-Shows* jedoch eingestellt. Im Zirkus konzentrierte man sich wieder mehr auf Attraktionen mit Akrobaten und Artisten oder auf Tierdressuren. Ganzkörper-Tattoos waren keine lukrative Angelegenheit mehr. Grimm hatte dennoch viel Erfolg in St. Louis, wo er hinter einer Schießbude Werftarbeiter tätowierte. Danach eröffnete er einen Laden in dem damals berühmten Vergnügungspark „The Pike" in Long Beach, wo er sechzehn Stunden täglich Matrosen mit Tattoos versorgte.

Das Vorurteil, dass Tattoos vorwiegend von Matrosen getragen werden, ist also von der Wahrheit gar nicht so weit entfernt. In der Tat machten Seeleute und Angehörige der Army den Großteil der Kundschaft eines Tätowierers aus – ein Kundenkreis, der in den 1930er und 1940er Jahren den Tattoo-Studios in den Hafenstädten der ganzen Welt zum Erfolg verhalf. Sogar die Comic-Ikone *Popeye* trug ein Anker-Tattoo auf seinen keulenförmigen Unterarmen. In der Nähe einer jeden Militärbasis gab es aber nicht nur ein Tattoo-Studio, sondern weitere Geschäfte und Etablissements, die auf die Bedürfnisse der Seeleute ausgerichtet waren. Diese etwas verruchten Bars, Kneipen, Billardhallen, Gentlemen's Clubs und andere schummrige Lasterhöhlen wurden unweigerlich mit Tattoo-Studios in einen Topf geworfen. Zudem verstärkte die Nähe zu Viehhöfen und Vierteln mit heruntergekommenen Lagerhäusern das Schmuddel-Image der Tattoo-Szene: Willkommen in der Welt der Elendsviertel! Fernab von der amerikanischen Kleinstadtidylle, die geprägt war von schmucken Lattenzäunen, Damen mit Pillbox-Hüten und den eifrigen Dorfverschönerungskampagnen einer Eleanor Roosevelt, wurde das amerikanische Elendsghetto geboren. Wer sich MOM auf seinen Oberarm tätowieren lassen wollte, setzte dafür mitunter sein Leben aufs Spiel, denn er musste dafür zwangsläufig das gefährliche Viertel aufsuchen.

Gegen Ende des Zweiten Weltkriegs begannen die ehemals florierenden Hafenstädte zu verkommen. In den einstigen Oasen der wirtschaftlichen Blüte breitete sich der Verfall aus. Die urbanen Metropolen waren weit entfernt von Norman Rockwells kitschiger, sentimentaler Vision von Amerika, die damals das Nationalbewusstsein prägte. Als der Krieg kein Ende zu nehmen schien, befahl Präsident Harry Truman den Abwurf zweier Atombomben. Eine Woche später kapitulierte das japanische Reich und der Zweite Weltkrieg war vorbei. Die letzten Fetzen des Konfettiregens der Siegesparaden auf dem Broadway waren kaum gefallen, da tauchte eine neue Rasse gesetzloser Rebellen auf: tätowierte Biker-Gangs. Ihnen ist es zu verdanken, dass Tätowierungen fünfzig Jahre lang stigmatisiert wurden.

Während die resolute und arbeitsame Nachkriegsgeneration ihre hochgekrempelten Ärmel nach getaner Arbeit wieder herunterrollten, krempelten hunderte frisch heimgekehrter Kriegsveteranen ihre Ärmel erst einmal hoch, um dort ihre Zigaretten zu verstauen. Wer auf einem heißen Ofen durch die Gegend bretterte, konnte keine Zigarettenschachtel in die Hosentasche stecken, ohne dass Camels oder Marlboros unweigerlich zu ungenießbarer Matsche wurden. Ausgemusterte Soldaten, die Schwierigkeiten hatten, sich wieder in das zivile Leben einzugliedern, fanden in Motorrad-Gangs ihre neue Heimat und eine ganz eigene Art von Freiheit. Viele von ihnen schmückten ihre Arme mit Tätowierungen, die ihre Kriegserfahrungen oder ihre Gruppenzugehörigkeit zu den gewaltbereiten Motorrad-Rockern dokumentierten.

1947 veranstaltete die AMA (*American Motorcyclist Association*) ein Biker-Treffen in dem verschlafenen kalifornischen Nest Hollister, das sich bis dahin lediglich als Erdbeben-Hauptstadt der Welt einen Namen gemacht hatte. Doch die Veranstalter unterschätzten den Besucherandrang und es kam zu einer ganz anderen Art von Beben. Im Laufe der dreitägigen Veranstaltung fielen über viertausend Motorrad-Rocker in die Stadt ein. Die meisten von ihnen benahmen sich, doch leider gab es ein paar Rowdys unter den Bikern, wie die *Boozefighters* oder die *Pissed Off Bastards*, die ein derartiges Chaos veranstalteten, dass die Ordnungshüter und örtlichen Behörden völlig überfordert waren. Die Polizei nahm dutzende Biker wegen Unruhestiftung und Trunkenheit fest. Überall in Amerika wurde die Öffentlichkeit in den Schlagzeilen vor den widerwärtigen Banden gesetzloser Rocker gewarnt. Die Botschaft an die anständigen Bürger Amerikas war klar: Motorrad-Gangs und alles, was dazu gehörte – Lederjacken, aufdringliches Verhalten und natürlich Tattoos – waren um jeden Preis zu ächten und zu meiden.

Der Hollister-Vorfall prägte sich noch tiefer in die Psyche der amerikanischen Nation ein, als 1954 der Klassiker *The Wild One* (deutscher Titel *Der Wilde*) herauskam, ein Film über rebellische Motorrad-Rocker mit Marlon Brando in der Hauptrolle, der den schlechten Ruf dieser „Gesetzlosen auf zwei Rädern"

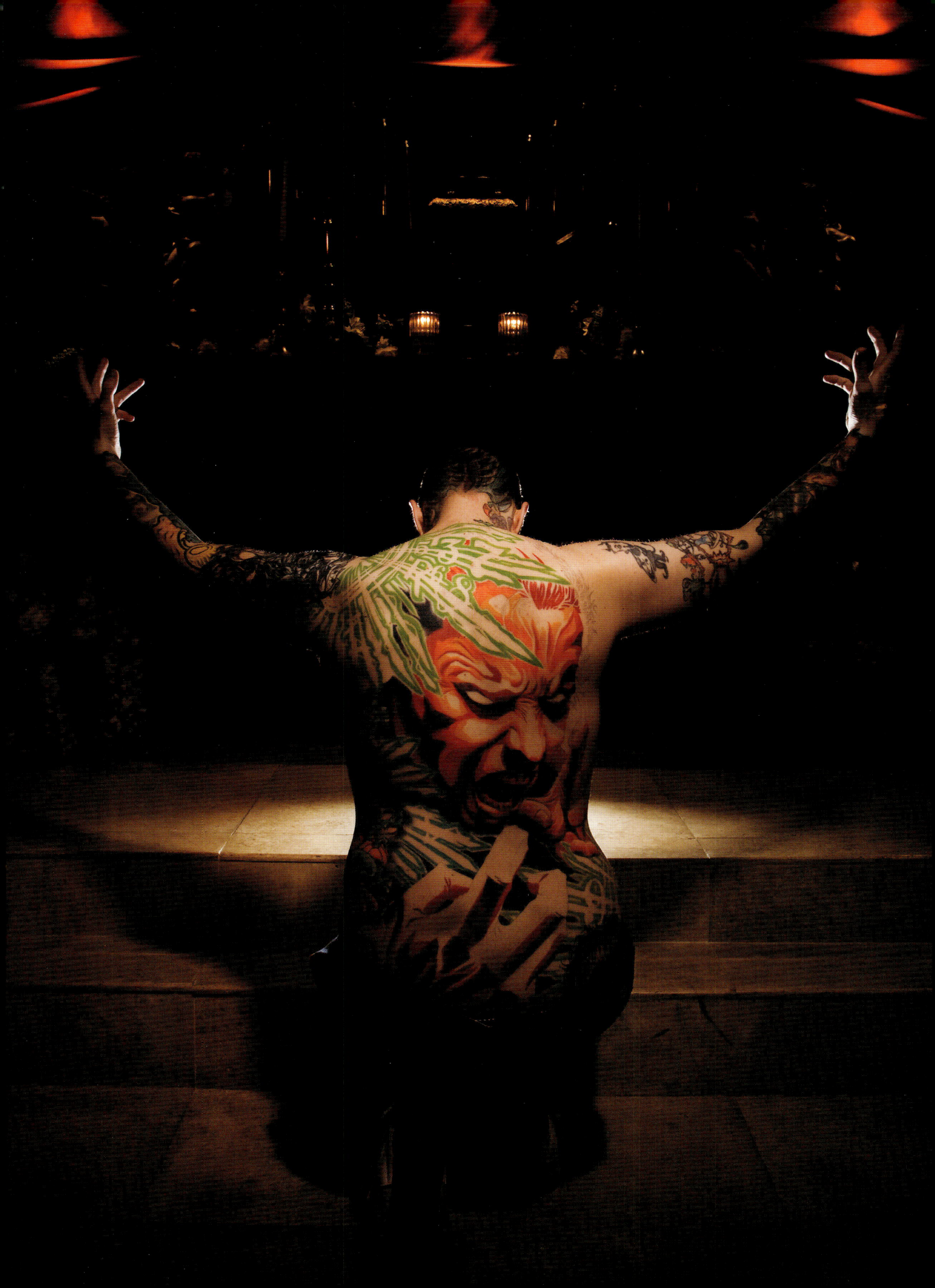

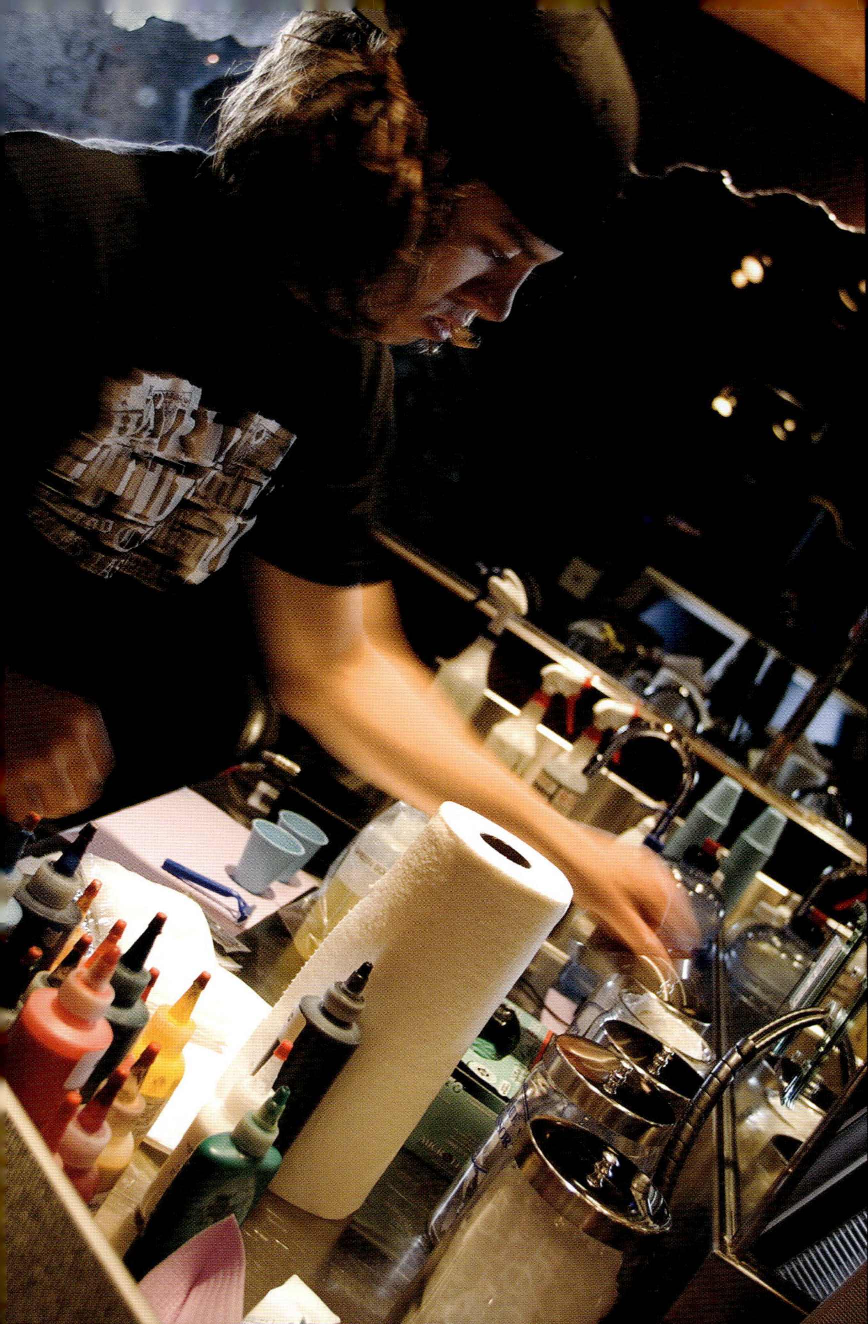

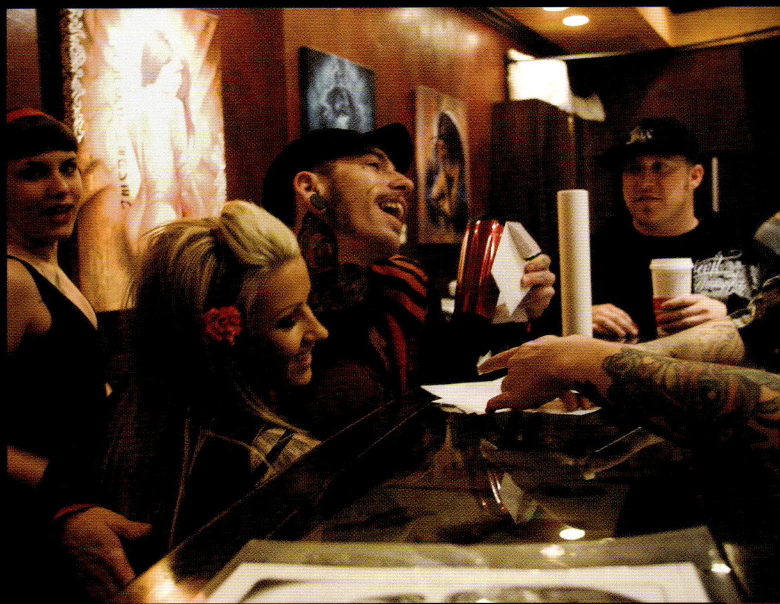

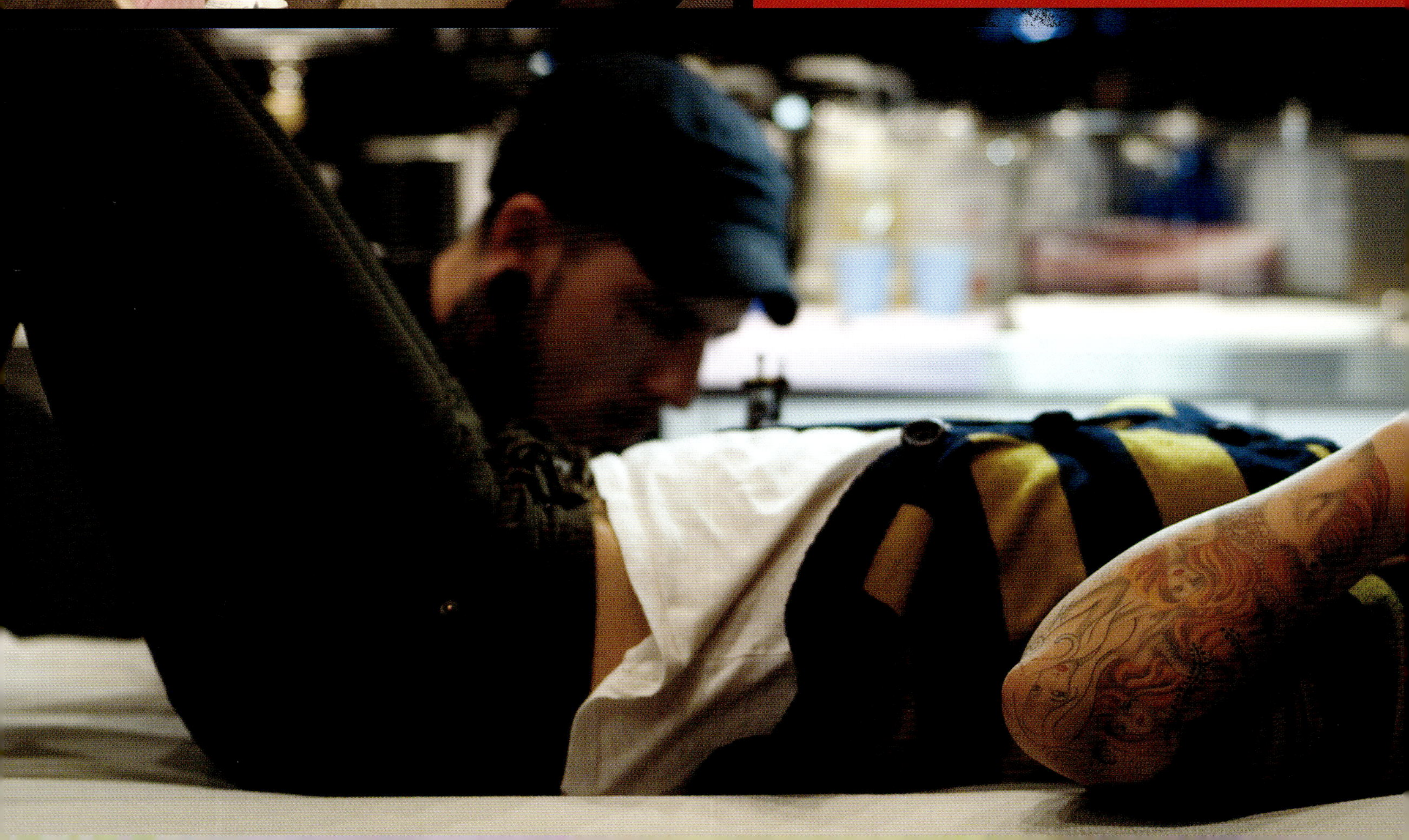

noch weiter illustrierte. Hinzu kam die Veröffentlichung des Journalisten Hunter S. Thompson *Hell's Angels: The Strange and Terrible Saga of the Outlaw Motorcycle Gangs* (deutscher Titel *Hell's Angels*).

Drei Jahre später schürten die Hell's Angels wiederum Kontroversen. Als Sicherheitspersonal fungierten bei einem Konzert der Rolling Stones im nordkalifornischen Altamont, als einer von ihnen einen Konzertgänger erstach, der mit einer Pistole herumfuchtelte. Als die Biker danach zwei Jahrzehnte lang gegen bürgerliche amerikanische Konventionen rebellierten und deswegen im Gefängnis ein- und ausgingen, waren ihre Tätowierungen an Armen, Brust und Rücken Ausdruck und Dokumentation ihres antisozialen Verhaltens. Wohl oder übel brannte sich diese Legende in einer explosiven Mischung aus Mythos und Verrufenheit in die Annalen der Popkultur ein. Und ein Teil dieser Legende waren die Tätowierungen.

Für lange Zeit sollte das Tätowieren in New York gesetzlich verboten sein – ausgerechnet an der Geburtsstätte der modernen westlichen Tätowier-Tradition. Das städtische Gesundheitsamt gab Tattoo-Studios die Schuld, eine Serie von Hepatitis-Fällen verursacht zu haben und machte 1961 daraus eine regelrechte Gesundheitskrise. Das passte einem populären Tätowierkünstler namens Spider Webb nun gar nicht. Aus Protest gegen die städtischen Restriktionen tätowierte er in aller Öffentlichkeit die Porno-Darstellerin Annie Sprinkle auf der Treppe des Metropolitan Museum of Art, was zu seiner Festnahme führte. Fortan war das Tätowieren in die heruntergekommenen Souterrains, die finsteren Seitengassen und schmierigen Hinterzimmer der verrufenen Canal Street in Lower Manhattan verbannt. Tätowieren wurde eine Angelegenheit für mutige oder vielmehr leichtsinnige Zeitgenossen. Die von der Gesundheitsbehörde angekündigte Hepatitis-Epidemie stellte sich zwar nicht ein, aber es ist nicht von der Hand zu weisen, dass Tätowieren zu jener Zeit tatsächlich einige Gesundheitsrisiken barg. Die Kontroverse verschwand aus dem öffentlichen Bewusstsein, aber das Gesetz gegen Tätowierungen wurde nicht aufgehoben. Tattoo-Studios wickelten ihre Geschäfte auf eigenes Risiko im Untergrund ab. Nur wenige wagten es tatsächlich, auf der Rückseite der *Village Voice* Anzeigen zu schalten. Erst 1997 wurde das Tätowieren in New York wieder legalisiert.

Als die Baby-Boomer-Generation volljährig wurde, begann sie, die in ihrer Jugend in populären Radio- und Fernsehserien wie *Father Knows Best* (*Vater weiß es am besten*) vermittelten paternalistischen Ideale in Frage zu stellen. Die Serie bediente die klischeehafte Vorstellung einer bürgerlichen Familie im Mittleren Westen der USA, bei der es ein Ding der Unmöglichkeit für einen Jugendlichen war, sein Taschengeld in einem heruntergekommenen Tattoo-Studio auszugeben, ganz zu schweigen davon, seinen geheiligten Körper zu verunstalten. Mitten im Aufruhr der 1960er Jahre, geprägt von politischen Unruhen, gesellschaftlichem Umbruch und Antikriegsdemos, begann der negative Beigeschmack der Tattoos aufgrund der neu gewonnenen Freiheit der kreativen Selbstdarstellung zu bröckeln. In keinem anderen Gebiet war diese Freiheit der Selbstdarstellung ausgeprägter als in der Musik dieser Epoche. 1969 wendete sich das Blatt für die Akzeptanz von Tattoos in der Öffentlichkeit dank des genialen Schachzugs des Tattoo-Künstlers Lyle Tuttle, der in einem bahnbrechenden Augenblick der Geschichte der Tätowierkunst der Bluesrock-Sängerin Janis Joplin eine kleine Blume auf ihr linkes Handgelenk stach.

Bald wollte sich jedes Mädchen eine Blume auf ihr Handgelenk tätowieren lassen. So hatten die Tattoo-Studios eine neue Klientel, die Begeisterung kannte kaum mehr Grenzen. In einem Interview im Jahr 2006 für das Magazin *Prick* antwortete Tuttle auf die Frage, was das Tätowieren damals so hip gemacht hatte: „Women's liberation! Das verhalf dem Tätowieren wieder zu Ansehen und Bekanntheit. Die Nachfrage der Frauen vergrößerte den Markt für Tätowierungen um 50 Prozent. Drei Jahre nach Janis tätowierte ich fast nur Frauen. Sie hatten das Tätowieren zu einer sanfteren Kunstform erkoren."

Tuttles Ansehen und Talent brachte ihm einen Gastauftritt in der legendären *The Tonight Show* von Johnny Carson, einen Artikel im *Wall Street Journal* und eine Vielzahl an Fernsehauftritten ein. 1970 lichtete ihn die Starfotografin Annie Leibovitz für das Cover des *Rolling Stone* ab. Fortan ließen sich die Musiker von Rockbands – egal ob Rolling Stones, Allman Brothers oder Aerosmith – tätowieren, was natürlich deren Fans unweigerlich dazu bewegte, ihre Idole nachzuahmen und sich ebenfalls Tattoos stechen zu lassen. Tattoos hatten eine enge Affinität zur Rockmusik-Szene. Als sie weiter salonfähig wurden, fingen talentiertere Künstler an, in diesem Bereich zu arbeiten, was das ästhetische Niveau steigerte und dazu führte, dass Tätowierungen noch größeren Anklang fanden.

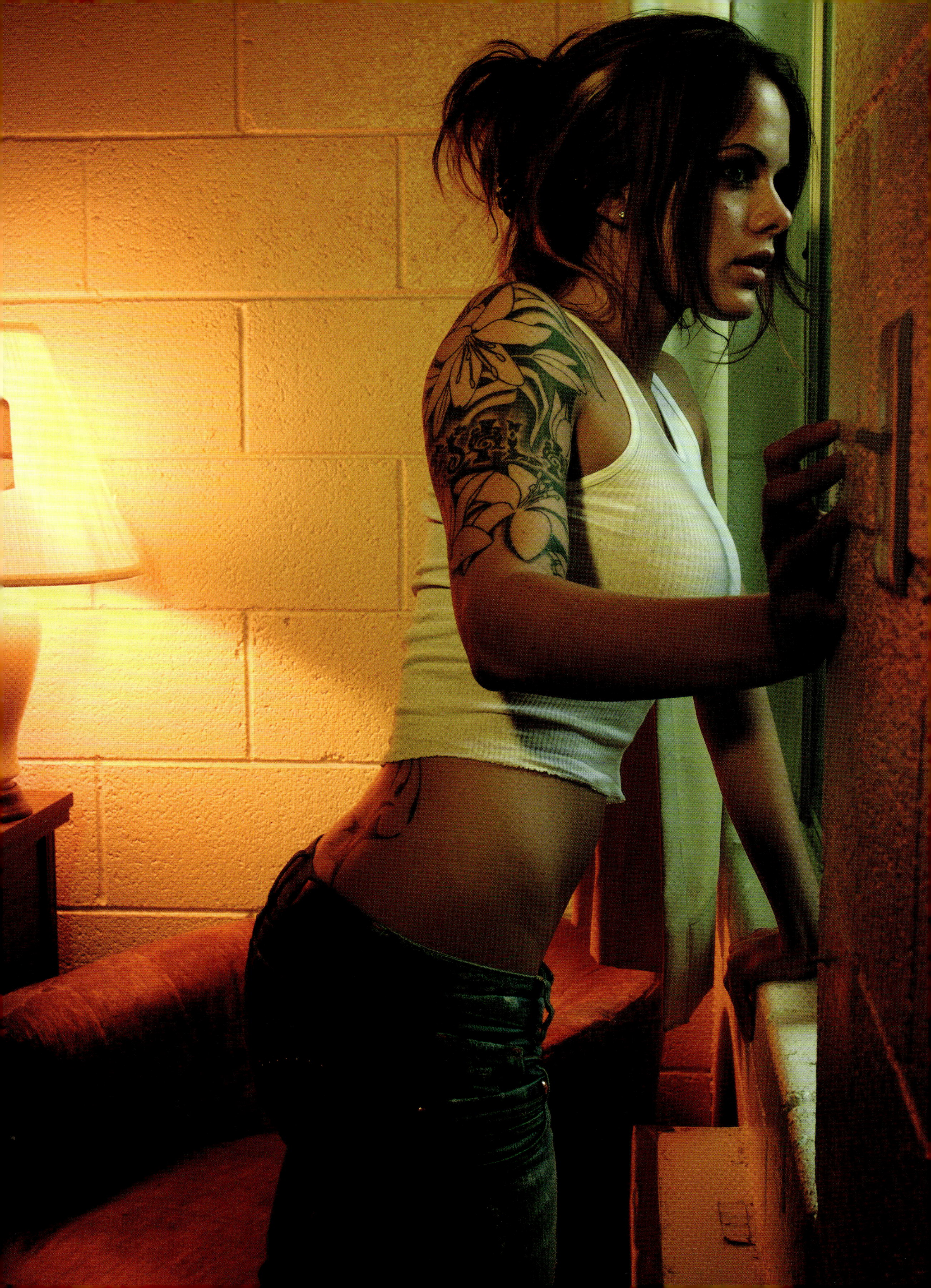

Seit den letzten Jahrzehnten feiert das Tätowieren eine Renaissance hinsichtlich Popularität und gesellschaftlicher Akzeptanz. Wie Janis Joplins Tattoo leistete der Zuspruch von Promis ihren Beitrag, Tattoos im Mainstream zu etablieren. Pamela Andersons zierliches Stacheldraht-Tattoo am linken Oberarm ist Beweis dafür, dass Frauen sich tätowieren lassen können, ohne dabei ihre Weiblichkeit zu verlieren. Anderson konnte nicht nur weiter von ihrem Sex-Appeal profitieren, sondern sich den Erfolg zugute halten, dass Tattoos ein gewisses sexuelles Image ausdrückten. Profi-Basketballspieler Dennis Rodman war der erste berühmte Sportler, der seine Erscheinung erfolgreich mit Tattoos aufwertete. Mainstream-Favorit Michael Jordans Anerkennung für Rodmans Können war eine subtile aber eindrucksvolle Botschaft, die bewies, dass Tattoos immer mehr in der Mitte der Gesellschaft angekommen waren.

Angelina Jolie, die ebenfalls mehr als ein dutzend Tattoos trägt, die meistens einen spirituellen Hintergrund haben, hat bewiesen, dass sie sich tätowieren lassen und dabei ihrer Rolle als Mutter, Aktivistin und Hollywoodstar dennoch gerecht werden kann. Christina Aguilera trägt mittlerweile ein halbes Dutzend Exemplare, darunter ihre sagenumwobene XTINA-Tätowierung, die sich auf ihrem Nacken befinden soll. Die umfangreichen *Tribal*-Tätowierungen des Red Hot Chili Peppers-Frontmanns Anthony Kiedis haben viele Nachahmer inspiriert. Zur Riege der stark tätowierten Hip-Hopper zählen Lil' Wayne, 50 Cent, und LL Cool J. Mit weiteren negativen Klischees wurde aufgeräumt, als die MTV-Reality-Show *Meet the Barkers* Szenen mit Travis Barker, dem stark tätowierten Drummer der Band blink-182 brachte, in denen er seinen Sohn im Säuglingsalter in seinen fast komplett tätowierten Armen zärtlich wog, während er über die Wichtigkeit des Familienlebens sinnierte.

Heutzutage findet man Tattoo-Studios überall. Ganze Magazine widmen sich diesem Thema. Zeitgleich mit der wachsenden Popularität von Tätowierungen wurden große Fortschritte bei den Techniken zur Entfernung derselben gemacht. Heutzutage entscheiden sich die Leute schneller dazu, sich Tattoos stechen zu lassen, weil man diese relativ leicht wieder entfernen lassen kann. Tattoos sind nicht länger ein Problem, wenn beispielsweise die Liebe zu einem Menschen vergeht, dessen Namenszug man sich in die Haut stechen ließ, oder wenn man das Tattoo nicht mehr gut findet, weil man sich charakterlich anders oder weiterentwickelt hat. Das gilt auch für den Fall, dass man ein Jobangebot bekommt, für das es nötig ist und es sich lohnen würde, ein Tattoo entfernen zu lassen. Selbst Angelina Jolie hat sich im Laufe der Zeit mehr als ein halbes Dutzend wieder entfernen lassen. Fernsehserien wie die vom Sender A&E produzierte Serie *Inked*, die den täglichen Ablauf im Tattoo-Studio Hart & Huntington im Palms Hotel in Las Vegas dokumentiert oder oder die vom Sender TLC produzierte Serie *Miami Ink* haben viel dazu beigetragen, Irrglauben und Vorurteile über Tattoos und Menschen, die sich tätowieren lassen, auszuräumen. Tattoo-Künstlerin KAT von D (Katherine von Drachenberg) wurde zum Promi mit Kultstatus dank ihrer eigenen Reality-Show *LA Ink*.

Die Zugänglichkeit und der Glamour von Carey Harts Tattoo-Studios haben den einst tabuisierten Vorgang, sich ein Tattoo stechen zu lassen, zu einem selbstverständlichen Wochenendritual in Las Vegas gemacht. „Ich bin der Überzeugung, dass es jedem, der sich tätowieren lassen möchte, leicht gemacht werden sollte", meint Hart. „Alles, was die Kunst des Tätowierens weiterbringt, ist eine positive Sache. Sich tätowieren zu lassen ist eine unvergessliche Erfahrung und sollte daher eine schöne Erinnerung sein." In der heutigen Zeit haben sich Tätowierungen als seriöse, ernstzunehmende Angelegenheit etabliert. Zurückzuführen ist dies auf den Wandel gesellschaftlicher Werte, einer gewachsenen Toleranz für die Freiheit zur Selbstdarstellung und, ironischerweise, auch auf das Urbild des tätowierten Bikers.

In der westlichen Kultur haben die Verfechter der Tätowierkunst schon immer um Anerkennung und Bestätigung gerungen. Sie haben auch darum gekämpft, nicht länger vornehmlich mit Rebellion und Skurrilität in Verbindung gebracht zu werden. Manche meinen, dass dieser Kampf nie enden wird, da sich bereits die Klischeevorstellung, dass Tattoos hauptsächlich aufrührerischen Motorrad-Rockern vorbehalten sind, in den Köpfen der Gesellschaft verankert hat. Deshalb werden Tätowierte immer angestarrt werden. Es wird immer provokative Blicke und Fragen geben. Einige Eltern werden nie Verständnis dafür haben. Arbeitgeber werden weiterhin die Nase rümpfen. Die Tattoo-Liebhaber werden in ihren Kleiderschränken langärmelige Hemden aufbewahren – für den Fall der Fälle. Aber die Geschichte des Tätowierens wird weitergehen. Es wird immer wieder die junge Haut eines Tattoo-Frischlings geben, die eine Geschichte erzählen, einer Freundschaft ein Denkmal setzen, eine Geburt verewigen, einen Sinnspruch kundtun oder einen Initiationsritus dokumentieren oder einfach ein schönes, kunstvolles Bild zur Schau tragen will.

Wie Janis Joplin einmal sagte: „Für mich ist das nur eine Form des Körperschmucks."

CHRONOLOGIE

3400 v. Chr.

Ötzi, die älteste mumifizierte Leiche der Welt, trug tätowierte Linien an der unteren Wirbelsäule, an der Innenseite des rechten Knies und am rechten Fußknöchel.

3. Jh. n. Chr.

Anfänge der Tätowierung in Japan; eingesetzt als Körperschmuck, zur Abwehr gegen das Böse und zur Brandmarkung Krimineller.

1066

Tattoos werden in England verboten.

1769

Der britische Seefahrer und Entdecker Captain James Cook segelt nach Tahiti und entdeckt die Welt der polynesischen Tätowierungen.

1846

Martin Hildebrandt eröffnet New Yorks erstes Tattoo-Studio an der Oak Street in Manhattan.

1944

Das Gemälde von Norman Rockwell *The Tattooist (Only Skin Deep)* erscheint auf dem Cover der *Saturday Evening Post*, einer mittlerweile legendären amerikanischen Familien-Wochenzeitschrift.

1947

Ein durch die *American Motorcyclist Association* veranstaltetes Biker-Treffen führt zu heftigen Krawallen in Hollister, Kalifornien. Die Medien bauschen diesen Vorfall auf und festigen so das Bild des gesetzlosen (und tätowierten) Motorrad-Rockers.

1954

Premiere des Kinofilms *The Wild One* (dt. *Der Wilde*), eine Verfilmung der Hollister-Vorkommnisse mit Marlon Brando in der Hauptrolle.

1961

Infolge einer Hepatitis-B-Hysterie verbietet das New Yorker Gesundheitsamt das Tätowieren. Tattoo-Künstler Spider Webb protestiert dagegen, indem er Porno-Darstellerin Annie Sprinkle in der Öffentlichkeit tätowiert.

1966

Hunter S. Thompson veröffentlicht *Hell's Angels: The Strange and Terrible Saga of the Outlaw Motorcycle Gang* (dt. *Hell's Angels*).

1992

Die gemeinnützige *Alliance of Professional Tattooists* wird gegründet.

1997

New York legalisiert Tattoos und veranstaltet die erste Tattoo-Convention.

1999

Mattel, einer der bekanntesten Spielwarenhersteller der Welt, bringt die *Butterfly Art Barbie* heraus, eine Barbie-Puppe mit abwaschbarer Körperbemalung.

1999

Das *American Museum of Natural History* eröffnet die Tattoo-Ausstellung „Body Art: Marks of Identity".

2004

Carey Hart eröffnet die Hart & Huntington Tattoo Company im Palms Casino Resort in Las Vegas – das erste Tattoo Studio in einem Spielcasino.

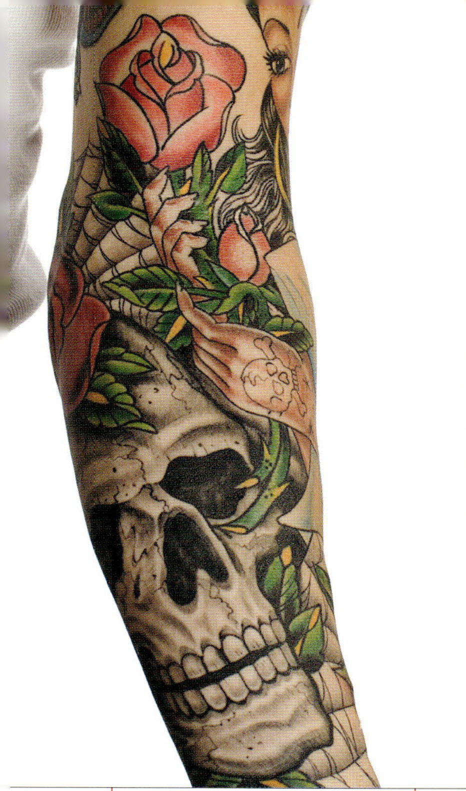

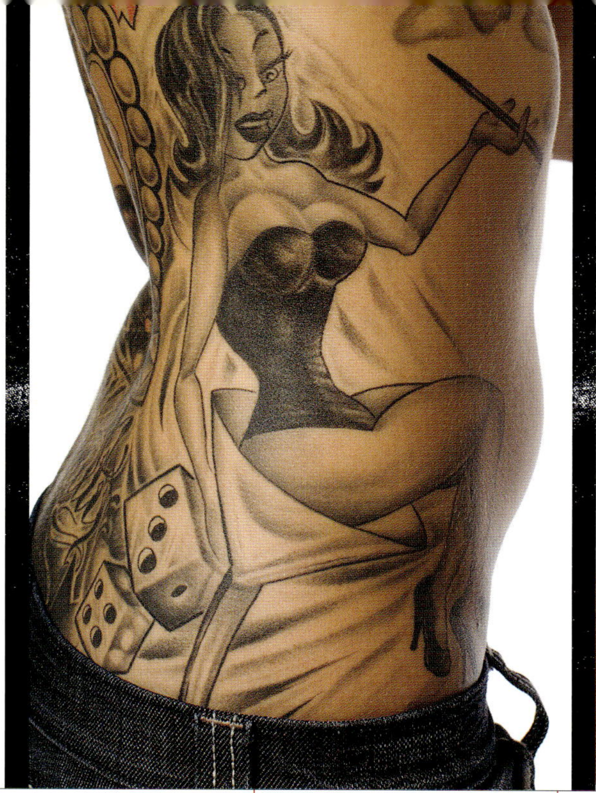

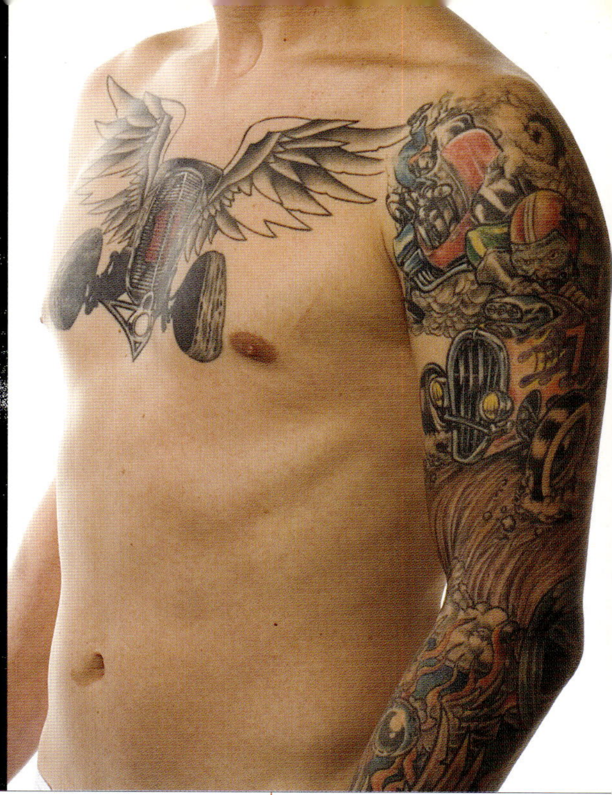

1891

Samuel O'Reilly erfindet die erste moderne Tätowiermaschine in New York.

1924

Der Tattoo-Künstler Bert Grimm macht sich einen Namen, indem er Menschen, die eine Karriere beim Zirkus einschlagen wollen, Ganzkörper-Tätowierungen verpasst.

1929

Die tätowierte Comic-, später Trickfilmfigur *Popeye* erscheint zum ersten Mal im Comic-Strip *Thimble Theatre.*

1930er

Zirkusse bieten tätowierte Artistinnen wie Betty Broadbent als Attraktion an.

1944

Der Tattoo-Künstler Charlie Wagner wird von der Stadt New York aufgrund einer nicht sterilisierten Tätowiernadel mit einer Geldstrafe belegt.

1969

Lyle Tuttle sticht eine kleine Blume auf Janis Joplins Handgelenk.

1970

Der Tattoo-Künstler Lyle Tuttle erscheint auf dem Cover des *Rolling Stone.*

1974

Don Ed Hardy eröffnet „Realistic Tattoo" in San Francisco – das erste Tattoo-Studio in den USA, das Kunden nur nach Voranmeldung empfängt und nur individuell konzipierte Tätowierungen anbietet.

1976

Gründung der *National Tattoo Association* – dem amerikanischen Interessenverband der Tätowierer und Tätowierten.

1979

Der erste nationale Kongress der Tätowierer findet in Denver statt.

2005

Premiere zweier Reality-Shows, die den Tagesablauf in einem Tattoo-Studio dokumentieren: *Miami Ink* (vom Sender TLC) und *Inked* (vom Sender A&E).

2005

Paul Booth wird eingeladen, dem *National Arts Club,* einem exklusiven New Yorker Privatclub für Künstler, beizutreten – und ist damit der erste Tattoo-Künstler, dem diese Ehre zuteil wird.

2007

Die *New York Times* berichtet, dass mittlerweile 45 Millionen Amerikaner Tattoos tragen.

2009

Carey Hart startet eine Modelinie mit Designs der Künstler der Hart & Huntington Tattoo Company.

2011

Carey Hart erhält den ersten jährlich vergebenen R.A.D. Lifetime Achievement Award für seinen Einfluss in der Freestyle-Motocross-Szene.

DIE PORTRÄTS

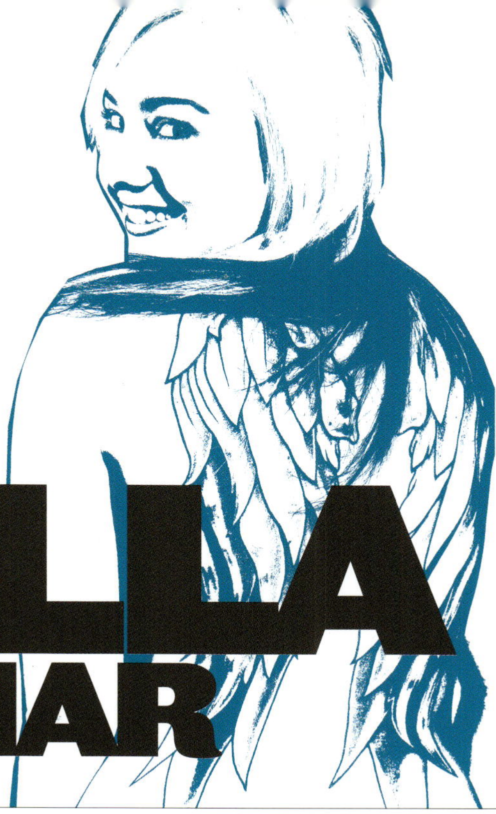

KALLA BODNAR

Beruf: STUDENTIN

Tätowierer: JASK ONE

Mein erstes Tattoo war eine ganz schön harte Sache. Meine Eltern hatten mir verboten, mich tätowieren zu lassen, obwohl sie wussten, dass ich mir schon immer ein Tattoo stechen lassen wollte. Als ich neunzehn wurde, konnte ich nicht länger warten und ließ mir ein Paar Engelsflügel tätowieren, die sich von meinen Schultern über das ganze Kreuz erstreckten. Auslöser dafür war meine Großmutter, die mir, als ich jünger war, immer kleine Engelsfiguren kaufte und zu sagen pflegte, dass ich mein eigener Schutzengel sei. Das hat mir viel bedeutet, und die Tätowierung war meine besondere Art, diese Erinnerung festzuhalten. Über sieben Monate lang ging ich ins Tattoo-Studio. Mehr als fünfunddreißig Stunden qualvollster Schmerzen. Obendrein kostete das Ganze zweitausend Dollar! Als ich die fertigen Flügel zum ersten Mal sah, war ich sehr aufgeregt. Sie waren viel schöner, als ich es mir ausgemalt hatte. Von da an musste ich sie allerdings erst einmal verstecken. Ich wusste sehr wohl, dass meine Eltern es mit ihrem Tattoo-Verbot bitterernst gemeint hatten. Tätowierungen erinnerten meinen Vater an nur eine Sache: Gangs. Er war damals bei der Mordkommission von Las Vegas, hatte ständig mit Gangs und ihren tätowierten Mitgliedern zu tun. Jeden Tag wurde er mit Gewalt, Mord und Verbrechen konfrontiert – und eben mit Tattoos, die die Zugehörigkeit zu irgendeiner Gang signalisierten. Eines Tages erblickte er ein Stückchen eines Flügels, das aus meinem T-Shirt ragte. Das war's dann. „Du hast eine Woche um auszuziehen", sagte er. Er war überzeugt, dass ich meine Tätowierung spätestens an meinem Hochzeitstag zutiefst bereuen würde, weil kein Hochzeitskleid dazu passen würde. Das alles passierte zwei Wochen vor meinem zwanzigsten Geburtstag. Es ging nicht darum, dass ich mich mit meinen Eltern nicht verstand. Ich war gut in der Schule und glänzte im Sport. Meine Eltern kamen zu allen Schwimmwettbewerben, an denen ich teilnahm. Sonntags schauten wir alle gemeinsam Football und ich fuhr sogar mit nach

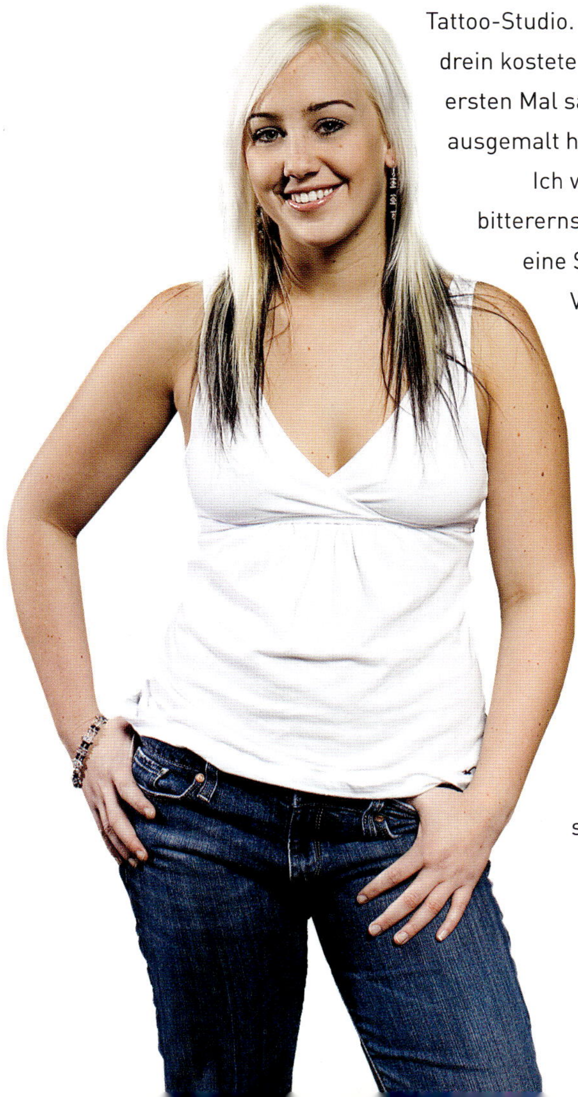

„JE MEHR SICH MEINE FLÜGEL IHRER VOLLENDUNG NÄHERTEN, DESTO STÄRKER WURDE ICH. WENN ICH DIE SCHMERZEN DES TÄTOWIERENS AUSGEHALTEN HATTE, DANN KONNTE ICH ALLES BEWÄLTIGEN.“

Dallas, wo mein Vater das Heimspiel seines über alles geliebten Football-Teams, den Dallas Cowboys, anschaute. Trotz allem, eine Woche nachdem er mein Tattoo gesehen hatte, packte ich meine Sachen und gab meiner Ma einen Abschiedskuss.

Es war hart, aber danach hatte ich wieder festen Boden unter den Füßen und fand sogar ein eigenes Apartment. Am Ende war das Tattoo das alles wert. Es gab mir Kraft und Freiheit, denn je mehr sich meine Flügel ihrer Vollendung näherten, desto stärker wurde ich. Wenn ich die Schmerzen des Tätowierens ausgehalten hatte, dann konnte ich alles bewältigen.

Im Augenblick liebe ich es, Stunts mit meinem Motorrad auszuführen. Ich schaffe mittlerweile einen *Wheelie* bei 150 Sachen, *Burnouts, Stoppies,* all die Sachen. Jeder, der sich lange genug mit Motorrädern beschäftigt hat, weiß, was Schmerzen und Leid sind – sowohl in körperlicher als auch in seelischer Hinsicht. Ich habe beides erlebt. Ich hatte schon mal einen Totalcrash mit dem Motorrad, 2006 kam mein damaliger Freund bei einem Unfall um. Sich ein Tattoo am Nacken stechen lassen, war eine Art Denkmal für ihn und Teil der Heilungsprozesses für mich.

Das Leben kann einen ganz schön fertig machen, aber ich bin bestens darauf vorbereitet. Ich habe viele Ziele im Leben. Zurzeit studiere ich Sportmedizin an der Boise State University und will später als Physiotherapeutin für ein Profiteam arbeiten. Aber das ist nur der Anfang. Eines Tages werde ich Besitzerin eines eigenen Teams sein.

Was immer ich auch tue, ich habe meine Flügel. Sie bleiben mir auf ewig ein ästhetisches, kunstvolles und elegantes Symbol meiner Stärke.

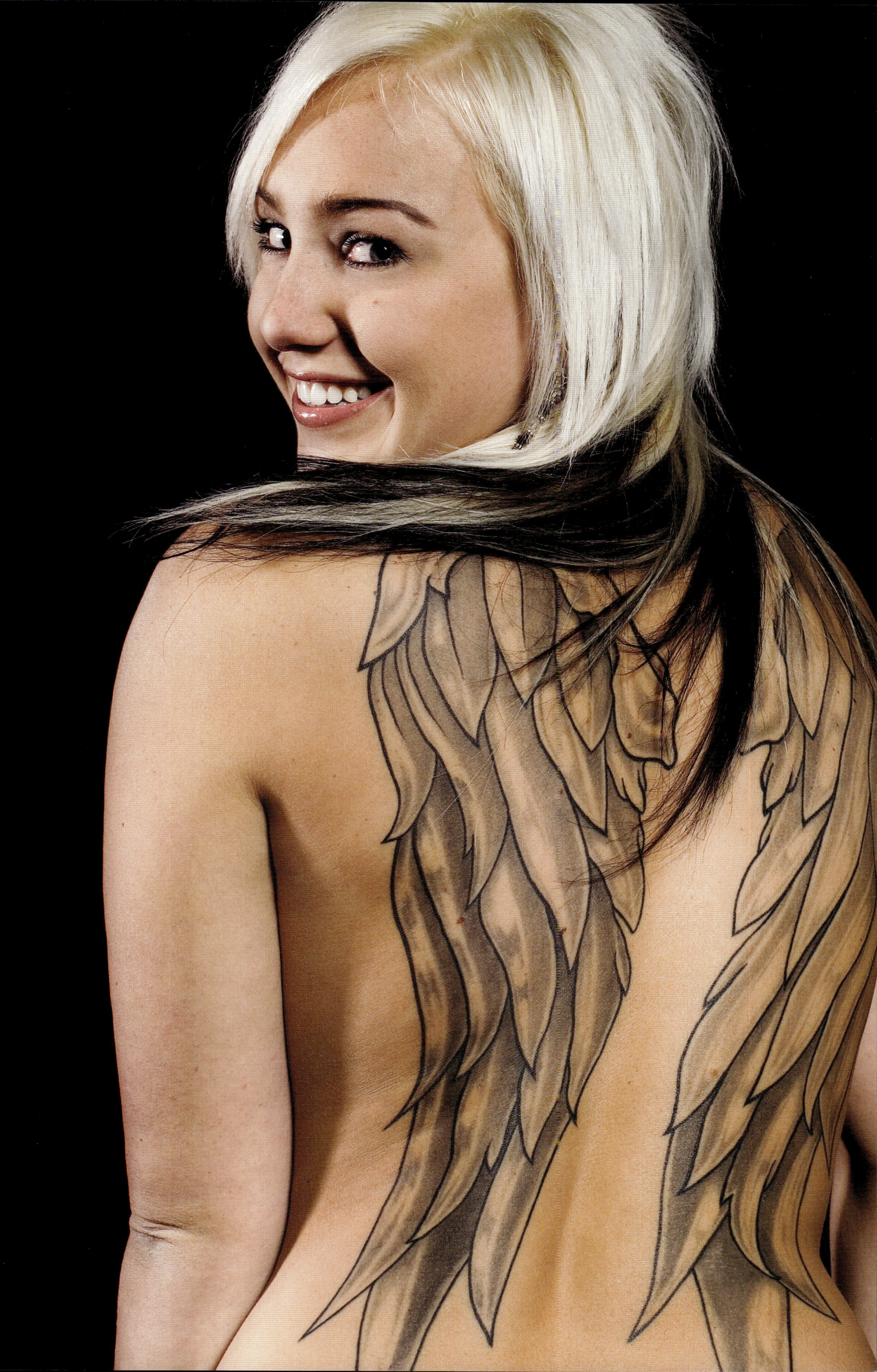

JOSH PETTY

Beruf: TÄTOWIERER, HART & HUNTINGTON TATTOO

Tätowierer: ERIC PAYNE; DON BROUSE

Wie viele Tätowierer zeichnete ich schon als Kind. Allerdings war das bei mir etwas anders, denn ich zeichnete Grundrisse, weil mein Vater Architekt war. Ich hatte Spaß dabei und wollte als Erwachsener damit mein Geld verdienen. Später bewegte ich mich in Richtung eines eher „New School"-Comic Style. Ich gab den traditionellen Techniken meine persönliche Note, indem ich ihnen einen etwas übertriebenen Pfiff verlieh.

Nach der Schule packte ich meine Siebensachen und landete in Salt Lake City, wo ich ein paar Typen kannte, eröffnete mit ihnen ein Tattoo-Studio und begann, selbst zu tätowieren. Danach kehrte ich in meine Heimat nach Boise, Idaho, zurück. Die Tattoo-Szene dort war furchtbar. Viel zu rückständig. Ich brauchte was Innovatives. Deshalb kam ich nach Las Vegas. Erst dort fing ich an, mein Profil als Tattoo-Künstler zu entwickeln. In den vergangenen zehn Jahren habe ich erlebt, wie die Szene boomte. An jeder Ecke findet man ein Studio, was bedeutet, dass die Konkurrenz groß ist. Gut für die Kunden, denn aus diesem Grund legt man großen Wert auf kompetentes, sauberes Arbeiten.

Wenn es um die eigenen Tattoos geht, bleibe ich bei traditionellen japanischen Motiven. Der mit einem Messer aufgespießte Koi-Karpfen ist eines meiner Lieblingsdesigns. Japanische Motive haben mich schon immer fasziniert, aber ich arbeite auch gern mit Schwarz- und Grautönen sowie mit realistischen Motiven. Obwohl ich jetzt in Las Vegas lebe, bin ich meiner Heimat noch immer verbunden. Buchstäblich. Auf meinem linken Bein ist eine Kartoffel tätowiert – das ultimative Symbol meines Heimatstaates Idaho.

ERSTES TATTOO: Das Logo der Death-Metal-Band Sepultura
GRÖSSTER ARBEITSAUFWAND FÜR EIN TATTOO: 8 1/2 Stunden
LIEBLINGSSTIL: Schwarz/Grau, New School, Traditionelles, Biomechanik

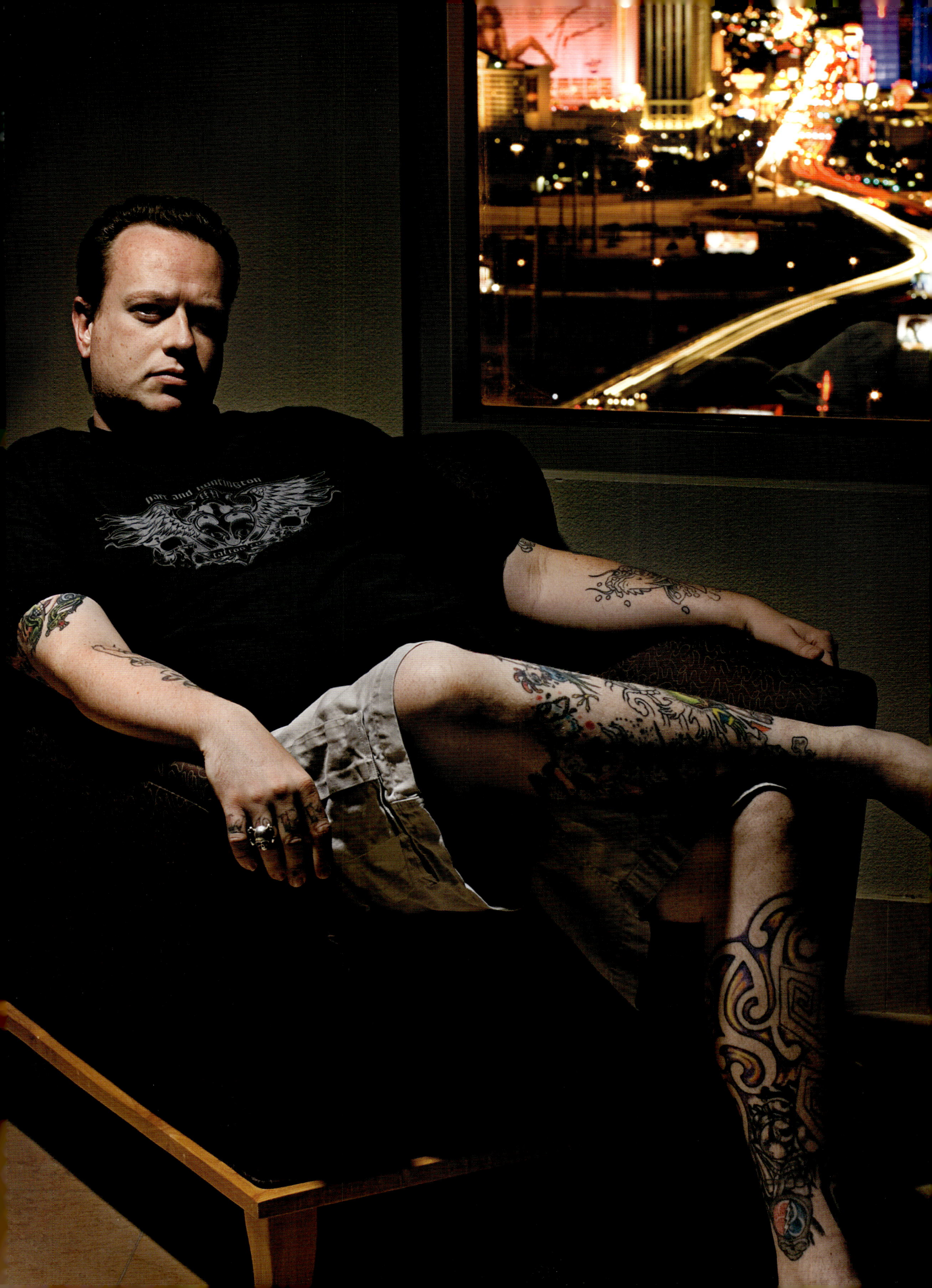

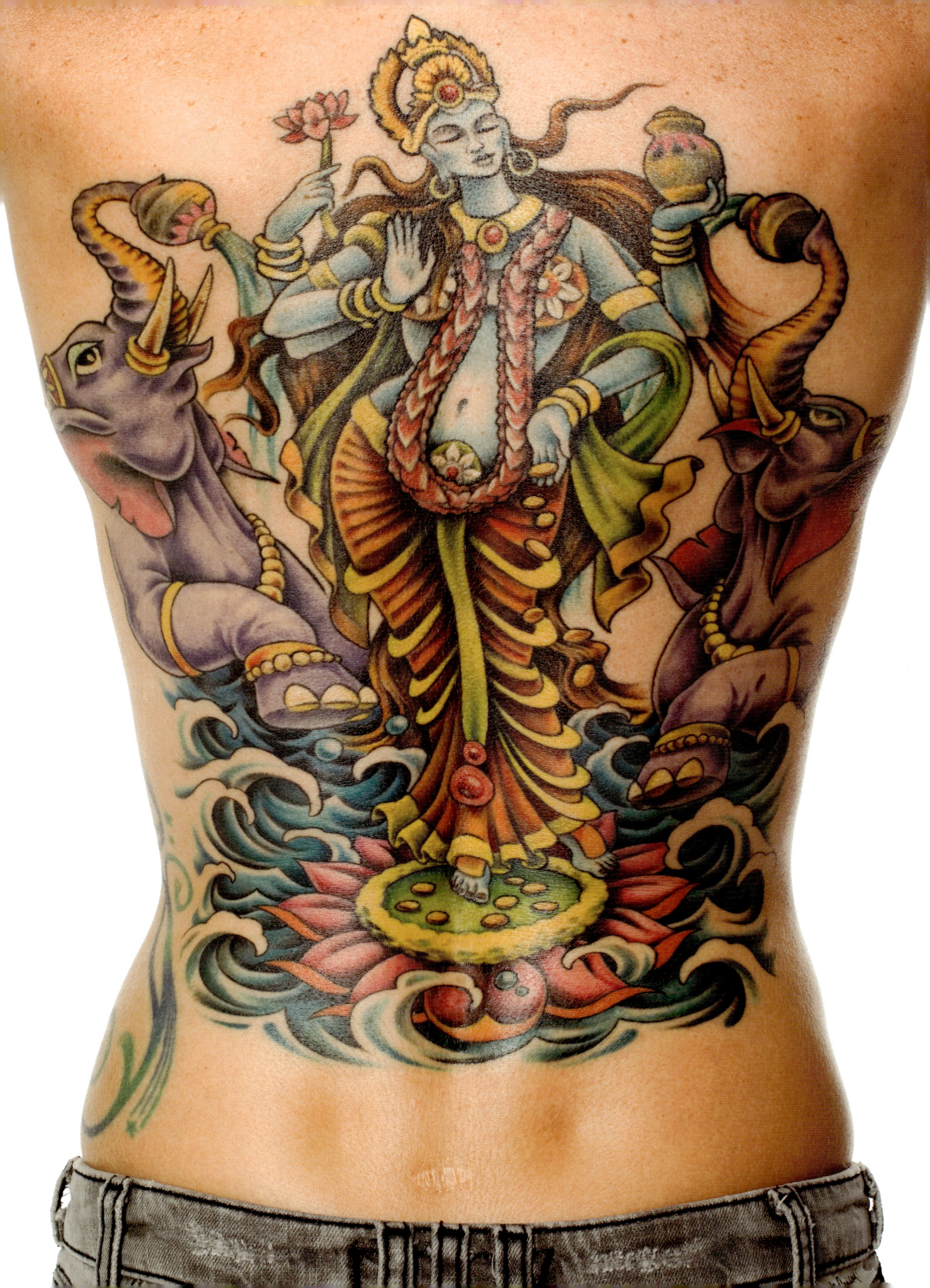

LESLIE CULLER

Beruf: GRAFIKDESIGNERIN

Tätowierer: MATT VICTOR, HART & HUNTINGTON TATTOO

Als ich neu in Las Vegas war, war ich von der Gier nach Schönheit und Geld, die in dieser Stadt herrscht, überwältigt. So viele Menschen die hier leben, sind Sklaven von Schönheit und Materialismus und total besessen davon. Anfangs ging mir das ähnlich, aber ich schaffte es, diesen Weg zu verlassen. Zu meinem sechsundzwanzigsten Geburtstag ließ ich mir deshalb Lakshmi, die indische Göttin der Schönheit und des Wohlstands, auf den Rücken tätowieren. Es war meine Art und Weise, mich von diesen Dingen loszusagen. Ich liebe Schuhe zwar immer noch, aber ich brauche keine materiellen Dinge, um glücklich zu sein.

Meine Tattoos betrachte ich als Kunstwerke. So weit ich zurückdenken kann, habe ich schon immer gezeichnet. Nach der High School schrieb ich mich an der Uni für Innenarchitektur und Mode-Design ein. Für meine Professoren war ich wegen meines gewagten Geschmacks eher ein verrücktes Huhn. So richtig passte ich da nicht hin.

Mein erstes Tattoo bestand aus zwei grünen Punkten an meinem Handgelenk. Ich ließ sie mir stechen, als ich achtzehn war, ohne meine Eltern vorher um Erlaubnis gebeten zu haben. Ich wusste, dass mein Vater strikt dagegen war. Da die Tätowierung klein war, dachte ich, dass ich sie gut verstecken könnte. Da lag ich falsch. Als mein Vater sie entdeckte, sagte er zwar nichts, aber sein Gesichtsausdruck verriet alles – er war keineswegs glücklich. Allmählich gewöhnte er sich daran, weil er wusste, dass ich trotzdem immer sein kleines Mädchen bleiben würde. Wir verstanden uns so gut, dass meine Eltern mit nach Las Vegas zogen, als ich nach der High School hierher kam. Sie hatten mitbekommen, dass sich das Image von Tätowierungen seit ihrer Jugend wesentlich verbessert hatte. Sie wissen, dass meine Tattoos eine Art der Selbstdarstellung und keine Rebellion sind. Kleinere Tätowierung sind mittlerweile gesellschaftlich akzeptiert. Komplett tätowierte Arme ziehen zwar immer noch Blicke an, aber die Leute wissen mittlerweile, dass Tätowierungen nicht länger nur Motorrad-Rockern vorbehalten sind. Auch im Alter werde ich die Tätowierungen niemals bereuen. Da habe ich eher andere Sorgen, zum Beispiel, ob ich aus eigener Kraft noch laufen kann.

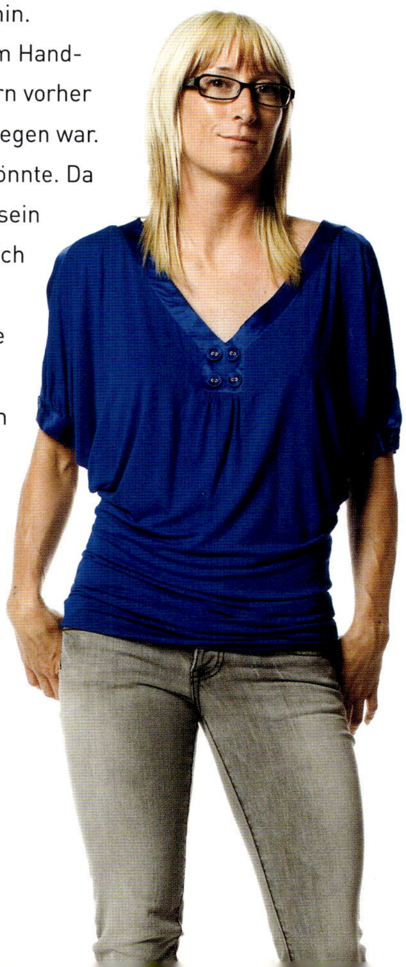

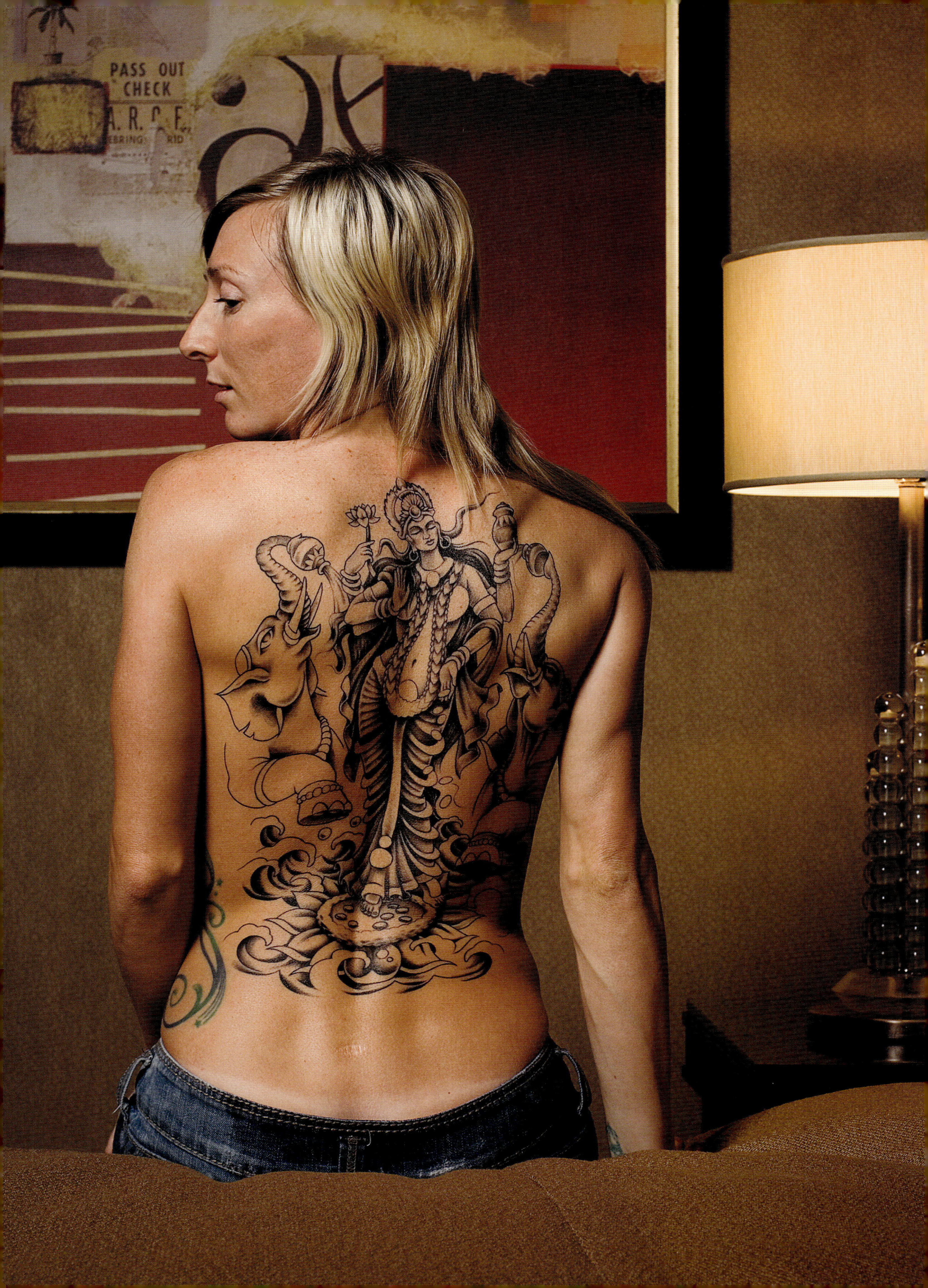
PASS OUT
CHECK

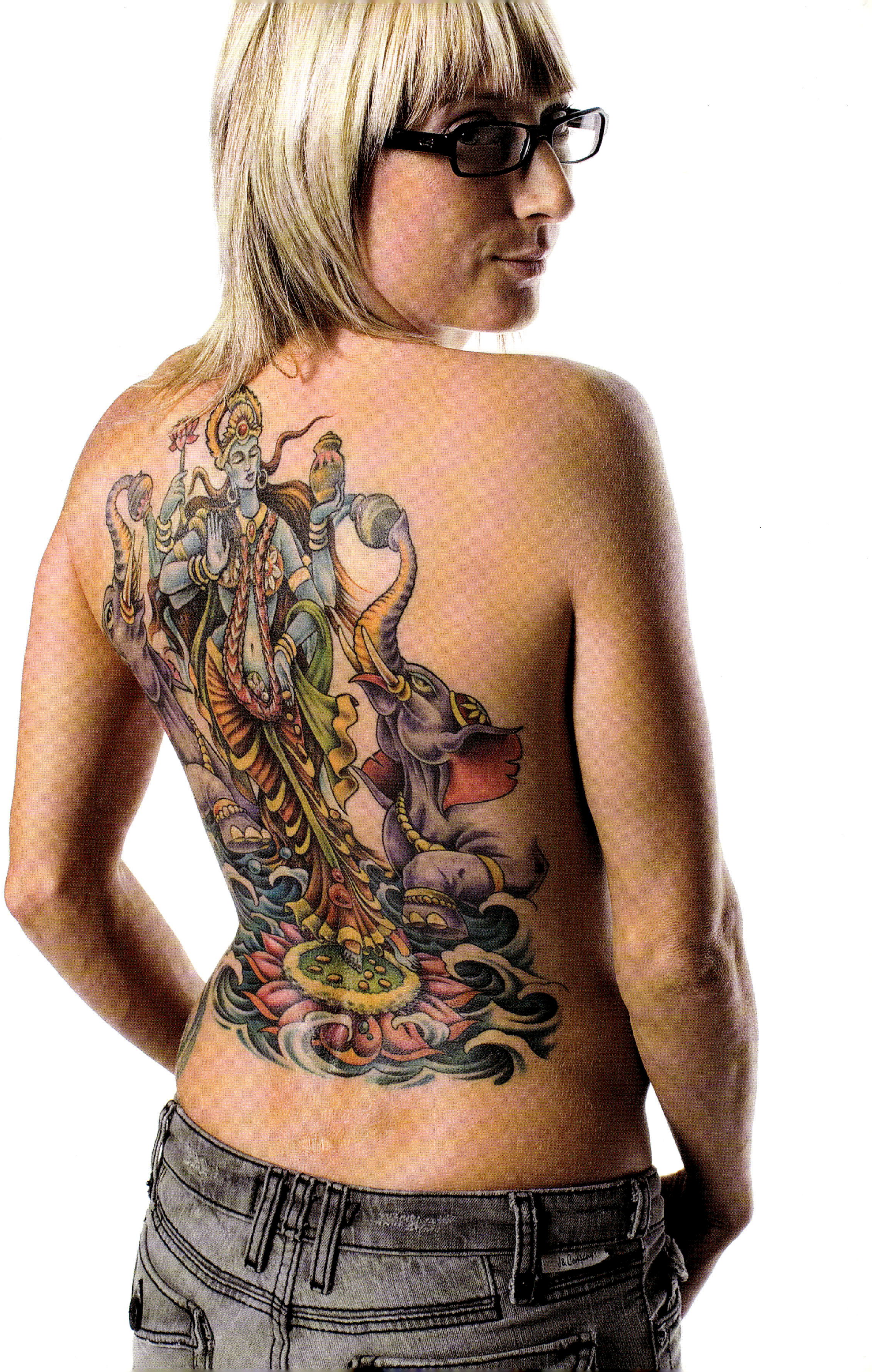
J&Company

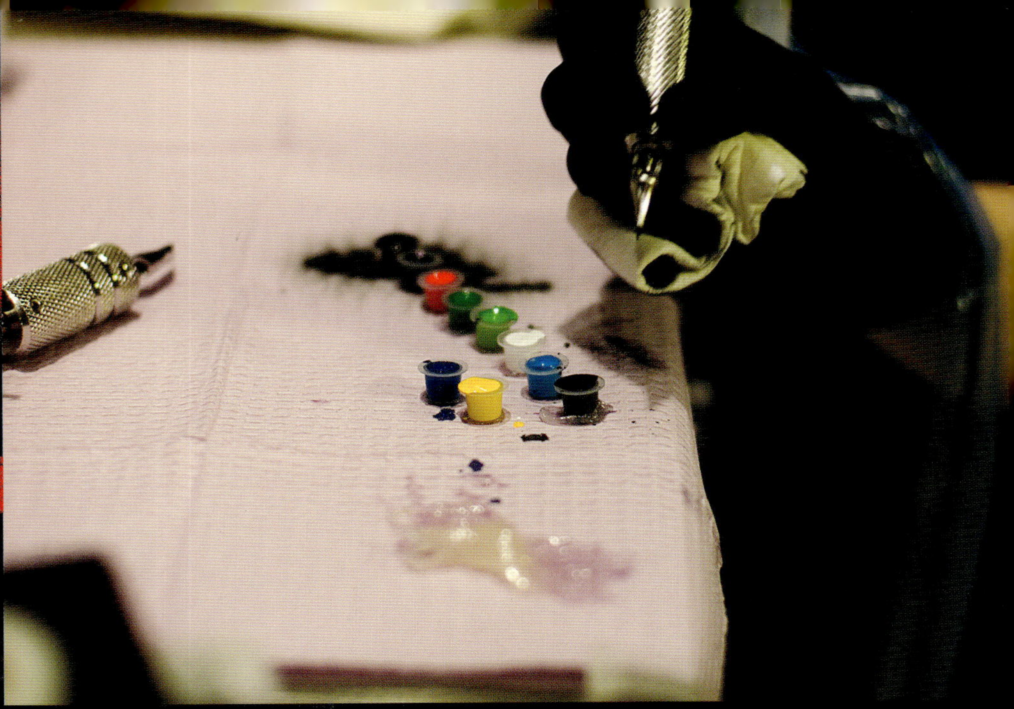

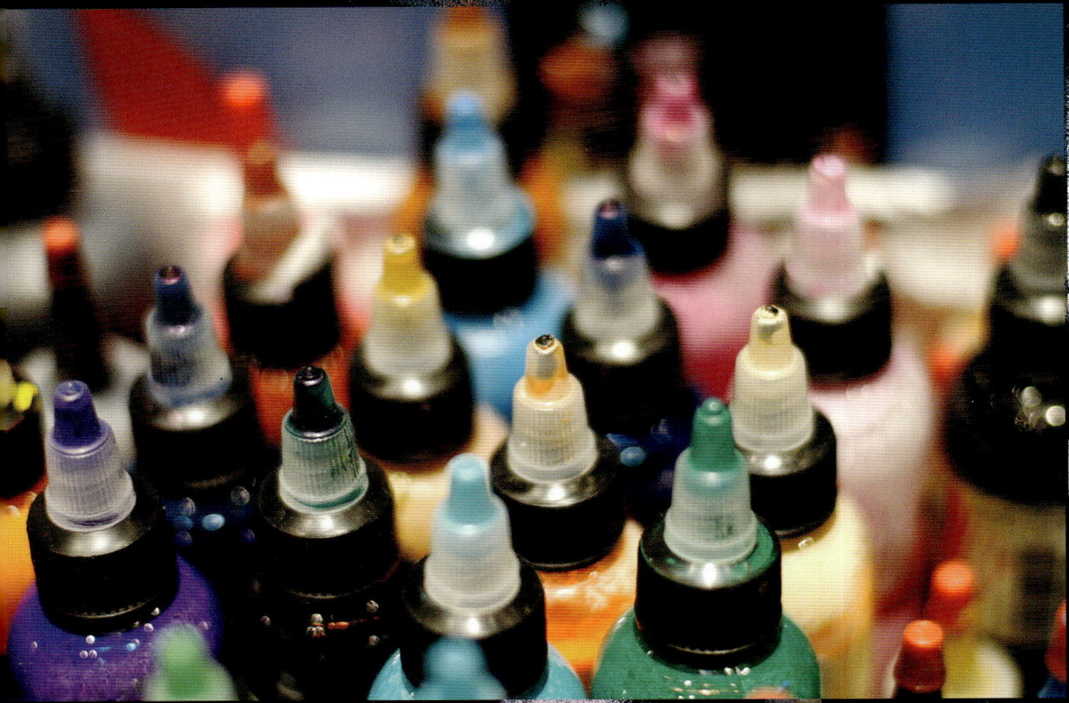

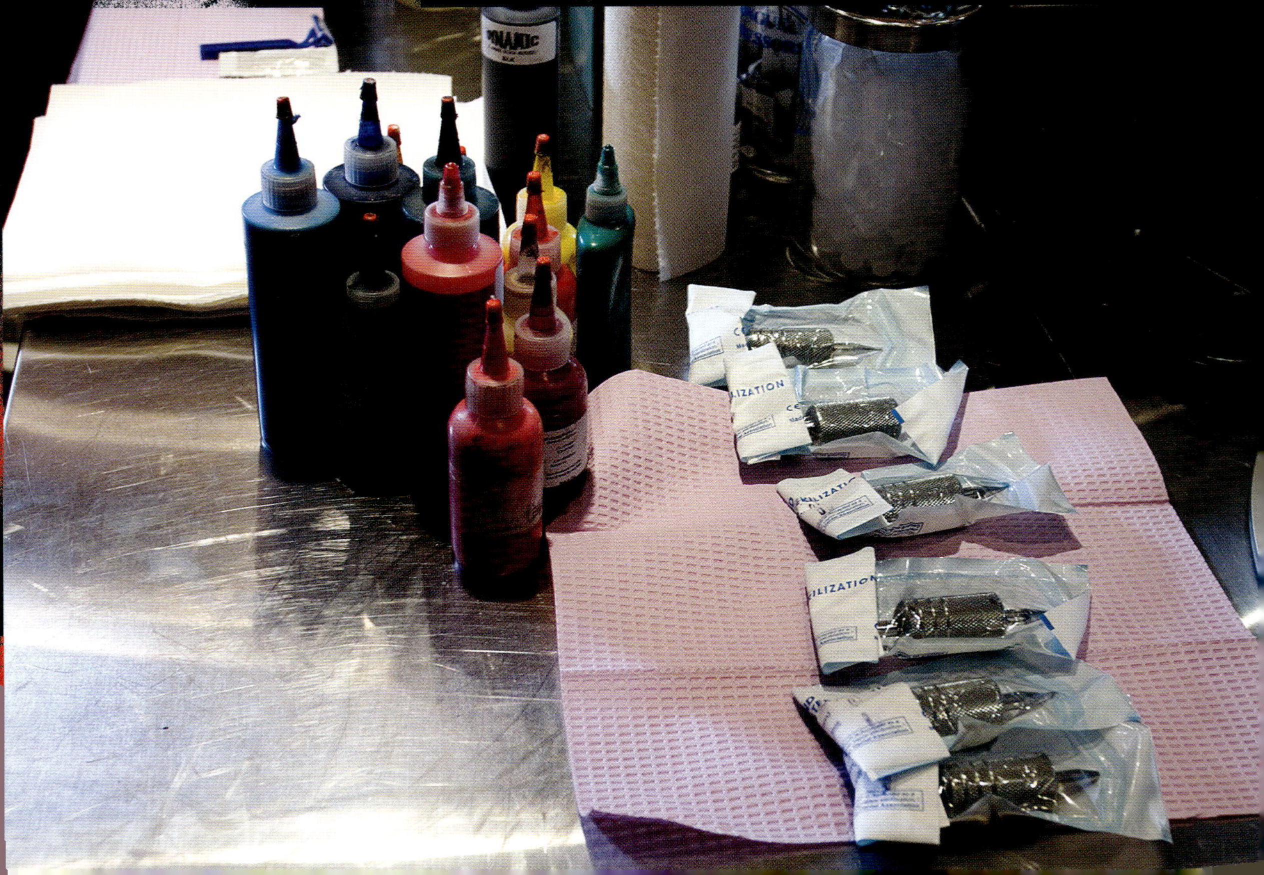

VERFLÜSSIGTES LEBEN

ALLES, WAS MAN ÜBER TINTE WISSEN MUSS

Tinte ist das Lebenselixier der Branche. Die farbenfrohen Flüssigkeiten in den kleinen Plastikflaschen gehen echt unter die Haut. Dort bleiben sie dann für immer. Tätowiertinte besteht aus einem Pulveranteil von Farbpigmenten und einem Lösungsmittel, meist Ethylalkohol, Wasser oder Glyzerin. Das Lösungsmittel als Träger der Pigmente kann aus einer einzigen Substanz oder aus einer Mischung von mehreren bestehen. Es dient nicht nur dazu, die unlöslichen Pigmentpartikel in die Haut zu transportieren, wo sie durch das Gewebe diffundieren, um dort absorbiert und dauerhaft gelagert zu werden. Es tötet auch Krankheitserreger ab. Man hantiert mit Tätowiernadel und Tinte auf dieselbe Art und Weise wie mit Pinsel und Farbe.

Wie überall gibt es unter den Tätowierern die unterschiedlichsten Vorlieben und Meinungen über die beste Tinte. In einer Sache sind sich aber alle einig: Die Farben müssen knallen! Jeder Nadelartist weiß genau, welcher Hersteller die blendendsten Weiß-, die schillerndsten Gelb-, die tiefsten Blau- und die augenfälligsten Rottöne produziert. Eine Tinte von Spitzenqualität erkennt man daran, dass sie genau so intensiv in der Haut leuchtet wie in der Flasche. Häufig zu finden als Bestandteil von Farbpigmenten sind Eisenoxid (Rottöne), Eisensulfat (Ockertöne), Chromoxid (Grüntöne), Azurit (Blautöne), Cadmiumsulfid (Gelbtöne), Mangansalz (Violett) und Titandioxid (Weiß). *Carbon Black* oder Tusche ist einer der am häufigsten verwendeten Bestandteile bei schwarzen Tinten. Es wird aus dem Ruß von Tierknochen gewonnen. „Die richtige Auswahl an Tinten kann man nur über systematisches Ausprobieren ermitteln", meint Jesse Smith von Hart & Huntington. „Du probierst einfach so lange rum, bis du herausfindest, was für dich am besten funktioniert."

Jeder gewiefte Tätowierer schätzt den Wert einer gekonnten Mischung, mit der man jede beliebige Farbnuance erzielen kann. Manchmal braucht man z. B. eine spezielle Blau-Nuance, die man nur bekommt, wenn man die richtige Anzahl Tropfen weißer Tinte beimischt. Es kann auch schon mal vorkommen, dass ein Kunde unbedingt eine gewisse Schattierung von Fuchsienrot haben will, die man gerade nicht im Sortiment hat. „Ich sehe, wie Tätowierer, die neu im Geschäft sind, schon mal total verzweifelt in einem Katalog blättern. Die suchen sich gerade nach einem bestimmten Orange-Ton tot", erzählt Uncle Johnny von Hart & Huntington. „Denen gebe ich dann den Rat, sich als Erstes einen Farbkreis zu besorgen. Für jeden, der anfängt, mit Tinten zu arbeiten, kann sich ein solcher Farbkreis als bester Freund erweisen. Eigentlich ist das ganz einfach: Alles, was du brauchst, um jede erdenkliche Farbe zu mischen, sind die drei Primärfarben sowie Schwarz und Weiß in der richtigen Zusammensetzung."

Einige Tätowierer bevorzugen Tinten mit höheren Viskositätsgraden. Einer von ihnen, Josh Bailey, meint: „Ich mag Tinten, die nicht so dünnflüssig sind. Ich ziehe eine schöne, dicke, farbdeckende Paste vor." Er rührt seine Tinte aus pulverisierten Farbpigmenten und einem geeigneten Lösungsmittel selbst an, statt nach einer fertig gemischten Tinte zu greifen. So hat er die komplette Kontrolle über die Zusammensetzung und Eigenschaften seiner Tinte.

MERDOK

Beruf: TÄTOWIERER, HART & HUNTINGTON TATTOO

Tätowierer: ABLE R; JACK RUDY; JEFF HARP; SMALL PAUL; TRAE HANSEN; THEE WOODY; TENNESSEE DAVE

Geboren und aufgewachsen: KALIFORNIEN

Erstes Tattoo: EINE ROSE

Vorheriger Beruf: GÄRTNER

Lieblingsstil: SINGLE-NEEDLE-TECHNIK

Sein Rat für Tattoo-Neulinge: TIEF DURCHATMEN UND LOCKER BLEIBEN!

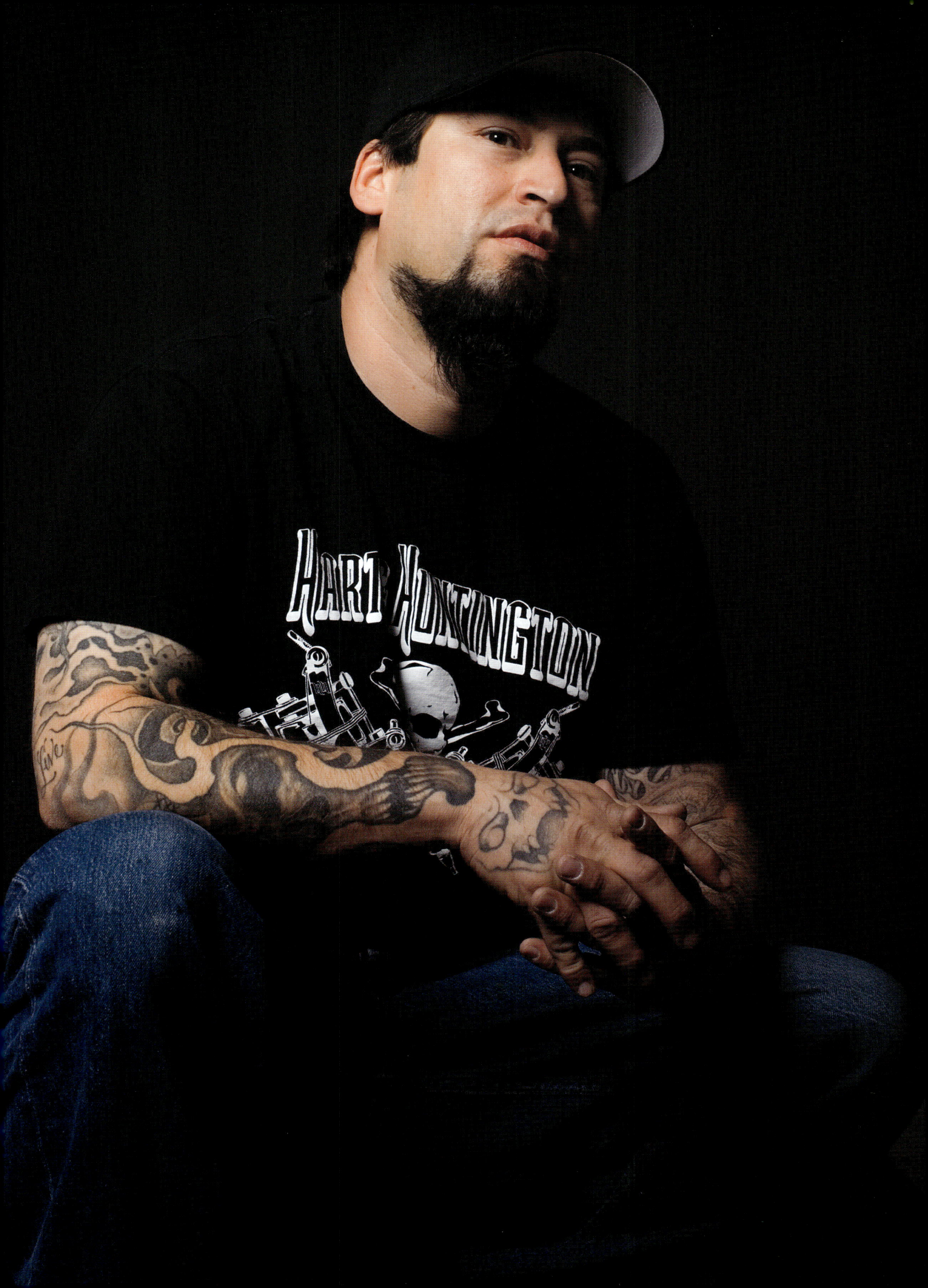
HART HUNTINGTON

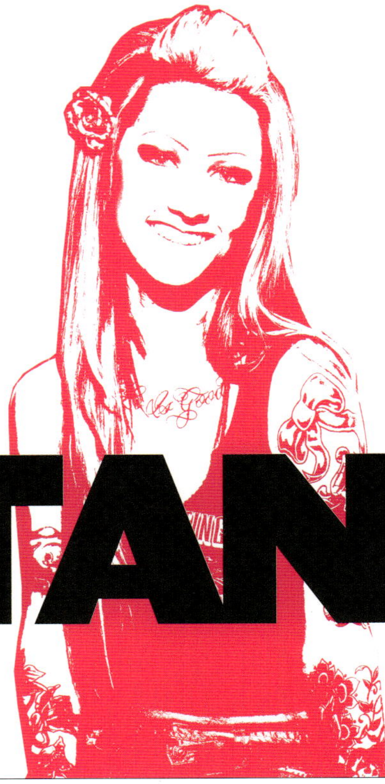

BRITTANY BIDWELL

Beruf: ASSISTENTIN, HART & HUNTINGTON TATTOO

Tätowierer: JOE LUJAN

Wenn ich mir etwas wünschen könnte, dann wäre ich gerne tougher. Auch wenn meine Tätowierungen den Eindruck vermitteln, dass ich knallhart bin – in Wirklichkeit bin ich ganz anders. Ich hasse Ärger mit anderen Leuten. Also habe ich mir gedacht, dass ich mich tätowieren lasse, und schon würde man mich in Ruhe lassen. Leider funktioniert das nicht. Ganz im Gegenteil. Egal wo ich bin, ob in einem Restaurant oder beim Einkaufen, immer sprechen Leute mich auf meine Tätowierungen an. Anfangs fand ich es recht seltsam, dass alte Damen mich anstarrten und mir Fragen stellten, aber man gewöhnt sich dran. Alle sagen mir, dass die Tätowierungen nicht zu meiner Persönlichkeit passen. Deswegen finden die Leute es schwierig, mich einzuordnen.

Viele Menschen sind gewöhnlich durch meine etwas drastischeren Tattoos schockiert, obwohl sie eigentlich gar keine tiefere Bedeutung haben. Auf der Innenseite meines rechten Arms habe ich das Tattoo eines toten Babys. Darüber befindet sich das Bild eines Raben, der an einer enthaupteten alten Frau herumpickt. Auf meinen Rücken ließ ich mir ein Paar Engelsflügel tätowieren, die aber total zerfleddert sind. Ich mag es nicht, wenn alles zu glatt, zu schön ist. Im wirklichen Leben sind die Dinge ja auch eher abgenutzt und ramponiert. Ich wollte diese Sicht der Dinge durch meine Tätowierungen ausdrücken.

Quer über meinen Bauch ließ ich mir in altenglischen Lettern den Schriftzug DIRTY PIRATE HOOKER – dreckige Piratenhure – stechen. Es ist ein Spruch von US-Komiker Will Ferrell aus seinem Film *Anchorman – Die Legende von Ron Burgundy*, einem meinen Lieblingsfilme. Obwohl meine Ma mit meinen Tätowierungen nicht allzu glücklich ist, fand sie diese überraschenderweise witzig. Ich hatte nur einen Tag überlegt, bevor ich mir diesen Spruch stechen ließ und habe es nie bereut. Eines meiner ersten Tattoos waren die Worte NO SHAME – kein Scham –, verteilt über sieben meiner Finger, weil das meine Einstellung zu Tattoos ausdrückt. Ich werde mich niemals ihretwegen schämen, noch werde ich mir jemals Gedanken darüber machen, wie andere Leute über mich urteilen. Tattoos sind meine Art, mich selbst darzustellen.

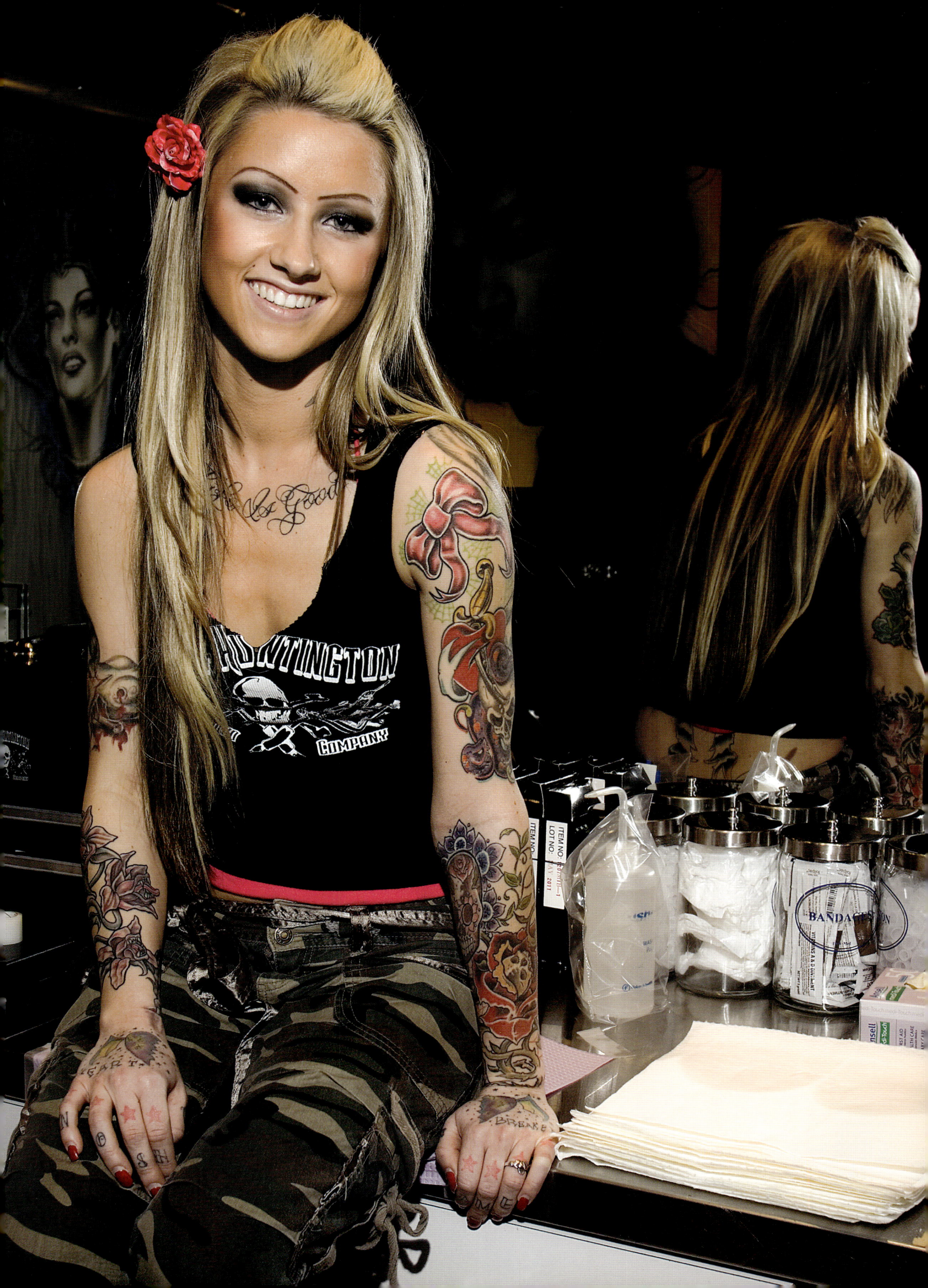
HUNTINGTON
COMPANY
BANDAGES

JAY POLLOCK

Beruf: BANKANGESTELLTER

Tätowierer: JESSE SMITH, HART & HUNTINGTON TATTOO

Meine erste Erfahrung mit Tattoos hatte ich in einem kleinen Studio auf der Insel Maui. Ich war gerade mal dreiundzwanzig und auf Hochzeitsreise in Hawaii. Meine Frau und ich wollten unsere Liebe verewigen, indem wir uns zwei gleiche Tattoos stechen ließen. Wir entschieden uns für das japanische Schriftzeichen für „Himmel". Ich ließ meinen Liebesbeweis auf meinen linken Bizeps tätowieren, sie ihren auf einen Oberschenkel. Obwohl es nur ein kitschiges kleines Symbol war, bedeutete es uns beiden damals ziemlich viel. Was soll ich sagen: Unsere Ehe endete in einer heftigen Scheidung. Mein ganzes Leben lag in Scherben. Ich beschloss, erst einmal nach Las Vegas zu reisen, um einen klaren Kopf zu kriegen. Und natürlich auch, um mich zu besaufen. So saß ich an der Bar des Hard Rock Hotels und kippte mir ein paar hinter die Binde, als der Barkeeper auf die glorreiche Idee kam: „Warum ziehst du nicht hierher?" Zwei Wochen später kam ich zurück, um mich in Las Vegas niederzulassen.

Wenig später lernte ich Jesse Smith, einen Tätowierer bei Hart & Huntington, kennen. Ich sagte ihm, dass ich ein Tattoo suchte, das den Beginn eines neuen Kapitels in meinem Leben symbolisieren sollte. Ich hatte Los Angeles und meine Ex-Frau hinter mir gelassen und wollte nur noch nach vorn, in die Zukunft schauen. In einem Fitness-Center hörte ich zufällig im Radio „Moving Forward" von Hoobastank. Ich machte das Lied zu einer Art Symbol für mein neues Leben und begriff den Refrain als mein neues Motto: „Move forward with no regrets" – Geh vorwärts, ohne etwas zu bedauern.

All das hat auch mein neues Tattoo inspiriert. Das Herzstück des Motivs ist ein riesiges Kreuz. Es ist kein Symbol für eine Religion, sondern für den Glauben an mich selbst. Der Violinschlüssel unter dem Kreuz verkörpert meine Leidenschaft für Musik. Ohne Musik hätte ich meine Scheidung niemals durchgestanden. Als es mir richtig mies ging, hörte ich mir immer wieder „Terrible Lie" von Nine Inch Nails an. Ich war wütend auf Gott und die Welt, aber die Musik half mir, darüber hinwegzukommen.

Heute geht es mir richtig gut. Ich habe jemand neuen kennengelernt und arbeite als Kundenberater in einer Bank. Ich mache Karriere in der Wirtschaftswelt und entdecke endlich, wer ich wirklich bin. Mein Blick ist nur noch auf die Zukunft gerichtet.

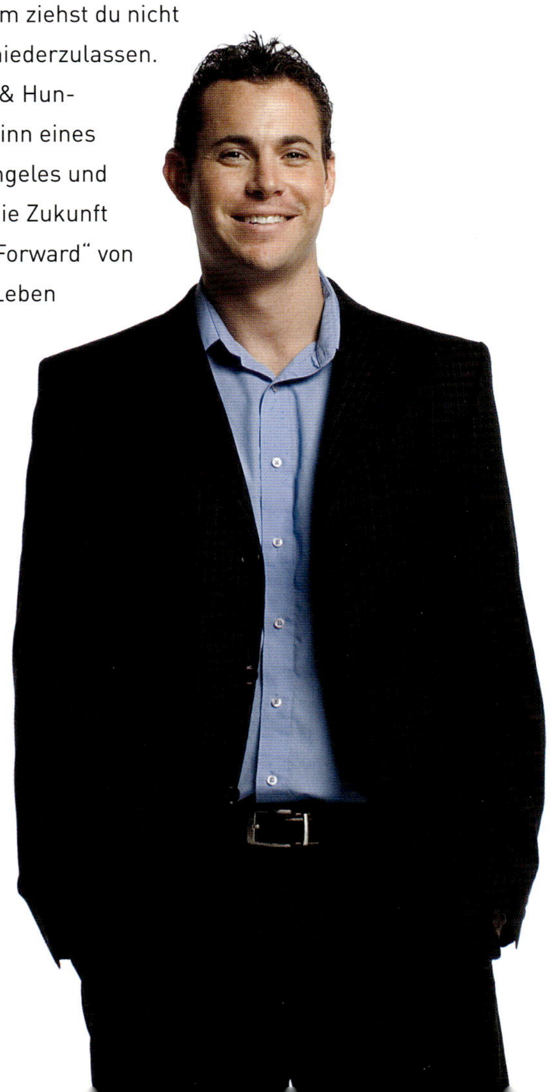

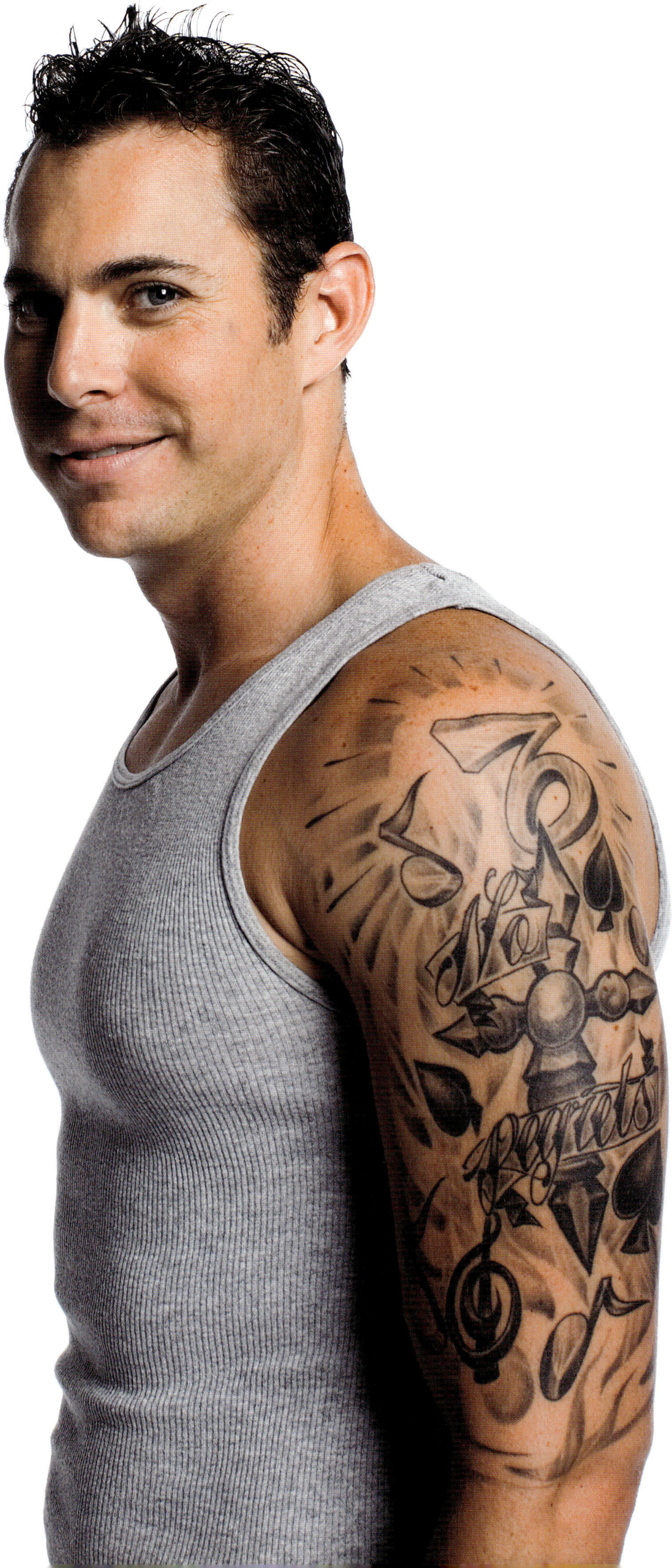
No
Regrets

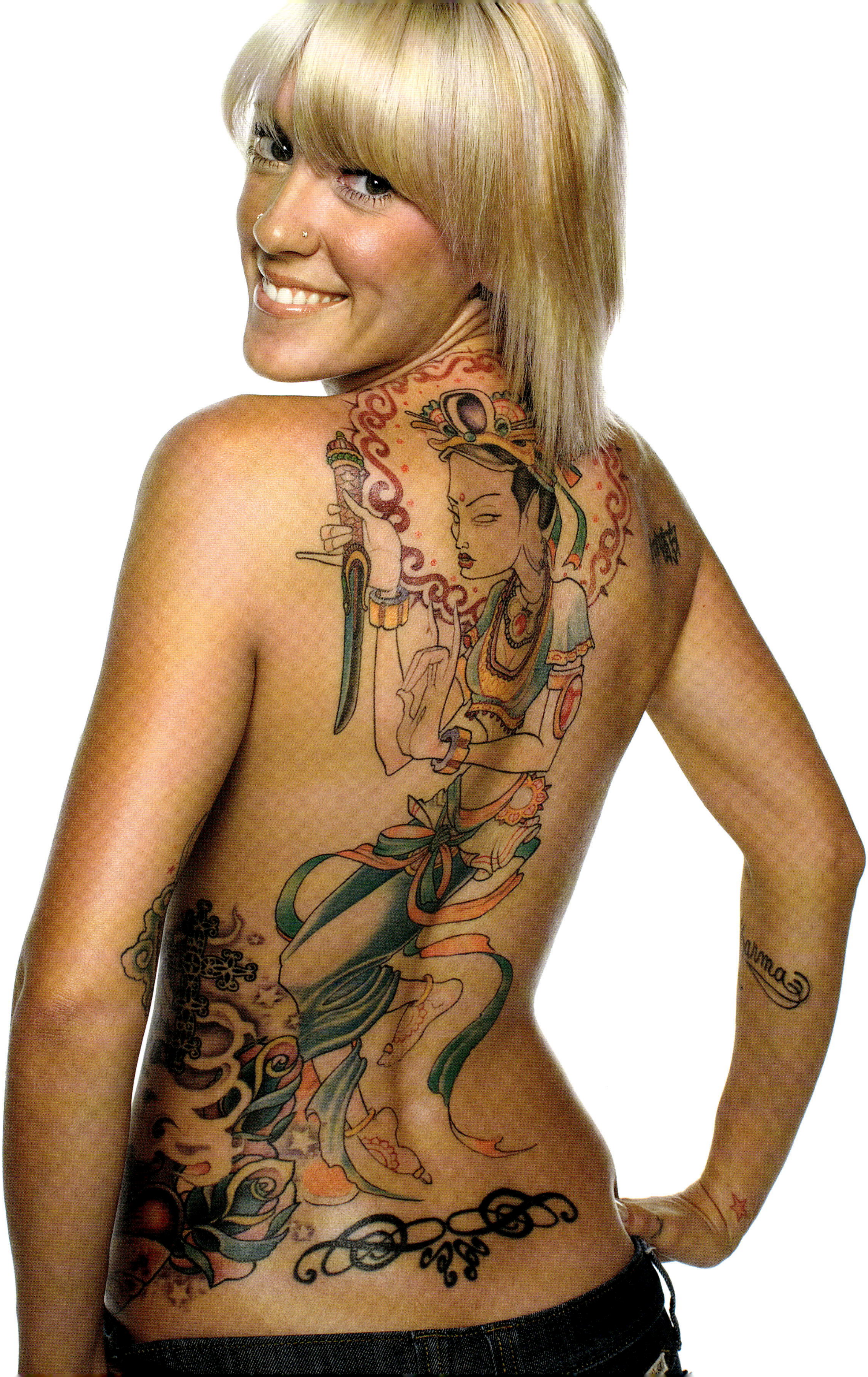

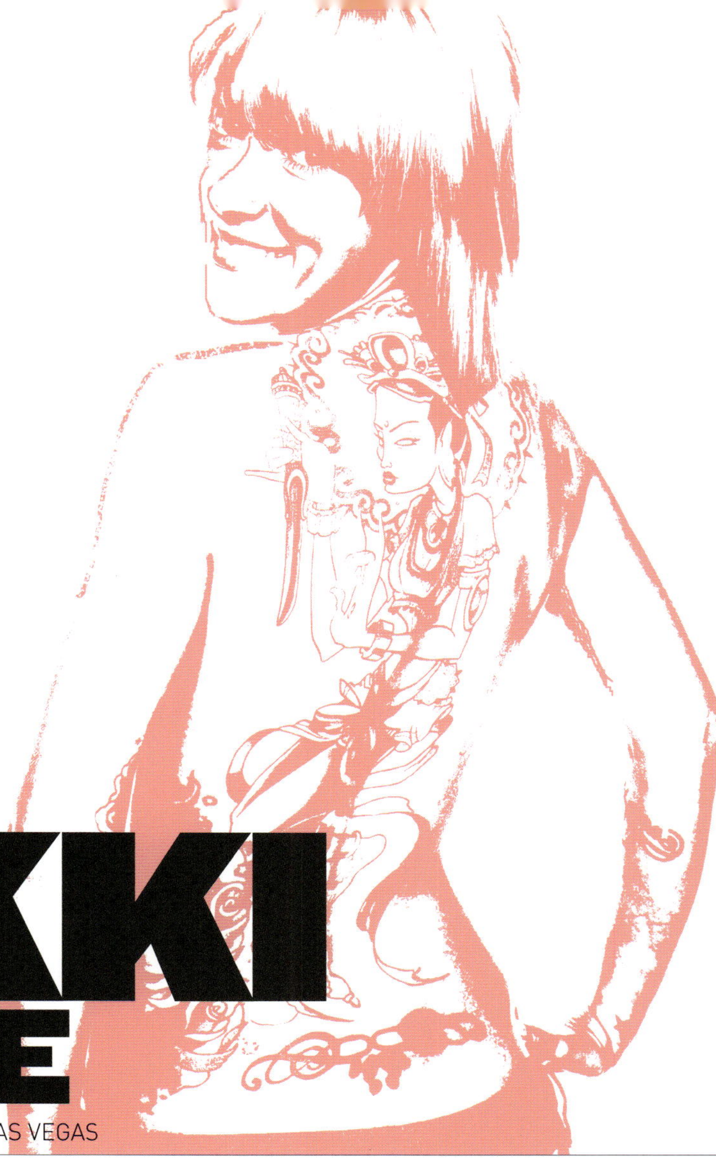

NIKKI BLAKE

Beruf: VIP-HOSTESS IM CLUB TAO IN LAS VEGAS

Tätowierer: TWIG, HART & HUNTINGTON TATTOO

Am meisten mag ich an Tattoos, dass sie mir das Gefühl geben, sexy zu sein. Tätowierungen verbinde ich definitiv mit Sex. Als die Sitzungen für die Geisha an meinem Rücken liefen, fing ich an, rückenlose T-Shirts zu tragen. Schließlich mache ich mir nicht die Mühe, mich tätowieren zu lassen, um die Tattoos dann zu verstecken. Ich bin ein bekennendes Girlie und würde es nie zulassen, dass ein Tattoo meine Weiblichkeit oder meine erotische Ausstrahlung beeinträchtigt. Meine Mutter, mit der ich wirklich eng verbunden bin, hat schon immer behauptet, dass mein Rücken der erotischste Teil meines Körpers sei. Als sie erfuhr, dass ich mir aus Liebe zum Klavierspielen einen Violinschlüssel auf mein Kreuz tätowieren lassen wollte, fragte sie mich, warum ich meinem Körper so etwas antun wolle. Aber als sie mitbekam, wie kunstvoll und ästhetisch die Tätowierung war, hatte sie nichts mehr dagegen zu sagen.

Tätowierungen passen zu mir, weil wilde und verrückte Sachen genau mein Ding sind. Ich liebe es, waghalsige Sachen zu machen. 2006 bin ich zum ersten Mal Fallschirm gesprungen. Das war Adrenalin pur. Trotzdem: All meine Knochenbrüche kann ich schon gar nicht mehr zählen. Einmal habe ich mir bei einem Motorradunfall den Knöchel gebrochen, als ein Laster gerade vor mir losfuhr und ich mit einem Salto über den Lenker flog.

Meine Abenteuerlust habe ich von meiner Mutter geerbt. Sie fuhr jahrelang eine Harley. Als sie zweiundvierzig wurde, ließen wir uns beide dasselbe Motiv auf unseren Nacken tätowieren – wir sind beide im Sternzeichen Krebs geboren. Das verbindet. Ich bin fest davon überzeugt, dass die Familie eine entscheidende Rolle in der Wahl des Lebenswegs spielt, mit allen Vor- und Nachteilen.

„ICH BIN EIN BEKENNENDES GIRLIE UND WÜRDE ES NIE ZULASSEN, DASS EIN TATTOO MEINE WEIBLICHKEIT ODER MEINE EROTISCHE AUSSTRAHLUNG BEEINTRÄCHTIGT.“

Als Kind war ich ein typisches amerikanisches Mädchen. Ich war gut in der Schule, lernte Klavier, habe Leichtathletik gemacht. Auf Kurzstrecken war ich richtig gut, vor allem in der Staffel. Dann zogen wir von Niagara Falls nach Las Vegas, wo ich seitdem lebe.

Mit elf faszinierte mich ein Buch mit Designs und Mustern, das ich in der Schulbibliothek fand. Ich konnte die filigrane Schönheit der Muster stundenlang mit wachsender Begeisterung betrachten. Am meisten beeindruckt hat mich allerdings das Foto der Autorin. Sie hatte diesen komplett tätowierten rechten Arm. Absout cool. Danach wusste ich genau, dass ich so etwas unbedingt auch haben musste. Als Teenie stand ich total auf Piercings. Das half mir ein bisschen über die Zeit hinweg, weil man sich erst mit achtzehn tätowieren lassen darf. Meine Ma war aber so cool, dass sie mir erlaubte, mit dreizehn schon ein Nasen-Piercing machen zu lassen.

Meine kleine Schwester ist elf Jahre alt – das Alter, in dem ich Tätowierungen für mich entdeckte. Sie ist ein wichtiger Teil meines Lebens. Sie ist eine kleinere, jüngere Version von mir. Als sie neun war, bemalte ich ihr die Lippen mit Lippenstift und bat sie, einen Kussmund auf einer Serviette zu lassen. Ich ließ das Muster auf die Innenseite meines linken Bizeps tätowieren. Mein Lieblingstattoo, keine Frage.

Tattoos werden immer ein wichtiger Teil meines Lebens sein. Ich bin wie ich bin, und die Tätowierungen gehören einfach zu mir.

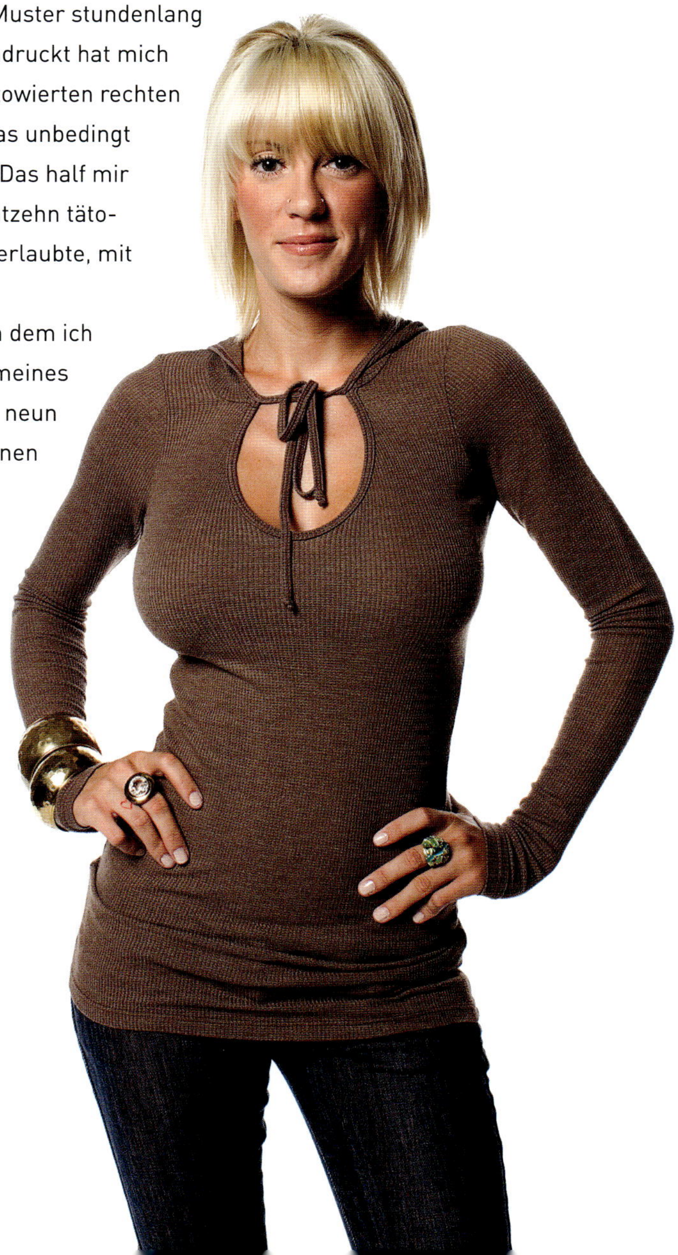

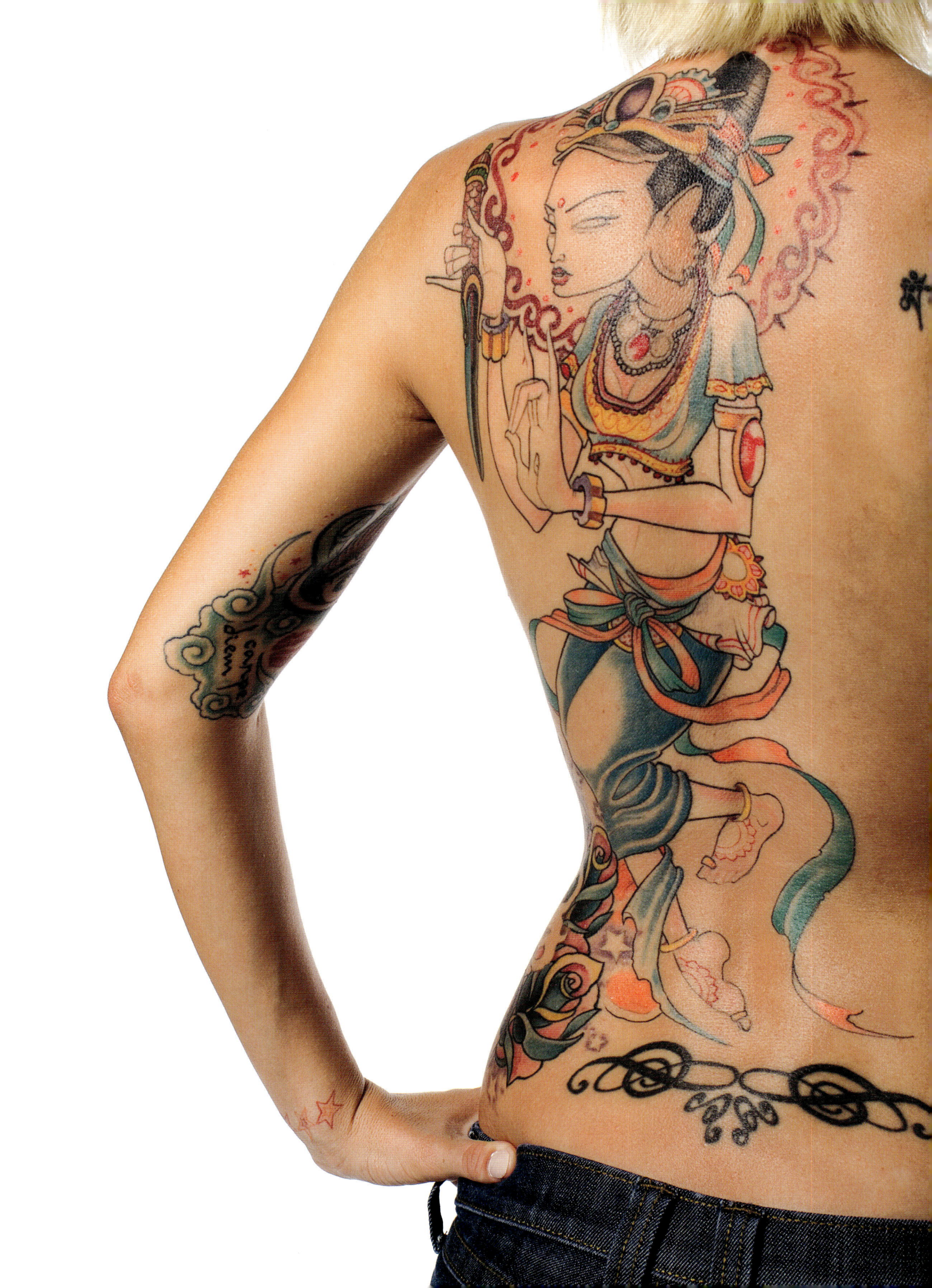
carpe diem

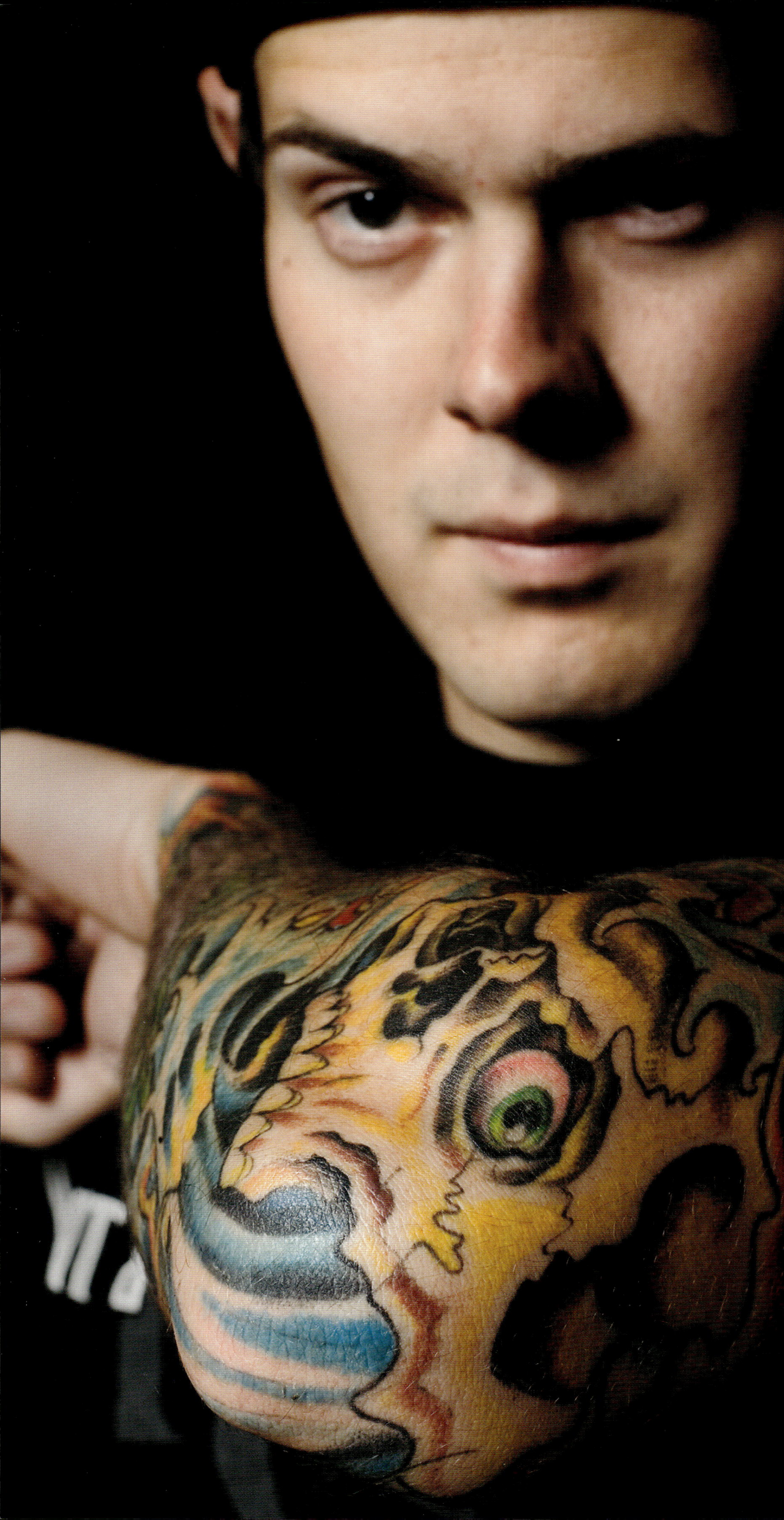

AARON JOHNSON

Beruf: VERKÄUFER, HART & HUNTINGTON TATTOO

Tätowierer: MERDOK, HART & HUNTINGTON TATTOO; JIME LITWALK, HART & HUNTINGTON TATTOO; UNCLE JOHNNY, HART & HUNTINGTON TATTOO; KENT KELLEY

Geboren und aufgewachsen: CHEYENNE, WYOMING / LAS VEGAS, NEVADA

Erstes Tattoo: EINE MOTORRADKETTE

Lieblingsbeschäftigung: MOTORRÄDER, MOTOCROSS, SCHUSSWAFFEN, AIRBRUSHING

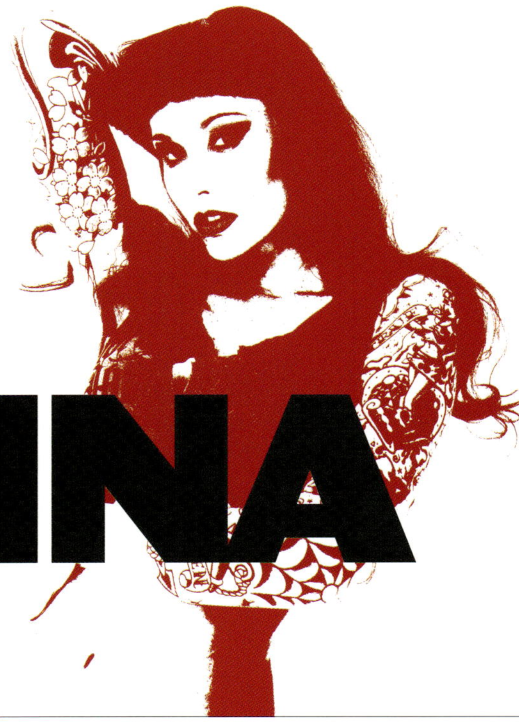

SABINA KELLEY

Beruf: PIN-UP-MODEL / TÄNZERIN

Tätowierer: KENT KELLEY

Die meisten Leute würden nicht erwarten, dass ich Mutter bin.
Meine drei und fünf Jahre alten Kinder sind fasziniert von meinen Tattoos. Sie bemalen sich jetzt schon am ganzen Körper mit Filzstiften und warten auf den Tag, an dem sie alt genug sind, sich selbst welche stechen zu lassen.

Auf meinen linken Arm trage ich ein Pin-up-Girl, einen Totenkopf in einer Rose, Kirschen, eine Schwarze Witwe, eine *Kewpie*-Puppe (nach dem römischen Liebesgott Cupido benannte Kultpuppe) mit einer Axt im Kopf, eine Bombe mit dem Namen meiner Tochter, ein Piratenschiff und einen Anker mit dem Namen meines Sohnes. Meinen rechten Arm schmücken traditionelle japanische Motive: eine Geisha, ein schwarzer

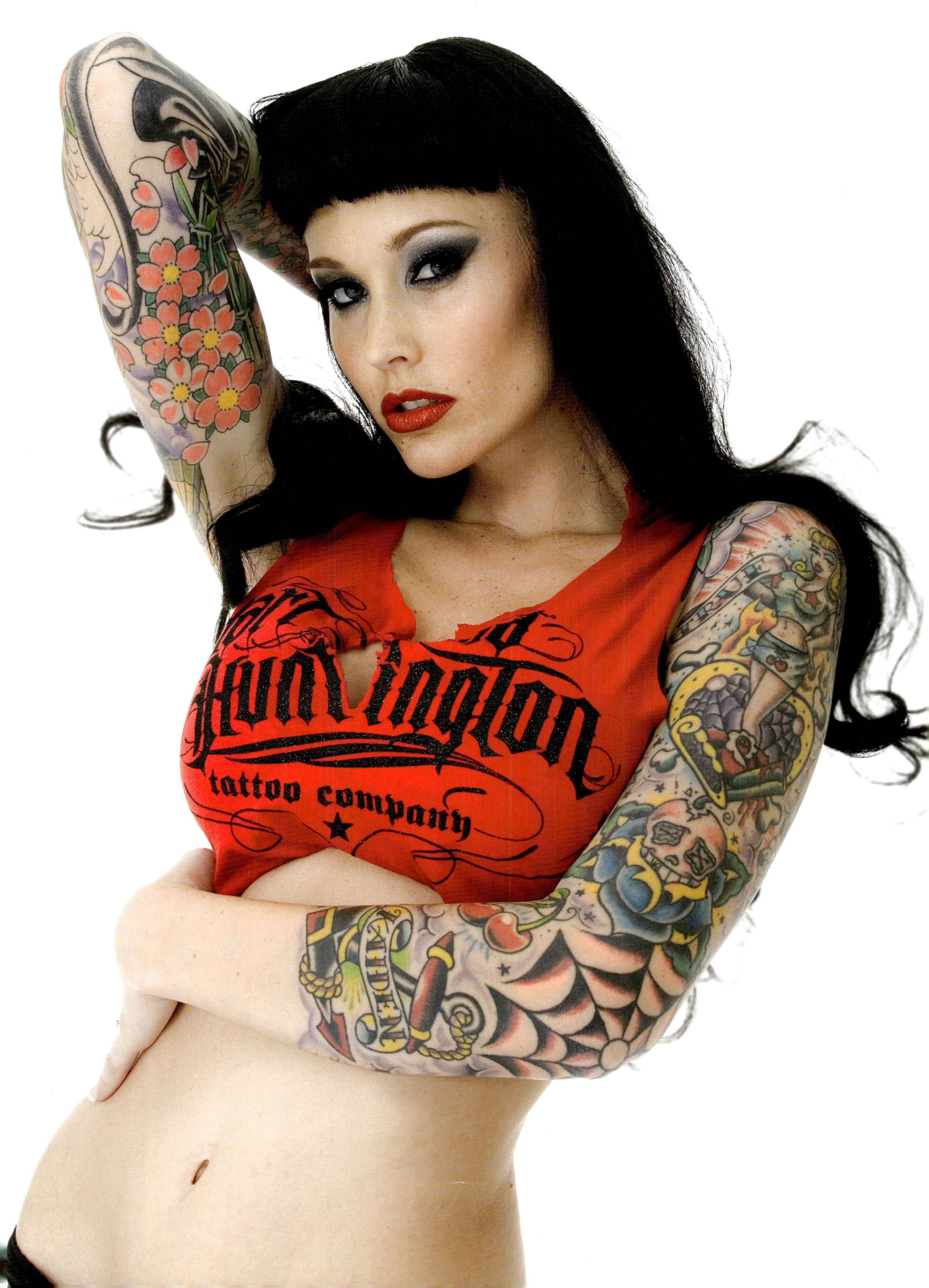
tattoo company

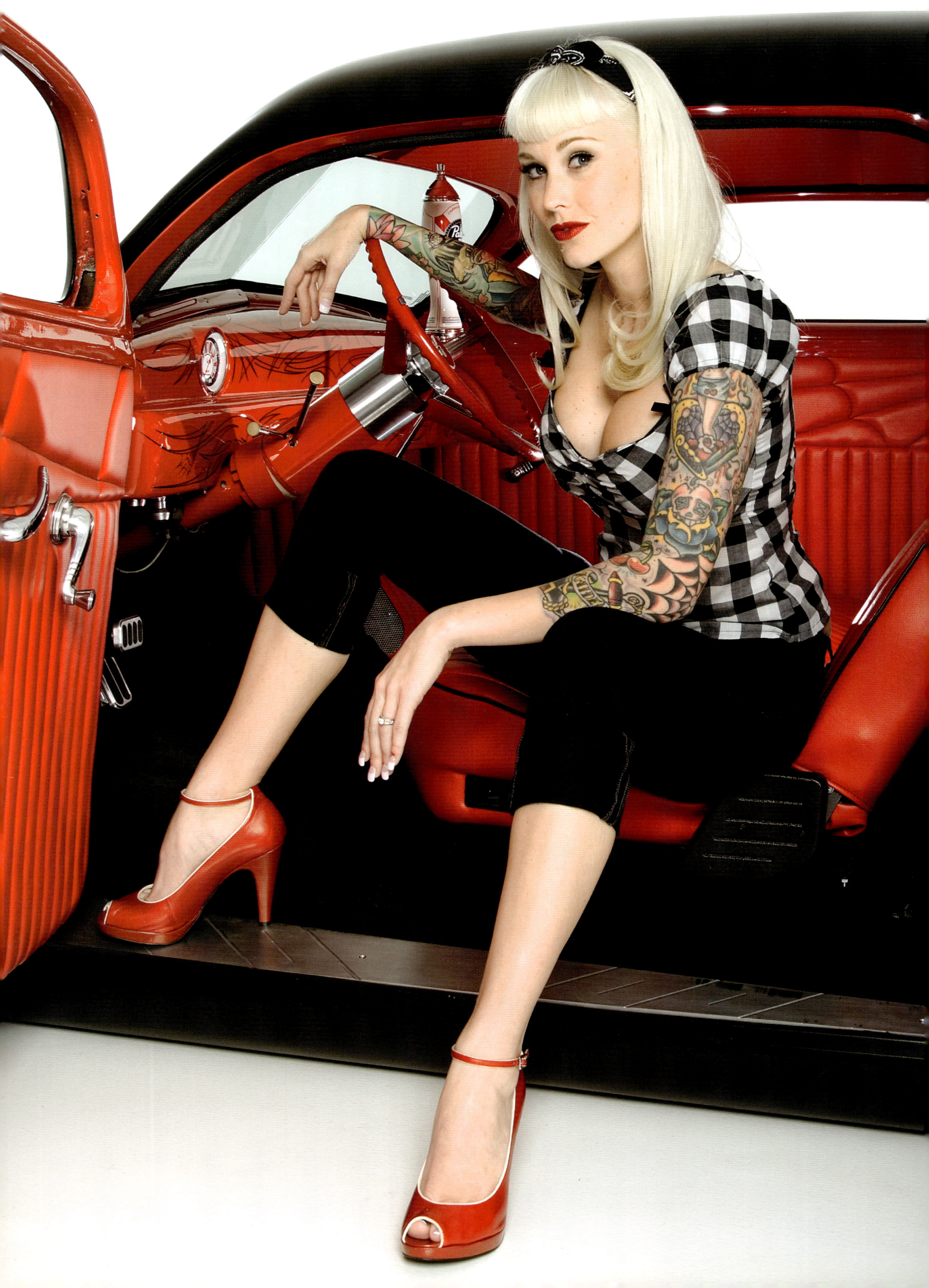

Showgirl

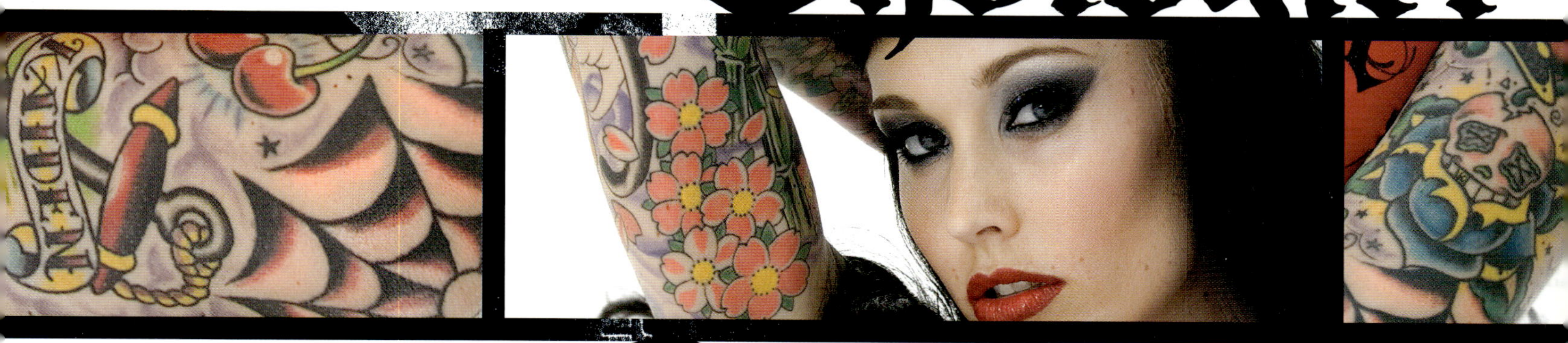

No Tattoos

Panter, Kirschblüten und eine Lotosblüte. Vor ein paar Jahren bin ich nach Japan gereist, um mich von Horitomo, dem legendären Meister der Szene, tätowieren zu lassen. Ich bin sehr wählerisch bei der Auswahl meiner Tattoos und brauche in der Regel sehr lange, bis ich mich entscheiden kann. Die richtige Stelle ist mir sehr wichtig – eine gewisse Symmetrie muss einfach vorhanden sein.

Ich werde ständig von den anderen Eltern angestarrt, wenn ich meine Kinder von der Schule abhole. Die meisten von ihnen haben Tattoos noch nie aus der Nähe gesehen. Sie wollen sie deshalb begutachten und anfassen, um zu erfahren, wie sie sich anfühlen. Sie haben ihre eigene Auffassung zum Thema Tattoos, reagieren aber durchweg positiv. Die einzig negative Bemerkung, die ich jemals zu hören bekommen habe, war: „Du bist so hübsch ... warum verunstaltest du dich so?"

Mir gefällt überhaupt nicht, dass Tattoos so kommerziell geworden sind und voll im Trend liegen. Das ist peinlich. Wer sich, nur um in zu sein, ein Tattoo stechen lässt, ist in meinen Augen ein Versager. Meiner Meinung nach sollte jeder, der sich tätowieren lässt, ein persönliches Motiv haben. Meine Tattoos haben alle eine tiefere und private Bedeutung und erzählen eine Geschichte, die ich aber nicht preisgeben werde.

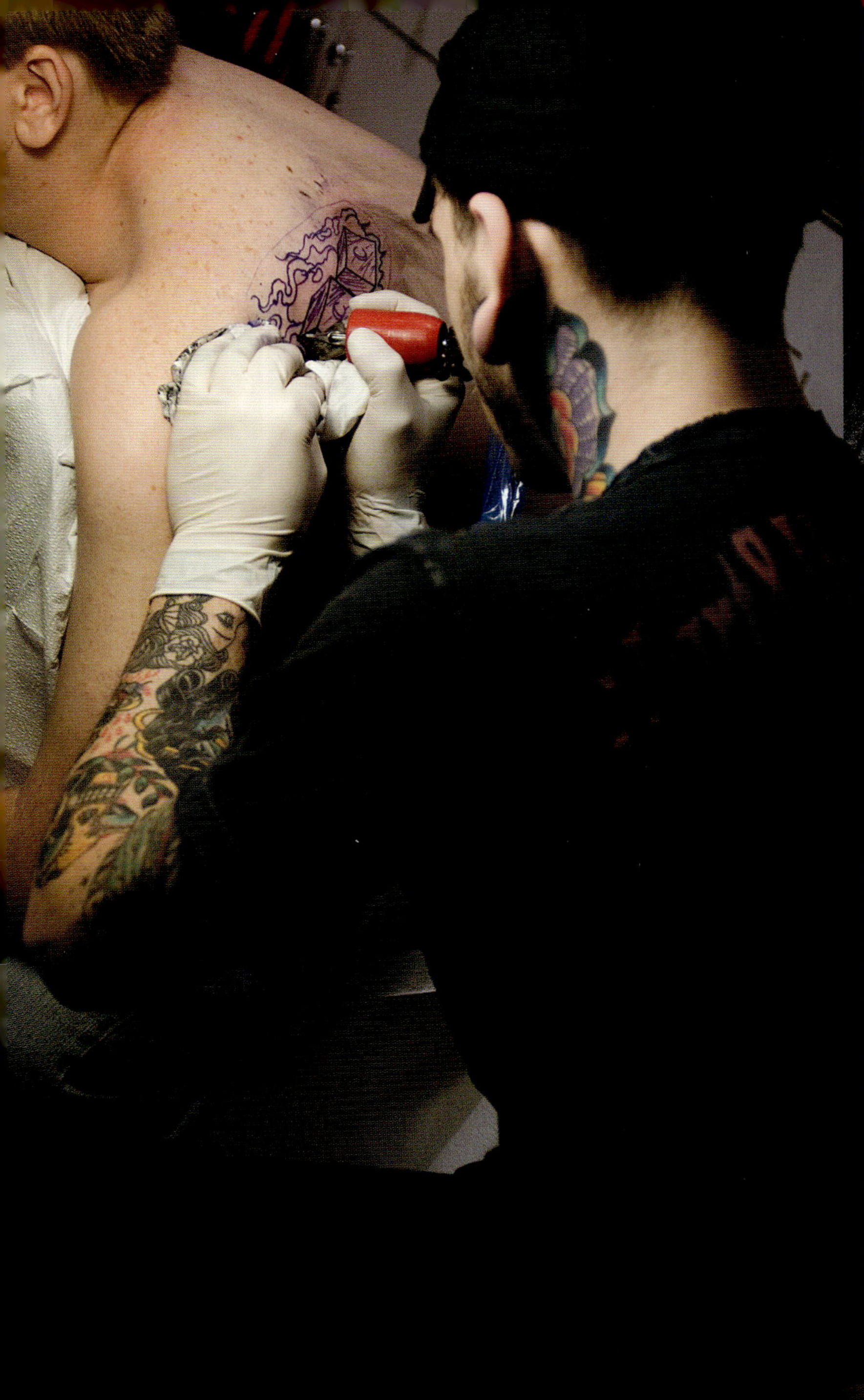

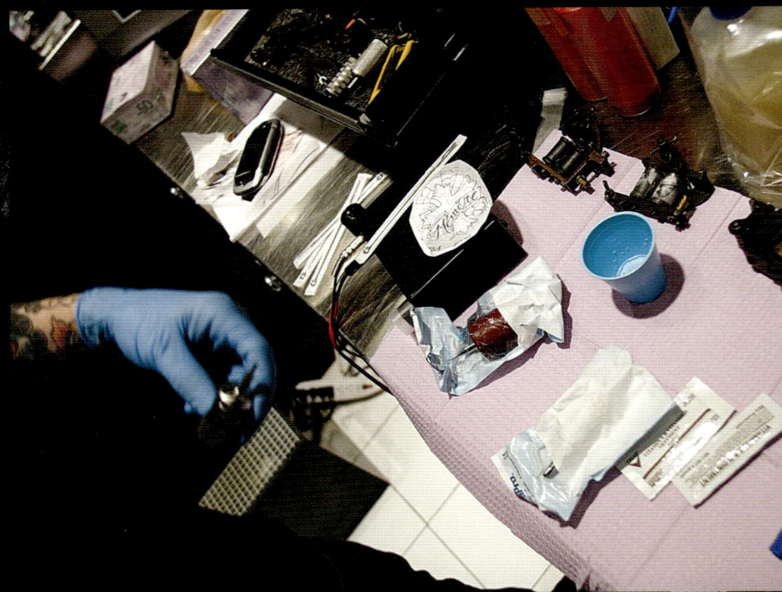

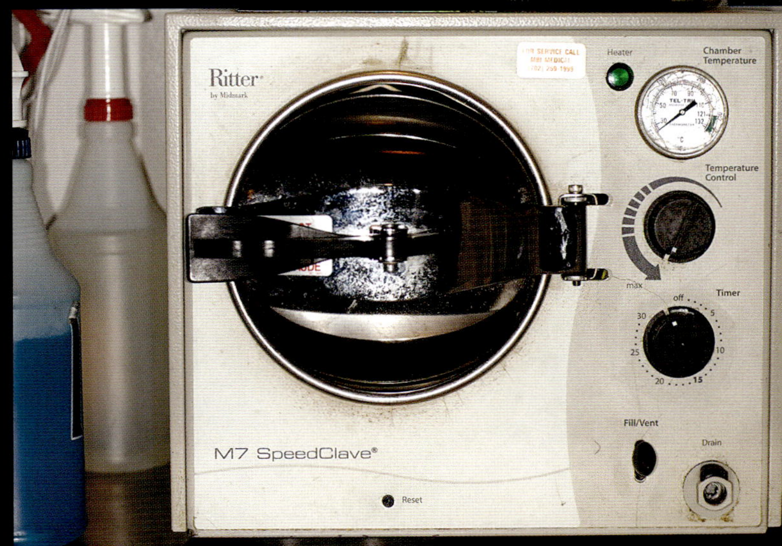
Ritter
Heater
Chamber Temperature
Temperature Control
Timer
Fill/Vent
Drain
M7 SpeedClave
Reset

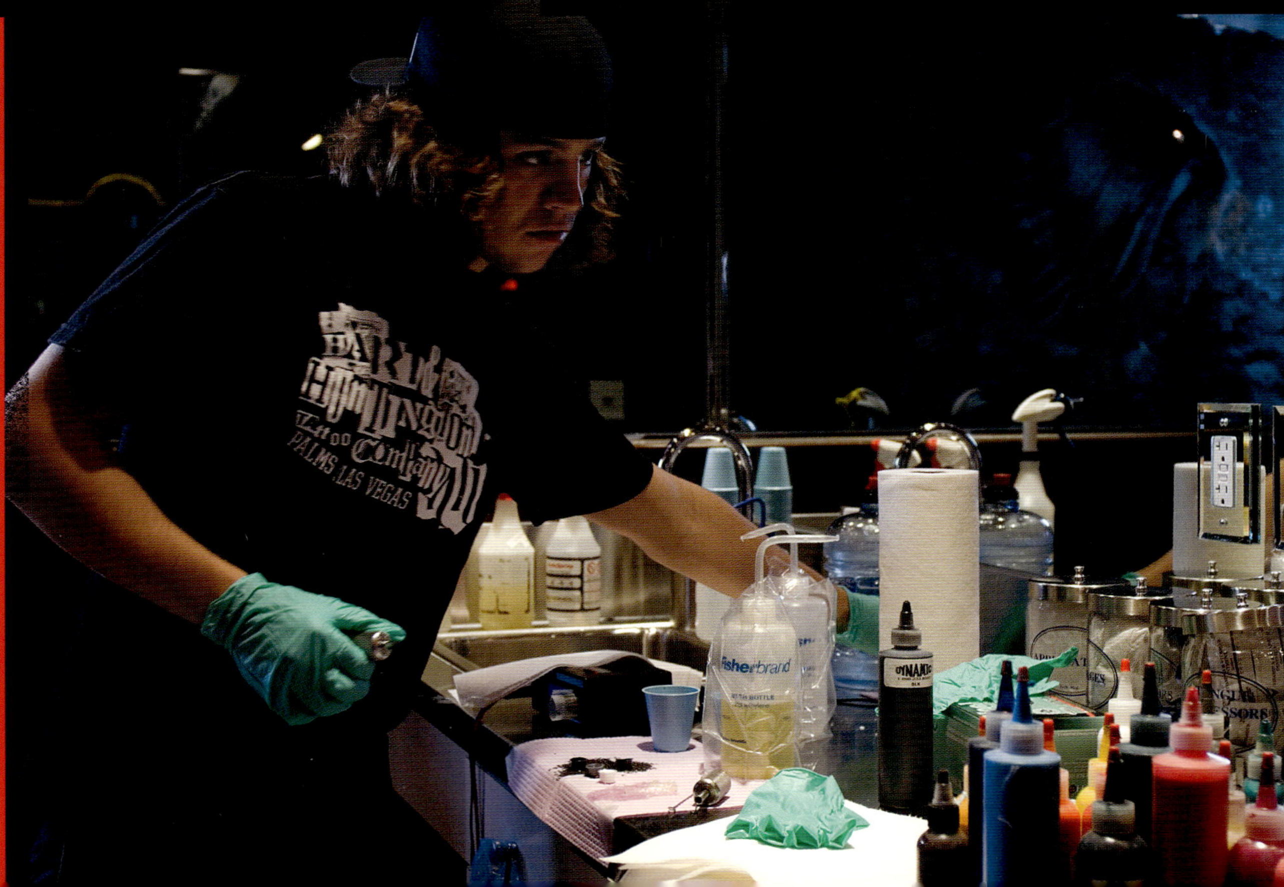

IMMER SCHÖN SAUBER BLEIBEN MIT UNCLE JOHNNY

Als ich mir vor über zwanzig Jahren mein erstes Tattoo stechen ließ, mussten wir uns noch mit einem anderen Tätowierer eine enge Kabine teilen. Zwischen den Stühlen stand ein Eimer mit warmem Wasser und einem Schwamm, den beide Tätowierer benutzten, um die betroffenen Hautstellen zu reinigen. Das Wasser wurde erst am Ende des Tages gewechselt, als es sich dann nur noch um eine trüb-braune Brühe aus Blut, Schweiß und Staub handelte. Der Tätowierer benutzte den ganzen Tag dieselbe Nadel. Nur wer es schaffte, als erster Kunde des Tages den Laden zu betreten, hatte gute Chancen, mit einer noch nicht-kontaminierten Nadel gestochen zu werden.

Diese Zeiten sind lange vorbei. Unserem heutigen Kenntnisstand über Krankheiten ist es zu verdanken, dass Sterilität und Hygiene oberstes Gebot in der Tattoo-Branche sind. Ich habe mit Freunden gesprochen, die in der Notaufnahme im Krankenhaus arbeiten und zugeben, dass es dort nicht einmal annähernd so steril ist, wie in vielen Tattoo-Studios. Ich treffe als Tätowierer alle Vorkehrungen, um meinen Kunden von Beginn der Sitzung bis zum Verlassen des Ladens eine keimfreie Umgebung zu bieten.

Vor dem Tätowieren wasche ich meine Hände mit unserer grünen antibakteriellen Allzweckseife – die man sonst in Krankenhäusern zur Desinfektion verwendet – und ziehe dann ein paar Latexhandschuhe über. (Pro Sitzung benutze ich mehrere Paar Handschuhe.) Die Handschuhe dienen vor allem dem Tätowierer als Schutz, um direkten Blutkontakt mit dem Kunden zu vermeiden. Nach einer Sitzung verwende ich ein Desinfektionsmittel zur gründlichen Reinigung von Arbeitsfläche, Stuhl und Armlehnen. Außerdem setze ich bei jedem neuen Kunden immer eine neue Nadel in die Tätowiermaschine ein. Während einer Sitzung trage ich immer wieder eine Ringelblumen- oder eine andere panthenolhaltige Wundsalbe auf die Haut auf. Die Salbe macht die Haut geschmeidig und hält sie während des Tätowierens sauber, dadurch kann noch präziser mit der Nadel gearbeitet werden.

Die Tattoo-Branche in Nevada unterliegt den strengsten Hygienevorschriften der gesamten Vereinigten Staaten. Es zahlt sich in jedem Fall aus, den Arbeitsbereich zu jeder Zeit hygienisch einwandfrei zu halten – man weiß schließlich nie, wann einem ein Kontrolleur der Gesundheitsbehörde einen Besuch abstattet. Sie überprüfen den hygienischen Zustand aller Oberflächen, die sachgerechte Entsorgung der Nadeln und schauen nach, ob ausreichend antibiotische Seife vorrätig ist. Zudem kontrollieren sie auch die Autoklave und das Ultraschallreinigungsgerät (Sterilisationsgeräte) und sogar die Geräte und Materialien im Werkzeugkasten. Deshalb müssen alle Farbflaschen immer ordnungsgemäß beschriftet und verpackt sein.

ASHLEY SCHRADER

Beruf: TÄNZERIN

Tätowierer: JESSE SMITH, HART & HUNTINGTON TATTOO

Wenn ich über meine Tattoos spreche, muss ich immer an meine rebellische Jugend denken. Ich habe gar keine guten Erinnerungen an mein erstes Tattoo. Mit fünfzehn wollte ich beweisen, wie cool ich bin und ging in ein Studio in Venice Beach. (Gesetzliches Mindestalter ist achtzehn.) Ich kam mit dem langweiligsten Feen-Tattoo, das man sich nur vorstellen kann, wieder raus. Das war alles andere als cool. Keine Ahnung, was ich mir dabei gedacht habe. Also entschied ich mich, mit dem nächsten Tattoo eine Weile zu warten, da das mit der Rebellion wohl noch nicht so gut funktionierte.

Ich habe in meinem Leben viel Sport getrieben. Als ich vier war, meldete mich mein Vater beim Taekwondo an. Ich zog das zwölf Jahre lang durch und erreichte den schwarzen Gürtel zweiten Grades bei den unter Fünfzehnjährigen. Ich reiste durchs Land, trat bei Wettkämpfen an und erhielt sogar Medaillen. Ich zerschlug Holzbretter und Ziegelsteine mit meinen Händen und Füßen und war schon oft in der Zeitschrift „Black Belt". Mit sechzehn hatte das Ganze seinen Reiz verloren und ich mein Interesse fürs Cheerleading entdeckt. Also unterstützte ich mein High-School-Team und feuerte sie schließlich die gesamten vier Jahre meiner Schulzeit an. Danach entschied ich mich gegen das College. Ich wollte in kurzer Zeit viel Geld verdienen und wurde Tänzerin. Seit drei Jahren tanze ich jetzt im „Spearmint Rhino" in Las Vegas. Dort habe ich mich aufs *Pole Dancing,* den erotischen Tanz an der Stange, spezialisiert. Viele meiner Kolleginnen scheuen sich davor, weil es viel Kraft und sportliches Geschick erfordert. Da macht sich mein langjähriges Taekwondo-Training wirklich bezahlt!

Als ich anfing zu tanzen, ließ ich mir ein Pin-up-Girl auf meine linke Seite tätowieren, das in einem Martini-Glas sitzend eine dünne Zigarette raucht. Es stellt meinen verrückten, glamourösen Lebensstil in Las Vegas dar. Auf der anderen Seite trage ich einen Engel, der auf einem Haufen Hundert-Dollar-Scheinen sitzt. Er steht für meine Zukunft: Glück und Reichtum. Auf meinem Kreuz stehen unter einer mit Juwelen besetzten Krone die Worte FUCKIN' ROYALTY. Ich sehe mich definitiv als adelig. In meiner Welt bin ich die Königin. Und das Gute an dem Tattoo ist außerdem, dass es das Feen-Tattoo verdeckt.

Ich habe vor, meine Tattoos weiter auszugestalten. Dabei werde ich mich auf meine Arme konzentrieren, aber auch an einem Motiv für meine Brustpartie arbeiten. Bis dahin werde ich mein Leben frei nach dem Motto CARPE DIEM gestalten. Den Schriftzug habe ich mir in Kursiv oben auf den Rücken tätowieren lassen. Das Motto ist doch wirklich selbsterklärend – ich lebe mein Leben, als wenn jeder Tag mein letzter wäre. Was ich heute gemacht habe? Ich bin massiert worden, habe eine Seetang-Kur und eine Pediküre bekommen. Ich sag's doch: Ich genieße mein Leben in vollen Zügen.

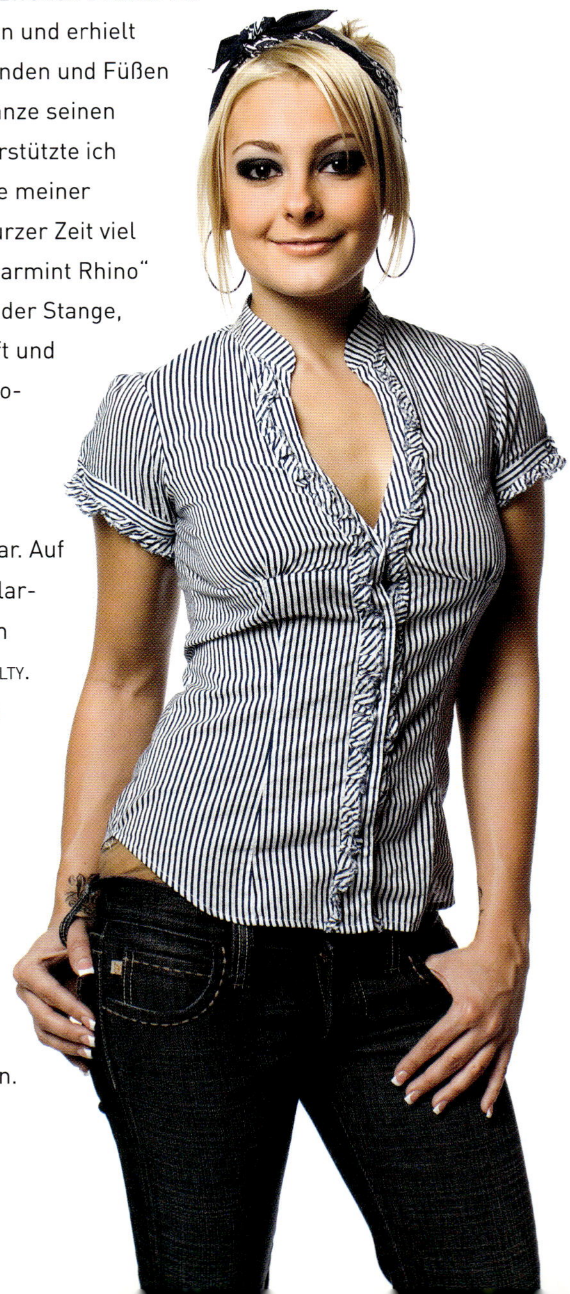

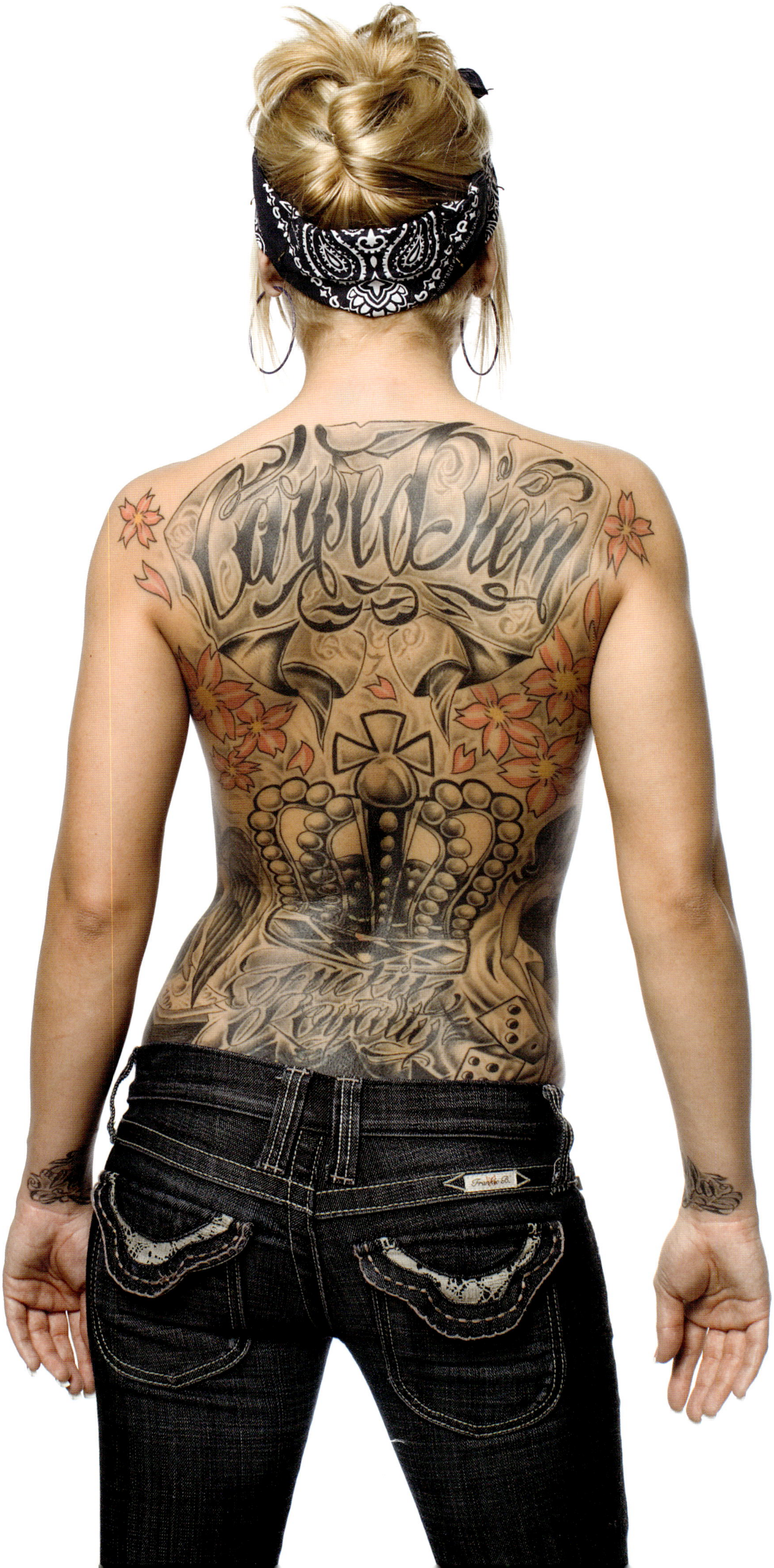
Carpe Diem

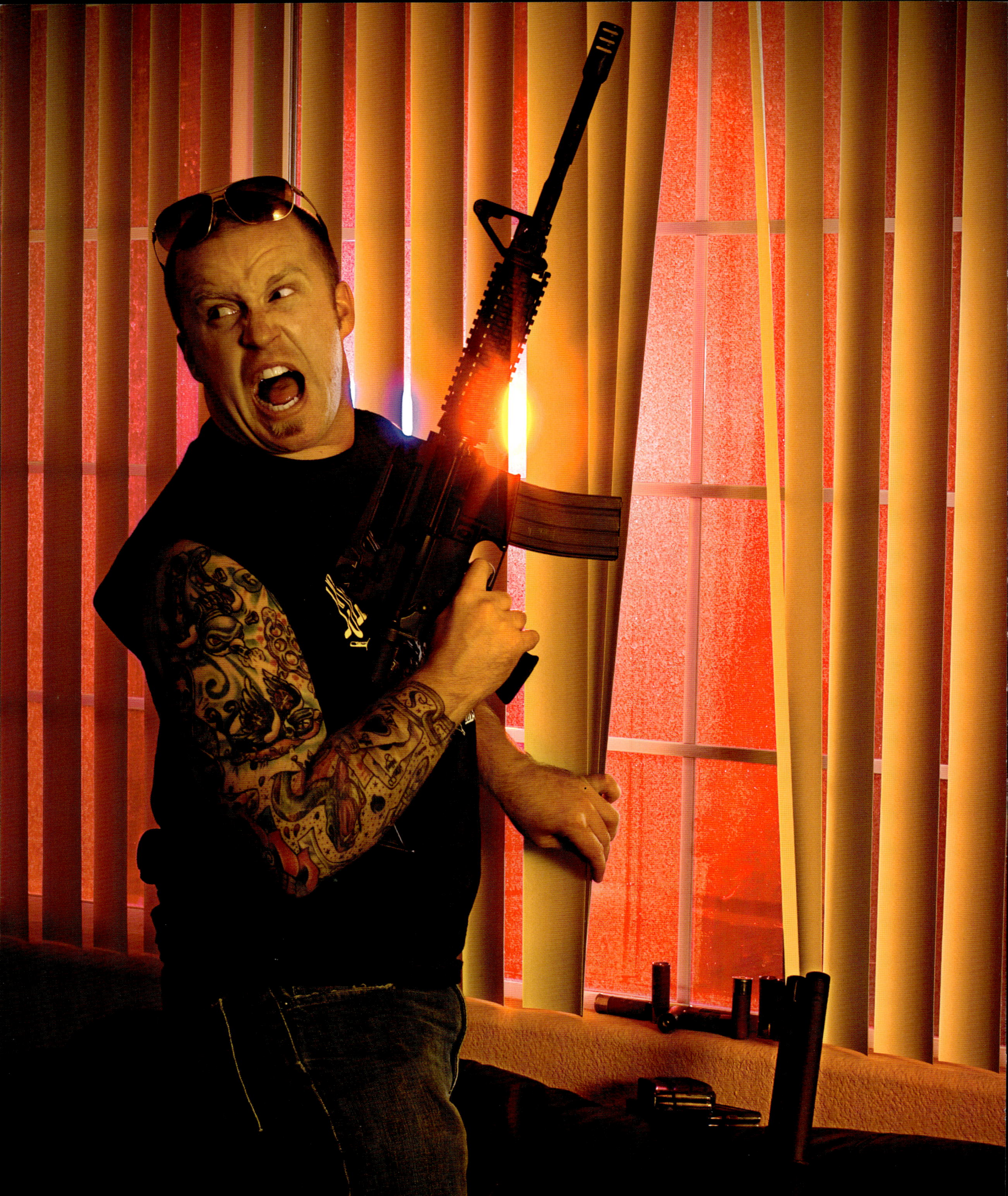

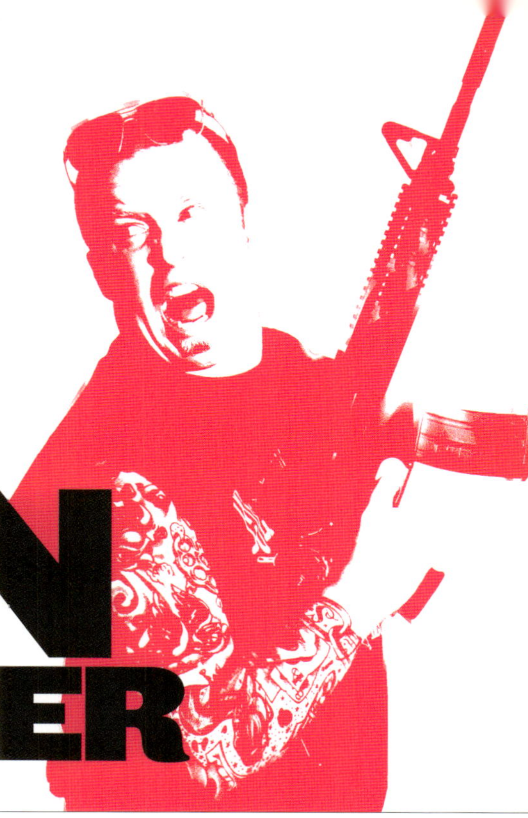

GARIN CARPENTER

Beruf: LEITER DER GÄSTEBETREUUNG IM HARD ROCK HOTEL

Tätowierer: JOSH PETTY, HART & HUNTINGTON TATTOO

Ich sehe das ganze Phänomen Tätowierung ein wenig anders als die meisten Leute. Viele nehmen Tattoos einfach zu ernst. Meiner Meinung nach ist ein Tattoo nur ein bleibender Stempel, der seinen Träger an einen bestimmten Zeitpunkt erinnern soll. Es kehrt nicht seine Seele nach außen, sondern stellt nur ein Kapitel in seinem Leben dar.

Mein erstes Motiv war ein Sonnenstern mit einer Welle in der Mitte, den mir mein Freund Darin Brunchardt auf mein Heft in der High School malte. Kurz darauf kam er bei einem Autounfall ums Leben. Also ließ ich mir den Sonnenstern auf meine linke Wade tätowieren.

Anstatt mich nach dem College direkt ins Berufsleben zu stürzen, entschied ich mich für die Navy, wo ich auf Flugzeugträgern mit Helikoptern und Harrier Jets an Bord bis nach Südamerika und Westafrika kam.

Wie schon bei den alten Seefahrern, die in jedem Hafen ein neues Tattoo sammelten, hat das Militär auch mich definitiv zu einigen meiner Tattoos inspiriert. Auf die Innenseite meines rechten Bizeps ließ ich mir zu Ehren meines Großvaters, der im Krieg gedient hat, zwei Spatzen tätowieren: einen mit einem amerikanischen Abzeichen aus dem Zweiten Weltkrieg, der einen anderen Spatz mit Nazi-Abzeichen erschießt.

Ich wuchs in Manhattan Beach auf. In den 1980er Jahren lagen dort frisierte Wagen, *Hot Rods,* gerade voll im Trend und der „SoCal Speed Shop" war der Marktführer der Szene. Das war ein wichtiges Kapitel in meinem Leben, weshalb ich mir ihr Logo auf den rechten Arm tätowieren ließ. Eines meiner Lieblings-Tattoos ist das „Dead Man's Hand" – das Blatt, das Wild Bill Hickok hielt, als er erschossen wurde: eine Dame, zwei Asse und zwei Achten. Hickok ist einer der legendären Revolverhelden in der Geschichte der Erschließung des amerikanischen Westen. Ich identifiziere mich voll und ganz mit der Westküste.

Ich bereue keines meiner Tattoos. Leute mit Tattoos werden immer Opfer von Vorurteilen, aber jeder, der es schafft, einer solchen Stigmatisierung entgegenzuwirken und somit die Akzeptanz zu steigern, hat einen wichtigen Beitrag geleistet.

BLAINE ROCKE

Beruf: CHAUFFEUR IM LIMOUSINENSERVICE

Tätowierer: TWIG, HART & HUNTINGTON TATTOO; BLANCO, HART & HUNTINGTON TATTOO; TEMPT

Meinen ersten Job hatte ich als Hotelpage im Las Vegas Hilton in den 1980er Jahren. Damals chauffierte man als Page noch die Berühmtheiten an ihr Ziel. Einer meiner ersten Gäste war Sammy Davis Jr. Er spazierte in seinem weißen Anzug aus dem Hotel und ich begab mich auf die Beifahrerseite, um die Tür für ihn zu öffnen. Er schaute mich an und fragte: „Was machst du da, Mann?" Ich war gerade erst einundzwanzig und wusste nicht, ob ich einen Fehler gemacht hatte oder was ihn sonst gestört haben könnte. Er entgegnete, dass er als ganz normaler Typ behandelt werden wolle und nahm auf dem Beifahrersitz Platz. Dann kurbelte er das Fenster herunter und wir unterhielten uns, als wären wir schon seit Jahren befreundet. Das hat mich echt umgehauen.

Kurz darauf fuhr ich Berühmtheiten wie George Burns, Bob Hope und Eddie Murphy. Das war alles so aufregend und ich wusste, dass das Limousine-Fahren genau mein Ding war. Mit fünfunddreißig hat mich das Tattoo-Fieber gepackt und seitdem bin ich süchtig danach. Ich wollte unbedingt ein Vegas-Motiv, weil ich die Stadt so liebe und habe mir deshalb das Las-Vegas-Willkommensschild mit meinem Geburtsjahr 1963 drauf tätowieren lassen. Seit den alten „Rat-Pack"-Zeiten, als die weltberühmte Künstlertruppe um Frank Sinatra im Sands Hotel Geschichte schrieb, hat sich Vegas sehr verändert – genauso

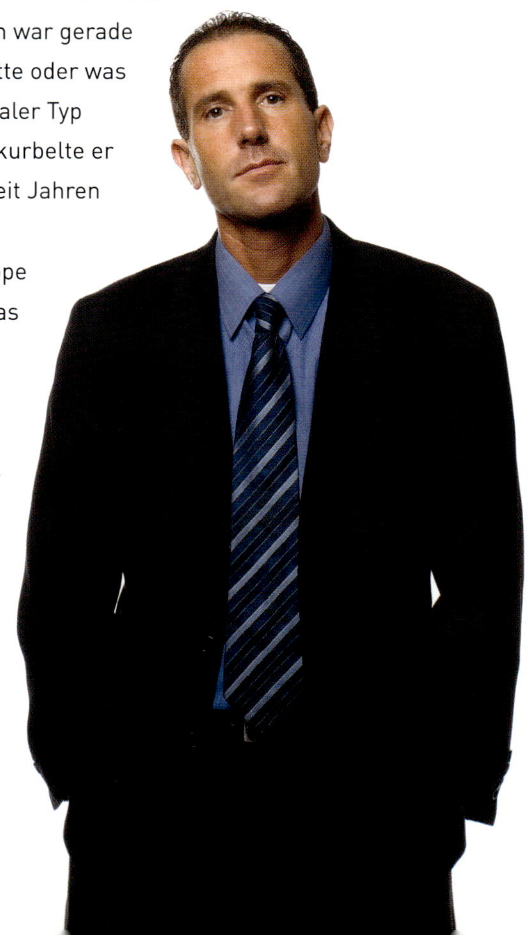

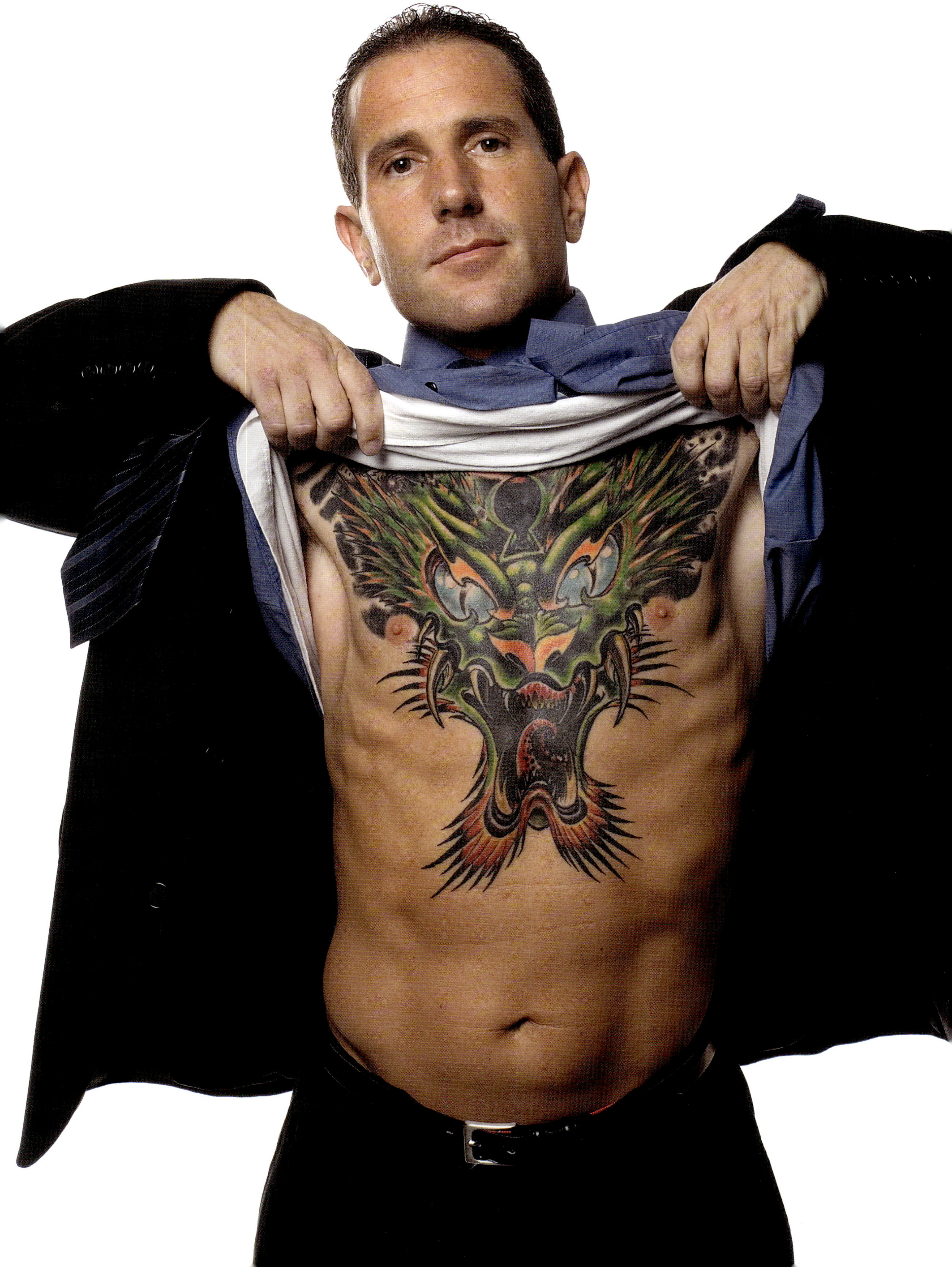

„LAS VEGAS IST MEINE GROSSE LIEBE, UND GENAU DAS SPIEGELN DIE MEISTEN MEINER TATTOOS WIDER.“

Vegas

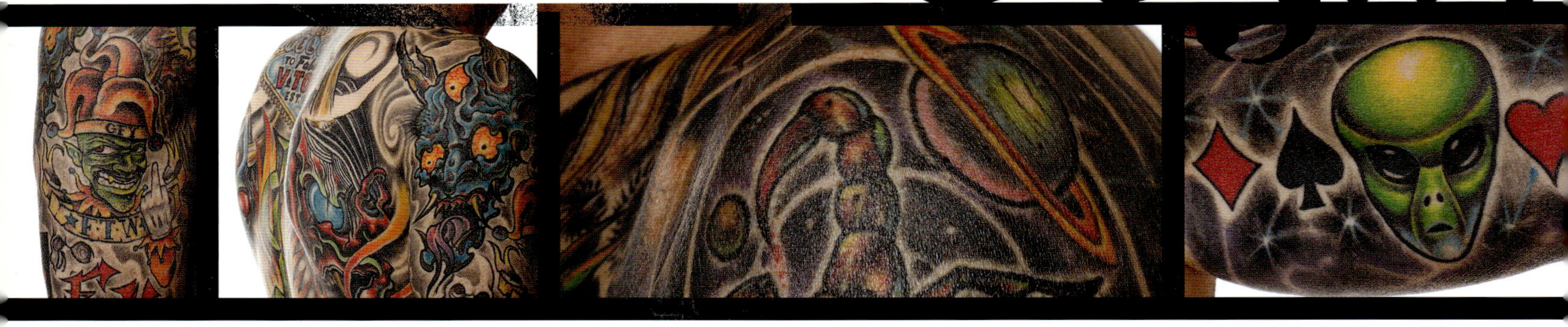

wie das Klientel. Ich fahre jetzt viele Künstler aus der Hip-Hop-Szene. Sie haben alle schon bei mir hinten in der Limo gesessen: Lil' Jon, LL Cool J, Snoop Dogg. Sie alle lieben Vegas und wenn sie in der Stadt sind, nehmen sie meine Dienste in Anspruch.

Limo-Fahrer bekommen weder eine Rente, noch können sie von einem Pensionfonds profitieren oder sonstige Sozialleistungen beantragen. Aus diesem Grund fahre ich jeden Tag, um mir meine Alterssicherung zu finanzieren. Die glückliche und traurige Maske auf meinem Rücken symbolisieren meine Gemütslage in auftragsreichen bzw. -armen Zeiten. Um glücklich zu bleiben, muss ich mich echt ins Zeug legen. Ich trage auch ein paar Augen, die mir den Rücken freihalten. In dieser Stadt braucht man immer jemanden, der auf einen aufpasst. Auf meiner Brust prangt ein *Dragon Tiger,* ein Mischwesen aus Drache und Tiger, der den Schlüssel zu meinem Herzen beschützt. Mir ist das Herz einmal gebrochen worden und ich möchte sicherstellen, dass das nicht noch einmal passiert. Mein linkes Bein ziert der Schriftzug NHRA für die *National Hot Rod Association,* weil Beschleunigungsrennen mit *Dragstern* mein Lieblingssport ist.

Ich trage während der Arbeit immer einen Anzug und niemand würde jemals erraten, wie viele Tattoos ich habe. Meine Großmutter ist siebenundachtzig Jahre alt und sie weiß es immer noch nicht. Ich bin jede Woche mit ihr zum Mittagessen verabredet und sie würde mich enterben, wenn sie es herausfinden würde. Ich bin dreiundvierzig Jahre alt, fühle mich aber wie achtzehn. Genau das ist wahrscheinlich das Problem. Ich bin immer noch dieselbe Person, nur meine Haut hat sich geändert.

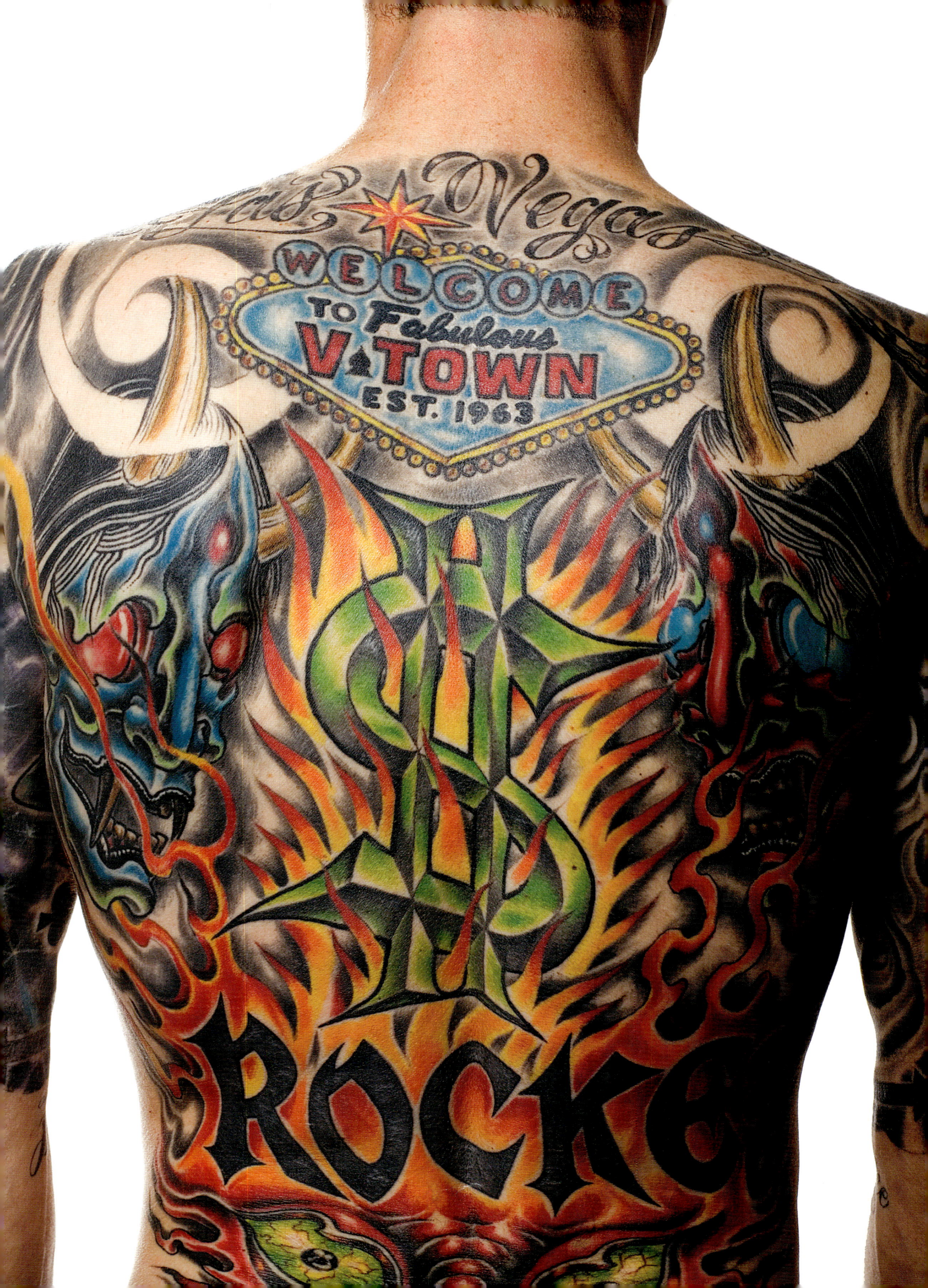
Vegas
WELCOME
TO Fabulous
V TOWN
EST. 1963
ROCK

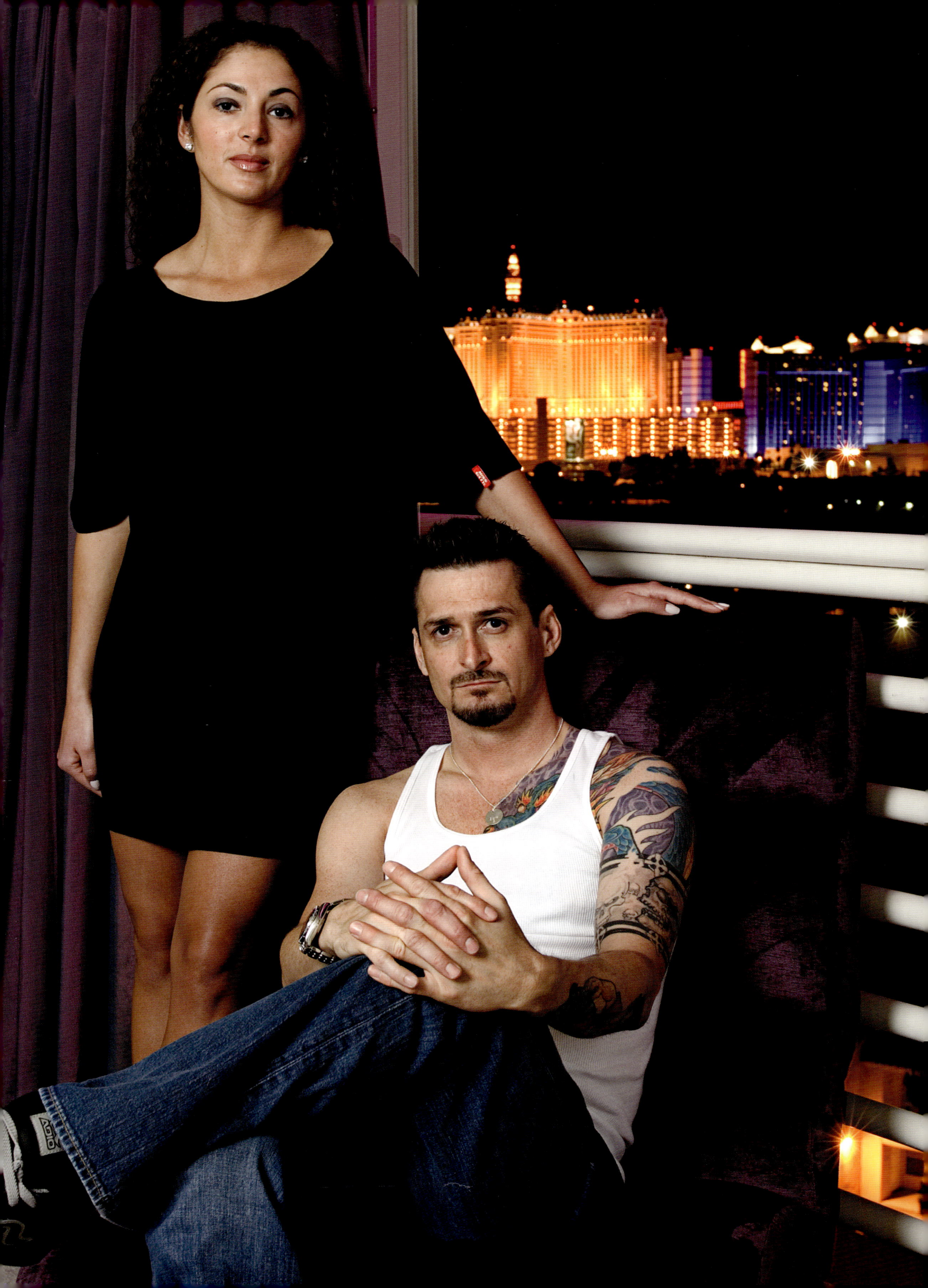

JOEY HAMILTON

Beruf: TÄTOWIERER, HART & HUNTINGTON

Tätowierer: DEANO COOK; TONY CIAVARO; JASON STEPHAN

Geboren und aufgewachsen: WOODWARD, OKLAHOMA

Erstes Tattoo: EIN TOTENKOPF AUF DEM ARM

Anzahl Tattoos: ETWA 8

Schönstes Tattoo-Motiv, das ich je gesehen habe: EIN INS WASSER EINTAUCHENDER VOGEL, DER EINEN FISCH FÄNGT – VON DEANO COOK

Früherer Beruf: 10 JAHRE BEI DER US-AIRFORCE

Größter Arbeitsaufwand für ein Tattoo: UNGEFÄHR 80 STUNDEN, VERTEILT ÜBER 1 JAHR

Spezialität: FOTOREALISTISCHE TATTOOS

Lieblingsbeschäftigung: GLÜCKSSPIEL, SPORT, REISEN

CLARK NORTH

Beruf: TÄTOWIERER, HART & HUNTINGTON TATTOO

Tätowierer: STEVE GADOY; MARK MAHONEY; RICK WALTERS; MIKE BROWN; JACK RUDY; KARI BARBA

Unser Vermieter hatte jede Menge Tätowierungen. Ich war damals vier oder fünf und dachte: „So muss ein echter Mann aussehen!" An Sommerabenden saßen wir für gewöhnlich auf der Eingangstreppe und meine Mutter überredete ihn, seine Brustmuskeln spielen zu lassen, damit wir seine Brust-Tattoos tanzen sehen konnten. Ich bemalte mich dann mit den Dingen, die ich auf ihm sah – einem Pin-up-Girl, einem Kreuz, einem Totenkopf und einem Adler. Bald darauf wollten auch meine Freunde von mir bemalt werden. Es machte mich irre stolz, meine kleinen handgemalten Farbkleckse in der Nachbarschaft herumlaufen zu sehen. Das war das erste Mal, das ich so etwas wie Stolz empfand, und ich habe es mit den Tattoos in Verbindung gebracht.

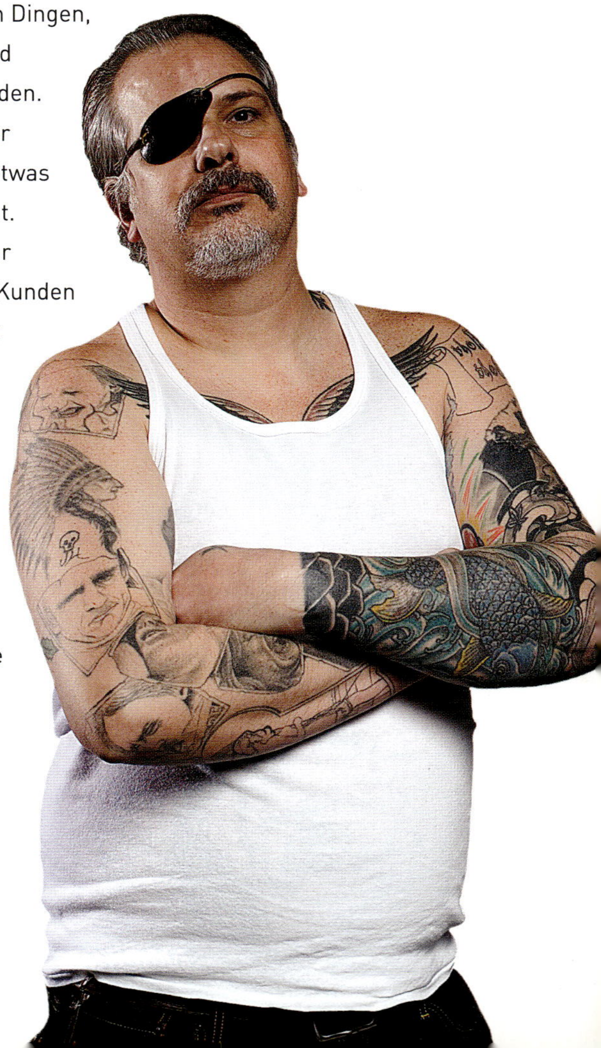

Ich steche viele Porträts und wenn man für ein Tattoo fünfzehn oder sechzehn Stunden einzuplanen hat, muss eine gewisse Chemie zwischen Kunden und Tätowierer vorhanden sein. Der Kunde soll sich wohlfühlen. Das heißt nicht, dass daraus ein freundschaftliches Verhältnis entstehen muss, aber es ist die Aufgabe des Tätowierers, eine angenehme Atmosphäre zu schaffen. Die Kehrseite ist, dass die Leute dann mit dir abhängen und dein Kumpel werden wollen, wenn du zu nett bist. Ich möchte einfach nur sichergehen, dass keine zwischenmenschlichen Konflikte entstehen, weil ich niemandem in schlechter Erinnerung bleiben möchte.

Viele Körperbereiche würde ich nicht tätowieren, wenn ich meinen Kunden nicht kenne: Füße, Hände, Hals und Gesicht. Die bewahre ich mir für Freunde auf. Es gab Zeiten, in denen nur Tätowierer das Privileg genossen, diese Bereiche tätowiert zu bekommen. Das war dann ein Zeichen der Ehre. Wer sich am Hals tätowieren lassen wollte, wurde zuerst gefragt, in welchem Studio er arbeitet.

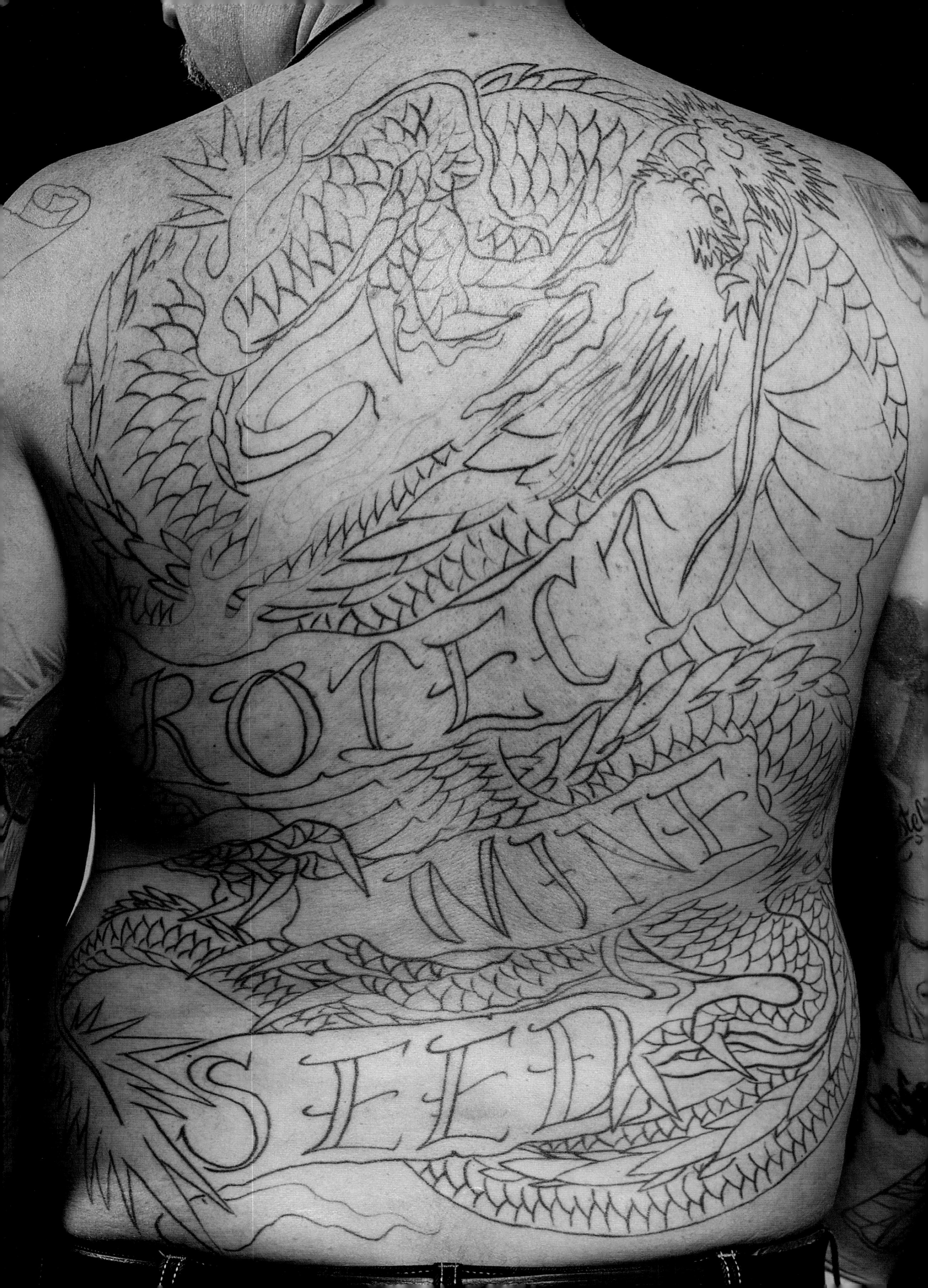

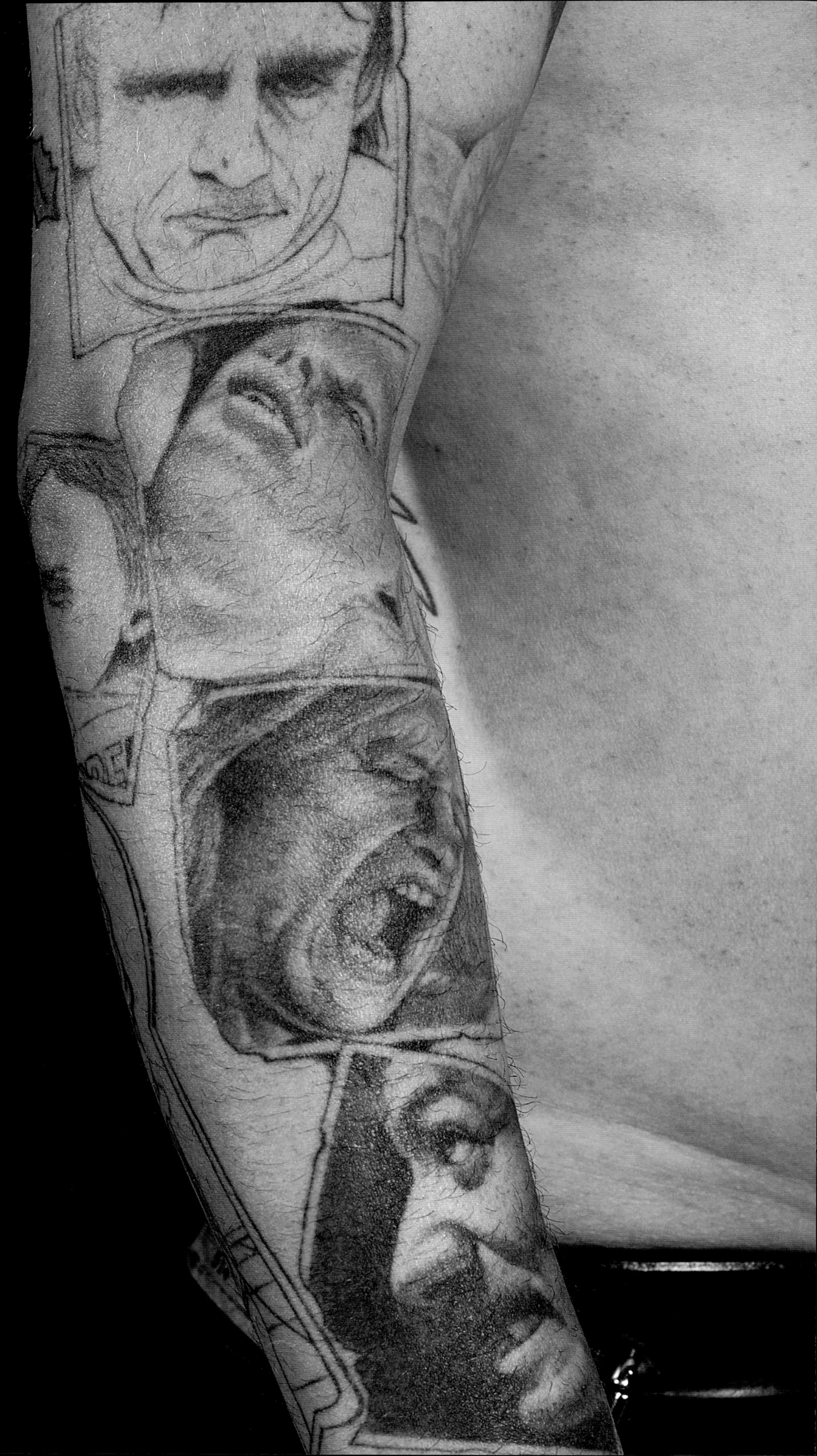

Ich bin Handwerker

mit Leib und Seele

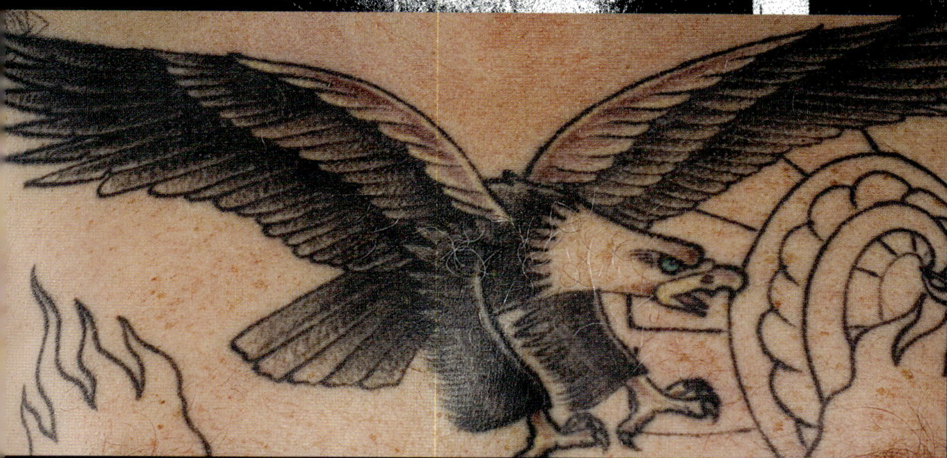

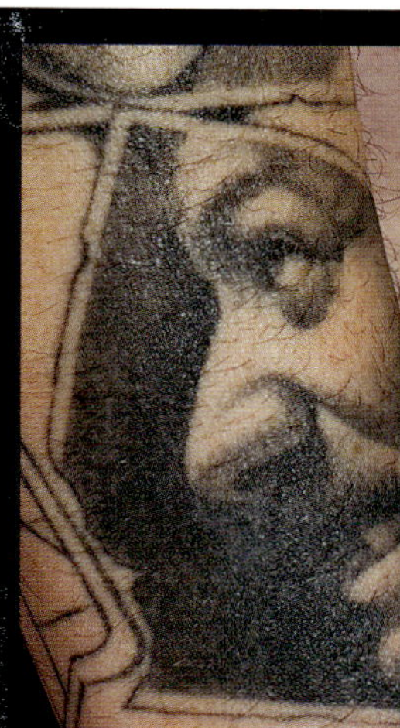

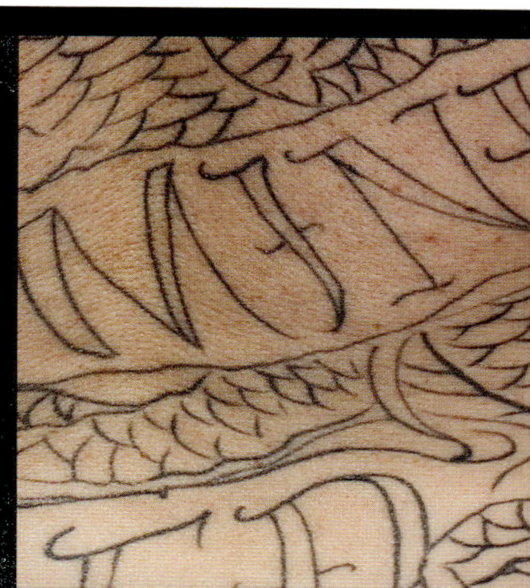

Heute bekommt jeder problemlos ein Tattoo am Hals gestochen. Die Zeiten ändern sich wohl, aber ich bin immer noch ein Verfechter der alten Schule.

Ich bin vom Schlüsselbein bis zu meinen Knien tätowiert, aber einige meiner Lieblings-Tattoos sind die Gesichter auf meinem rechten Unterarm. Die Bilder stammen aus einer alten Kunstzeitschrift, die ich seit meiner Kindheit aufbewahrt habe. Eines der Gesichter hustet gerade, ein anderes durchlebt gerade einen Albtraum. Diese extremen mimischen Ausdrücke haben mich immer besonders gefesselt.

Ich tätowiere seit sechzehn Jahren und mir gefällt dabei die Tatsache am meisten, etwas mit den Händen zu schaffen. Ein Computer wird niemals tätowieren können. Meiner Meinung nach ist das Tätowieren mit einer höheren Form der Kunst gleichzustellen, jedoch würde ich mich vorrangig als Handwerker und nicht als Künstler bezeichnen. Die Haut ist die kostbarste Leinwand, die wir haben und nur die beste Kunst ist gerade gut genug dafür.

LIEBLINGS-TATTOO: Adler auf der Brust
GRÖSSTER ARBEITSAUFWAND FÜR EIN TATTOO: 50 Stunden (4–6 Stunden pro Sitzung)
UNVERGESSLICHSTER KUNDE: Meine Frau
LIEBLINGSSTIL: Traditionell japanisch oder amerikanisch
LIEBLINGSBESCHÄFTIGUNG: Vater sein, Malerei

TERRI NORTH

Beruf: MITARBEITERIN IN DER HOTELRESERVIERUNG

Tätowierer: CLARK NORTH, HART & HUNTINGTON TATTOO

Als ich jünger war, haben mir Tattoos nie wirklich gefallen. Ich dachte, dass die Leute sie nur hätten, um cool oder knallhart zu wirken. Mein Interesse wurde aber geweckt, als ich meinen zukünftigen Ehemann, einen Tätowierer, kennenlernte. Seine Liebe zu den Tattoos half mir, sie in einem völlig neuen Licht zu sehen und ich betrachtete sie zunehmend als Kunstwerke. Mein erstes Tattoo war ein fetter, kleiner Cherub, vergleichbar mit einem Engel, auf meiner Schulter. Es war nicht so schmerzhaft, wie ich erwartet hatte, also war nichts gegen weitere Tattoos einzuwenden. Die unterschiedlichsten Ideen kreisten in meinem Kopf und ich entschied mich, mir den ganzen Rücken tätowieren zu lassen. Um sicherzugehen, dass ich das wirklich wollte, ließ mich Clark ein Jahr lang warten. Als er dann anfing, die *Outlines* zu stechen, konnte ich nicht glauben, wie weh das tat! So viel zum Thema schmerzfrei! In einer Sitzung mussten wir die komplette Umrisslinie, die oberhalb meiner Schultern beginnt und bis unter meine Pobacken reicht, fertigstellen. Ich hinterließ Flecken von meiner Wimperntusche auf der Auflage. Als ich in dieser Nacht nach Hause ging, kam es mir vor, als wäre eine große feuchte Windel quer über meine komplette Rückseite geklebt. Das Gesamtwerk wurde innerhalb von fünf Wochen in insgesamt fünf Sitzungen à drei Stunden fertiggestellt. Die Tätowierung auf meinem Rücken ist aber erst der Anfang. Ich sehne mich nach einer Ganzkörpertätowierung. Vielleicht, wenn ich siebzig bin. Dann haben die Kinder wenigstens was zum Tratschen.

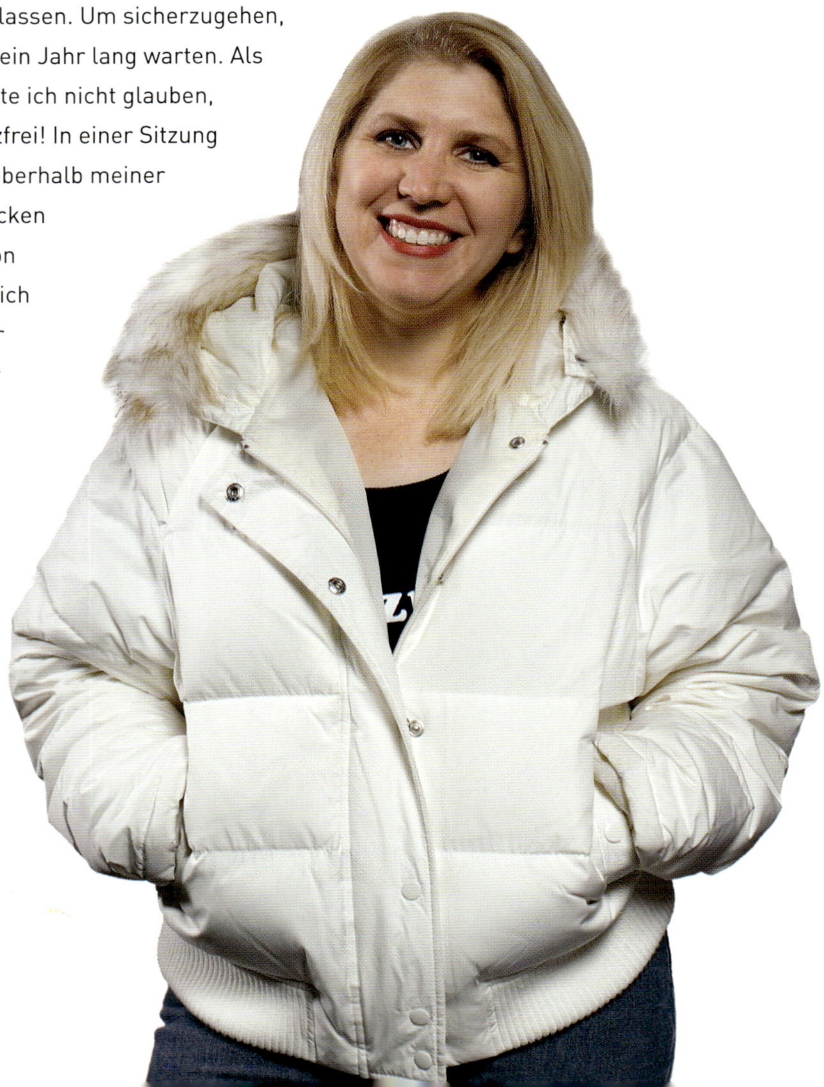

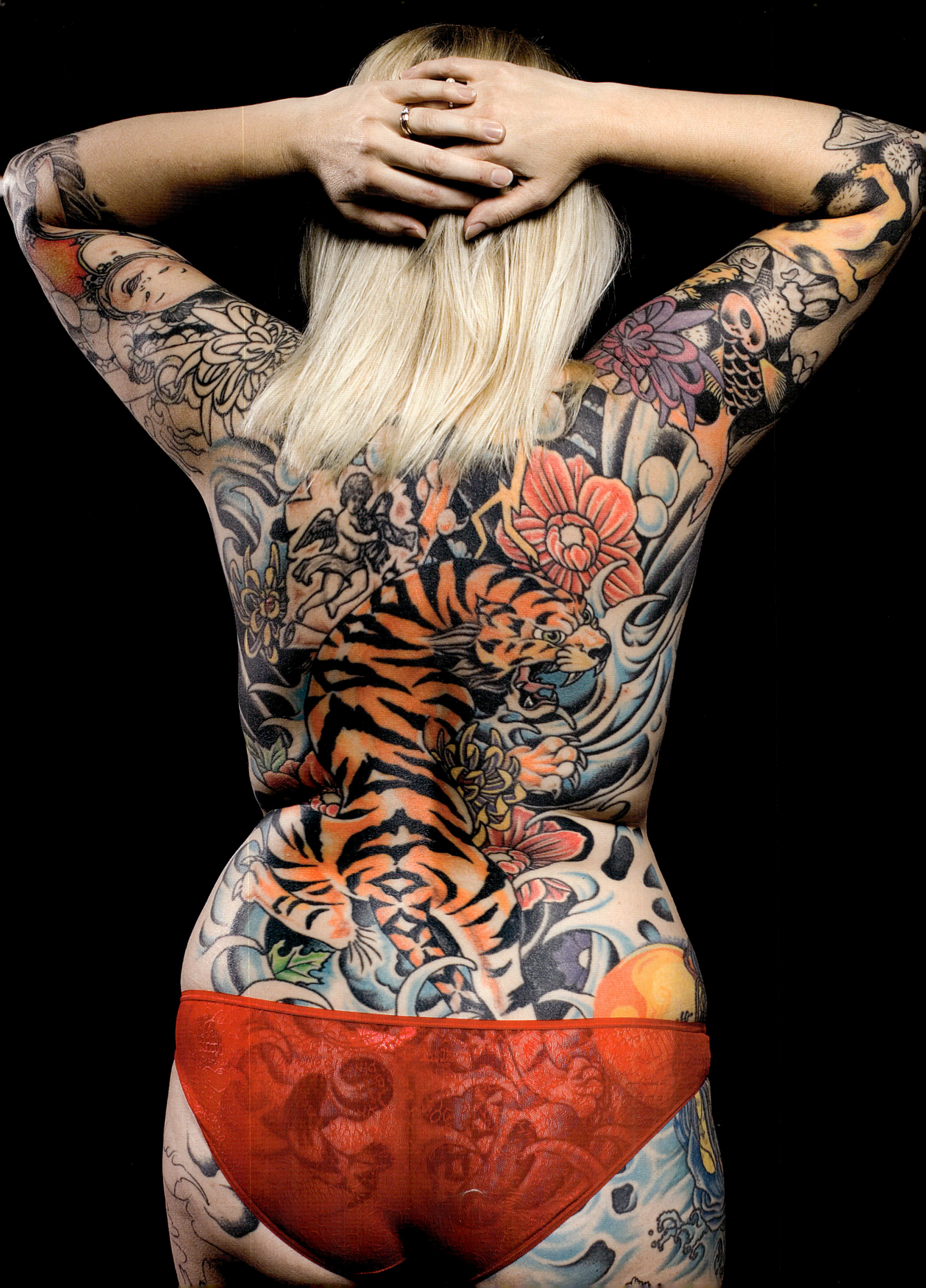

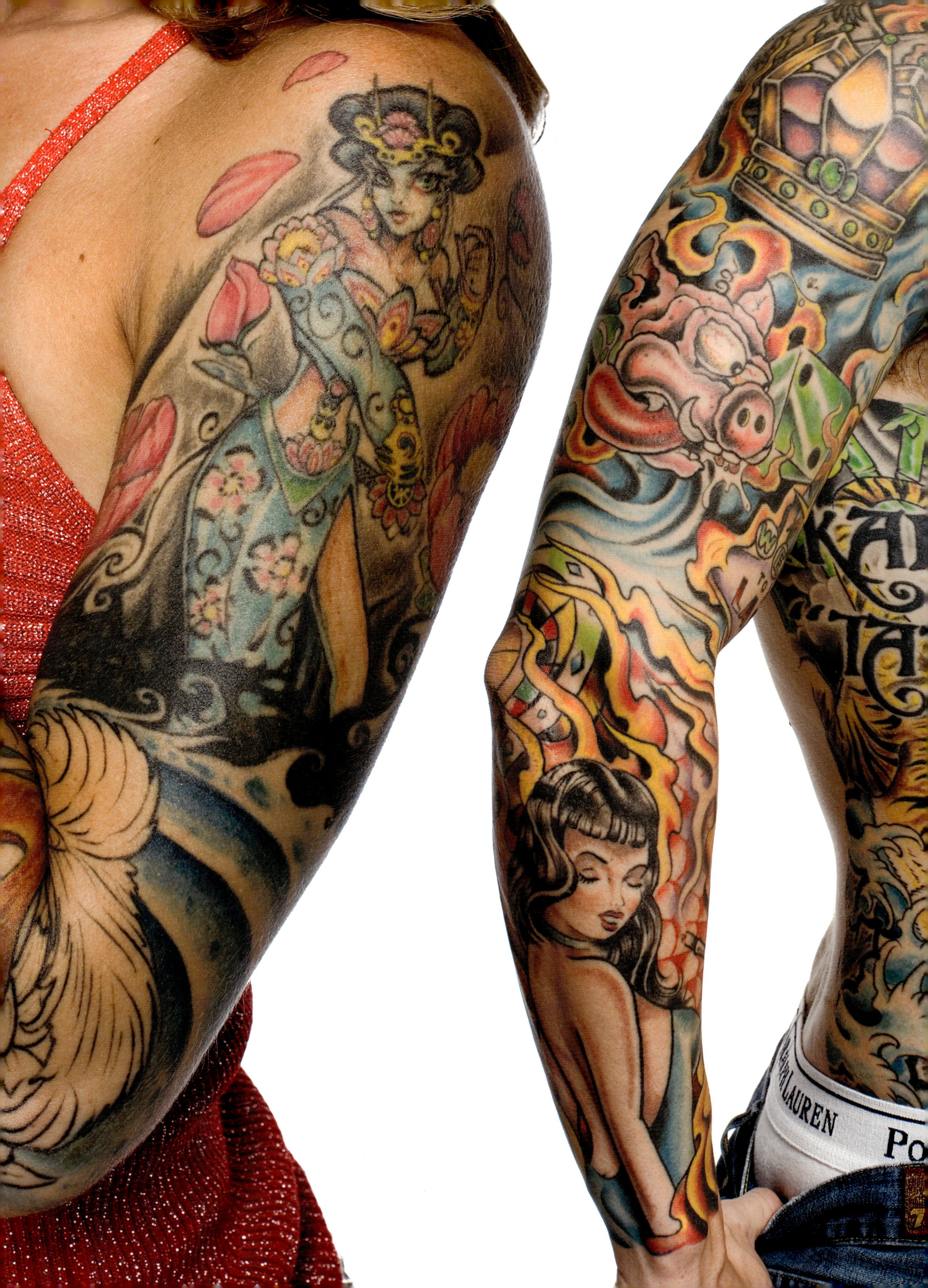
LAUREN

DER PERFEKTE TATTOO-ARM
MIT CLARK NORTH

Jeder Tätowierer mit einem Blick für gute Arbeit kann bei einem Tattoo-Arm sofort erkennen, ob das Gestaltungskonzept gründlich durchdacht ist oder wahllos zusammengewürfelt wurde. Vorbereitung ist alles. Wenn der Kunde beispielsweise ein traditionelles asiatisches Motiv wünscht, bin ich vorbereitet, weil ich asiatische Mythologie und die Werke legendärer japanischer Künstler eingehend studiert habe. Ich zucke zusammen, wenn ich einen Tätowierer sagen höre: „Wow, so etwas habe ich vorher noch nie gemacht!" Das ist wirklich schlimm, weil die Haut die letzte Stelle sein sollte, an der man ein Tattoo ausprobiert.

Nachdem der Kunde ein Motiv ausgewählt hat, arbeiten wir gemeinsam unsere Ideen und Bilder aus, die ich dann als Skizze festhalte. Sobald ich einen fertigen Entwurf für das Tattoo erstellt habe, befasse ich mich noch ein paar Tage damit, um es möglicherweise noch zu verbessern. Im nächsten Schritt fertige ich eine Reinzeichnung an, fast so etwas wie eine Blaupause, damit ich alles noch einmal vor mir sehe, bevor ich loslege. Auf diese Weise kann ich mit meinen Ideen spielen und die Zeichnung weiter ausgestalten und ihr den letzten Schliff verpassen. Anschließend male ich mit einem Stift direkt auf die Haut, um zu überprüfen, ob die Vorlage auf dem Arm harmoniert und sich der Physiognomie des Armes anpasst. Ich analysiere die Muskelbewegung, die Hautdehnung und überprüfe, ob sich das Tattoo dem Bewegungsablauf anpasst. So ist ein Tattoo auf der Innenseite eines Handgelenks beispielsweise nur dann gut sichtbar, wenn die Handgelenke nach oben zeigen. Beim Stechen der *Outlines* (den Außenlinien eines Tattoos) ziehe ich fortwährend meine Skizze zu Rate. Aber ich bin nicht daran gebunden, sondern arbeite freihändig und improvisiere, wenn ich dadurch das bessere Kunstwerk schaffen kann.

Ich möchte einen Kunden zufriedenstellen und seinen Anforderungen gerecht werden, aber manchmal ergeben nicht alle gewünschten Elemente ein stimmiges Gesamtbild. Traditionelle japanische Motive wie Drachen und Koi-Karpfen lassen sich einfacher zu einem Gesamtbild komponieren. Durch Wasser, Wind und andere stilistische Elemente kann das Motiv weiter ausgestaltet werden. Bei einigen der typisch amerikanischen Motive – Marineschiffe, Anker, Adler, amerikanische Flaggen – ist es weitaus schwieriger, sie in ein zusammenhängendes Motiv zu integrieren.

Die Haut ist ein konstrastarmes Medium. Es gibt weder intensive, komplett deckende Schwarztöne noch strahlende Weißtöne. Benutzt man während des Tätowierens schwarzen Samt als Untergrund für die Haut, wirken diese sehr unterschiedlich. Der Samt spielt den Augen einen Streich und der Kontrast scheint größer zu sein, als er wirklich ist. Die Haut ist da ganz anders, deshalb verwende ich Schwarz und Grau für Flüsse und Felsen und Farben für Tiger, Fische und Vögel.

Ein Tattoo-Arm erfordert – abhängig von der Detailtreue – einen Arbeitsaufwand von fünfzehn bis dreißig Stunden, aufgeteilt in Ein- bis Vier-Stunden-Sitzungen. In der ersten Sitzung steche ich die komplette *Outline.* Ich betrachte einen Tattoo-Arm niemals als vollständig abgeschlossen, da er in vielen Fällen nur ein Teilstück eines noch größeren Kunstwerks wie einer kompletten Oberkörpertätowierung darstellt.

KRIS OESTERLING

Beruf: AUSHILFE, HART & HUNTINGTON TATTOO

Tätowierer: MATT VICTOR, HART & HUNTINGTON TATTOO

Geboren und aufgewachsen: LAS VEGAS, NEVADA

Erstes Tattoo: STERNE

Lieblingsbeschäftigung: MUSIK, SCHLAGZEUG

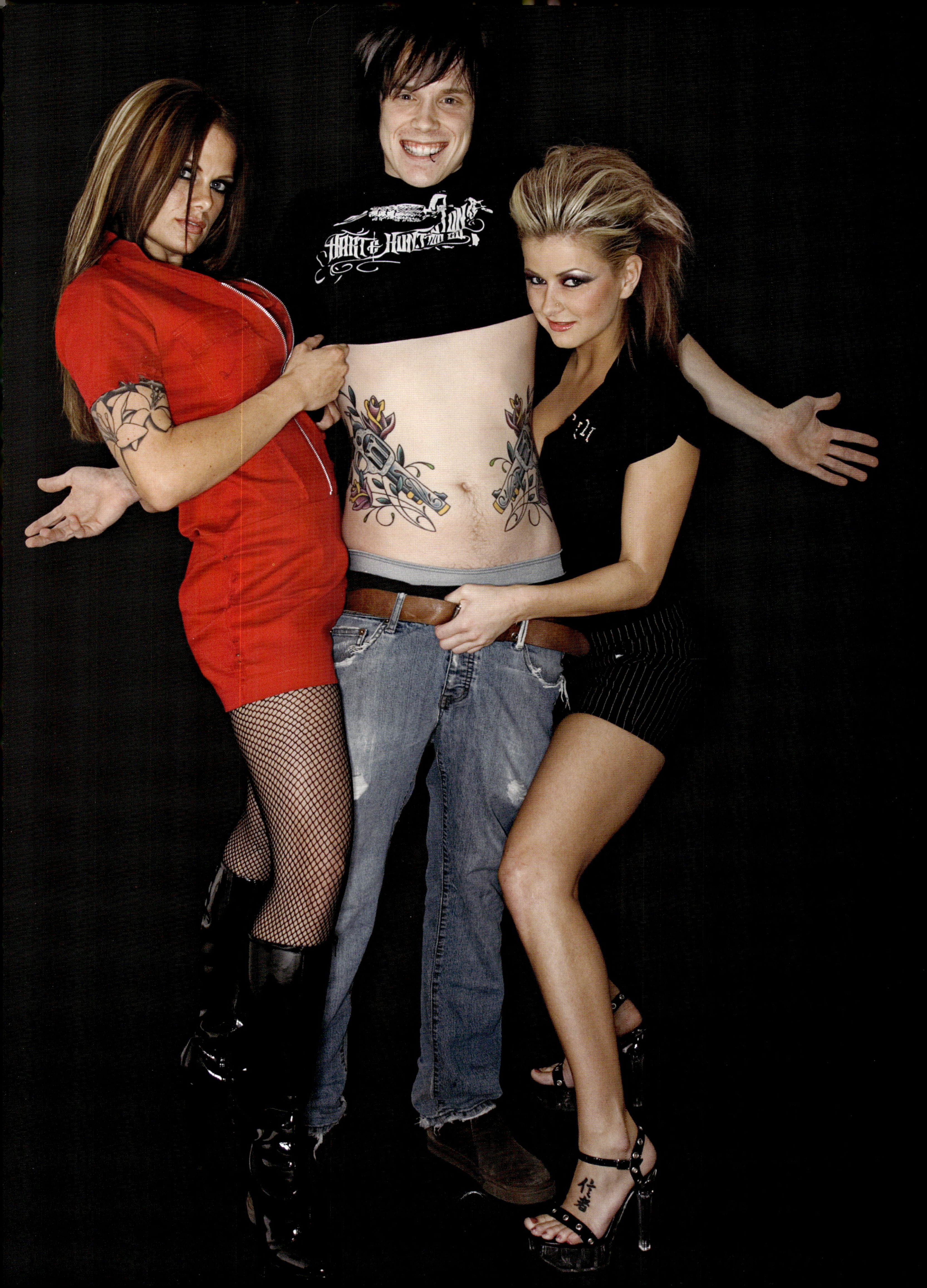

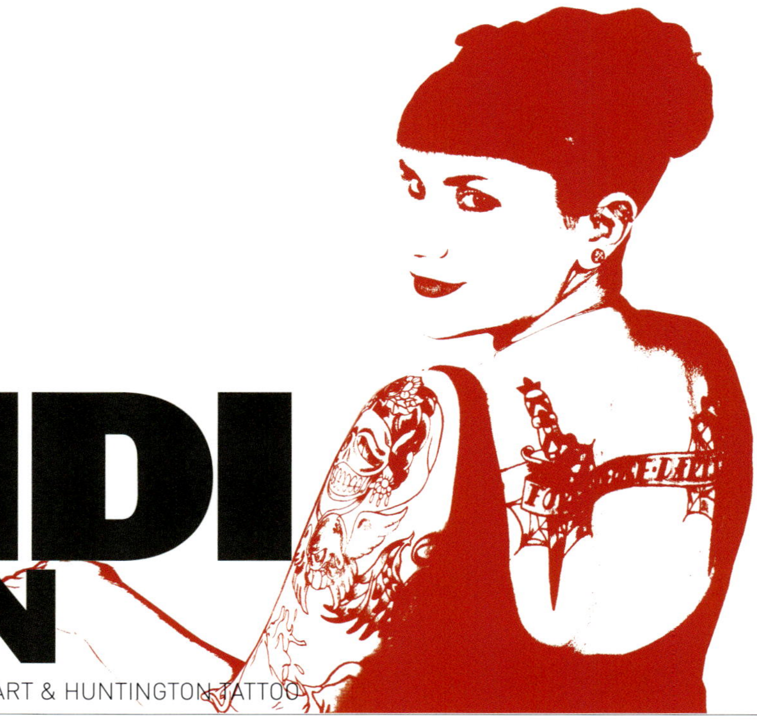

HEIDI OLSON

Beruf: MITARBEITERIN AM EMPFANG, HART & HUNTINGTON TATTOO

Tätowierer: NICKHOLE; IRISH MIKE

Ich habe eine besondere Vorliebe dafür, alle meine Erfolge und Niederlagen auf meiner Haut zu verewigen. Wenn meine Tattoos eines Tages zusammen mit mir alt geworden sind, die Farben zu Monet-ähnlichen impressionistischen Pinselstrichen verblasst sind, die wunderschönen Illustrationen meines Lebens verzerrt und unkenntlich geworden sind, auch dann werde ich sie nicht bereuen. Im Gegenteil, ich werde sie noch mehr zu schätzen wissen. Tattoos sind für mich nicht nur auf eine ästhetische Art und Weise ansprechend, sondern geben mir auch Kraft und Motivation. Überdies spiegeln sie eine „Carpe-Diem"-Lebenseinstellung wider, die sich gegen unsere Gesellschaft auflehnt und uns fortwährend dazu auffordert, nicht einfach mit dem Strom zu schwimmen. Das Gefühl von Individualität, das mir meine Tattoos verleihen, macht so süchtig, dass ich erst damit aufhören kann, wenn ich keine Stelle auf meiner Haut mehr frei habe.

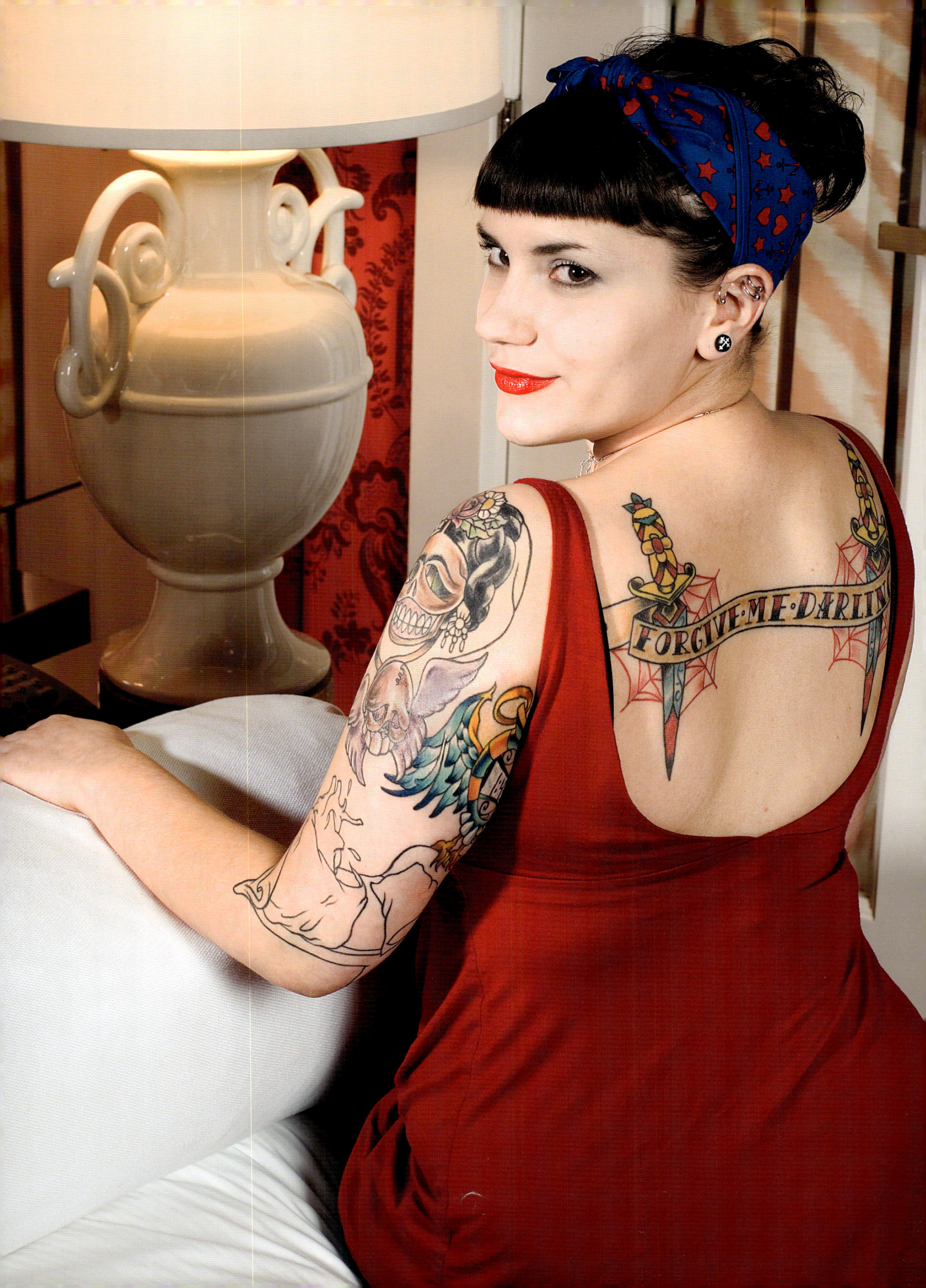
FORGIVE·ME·DARLIN

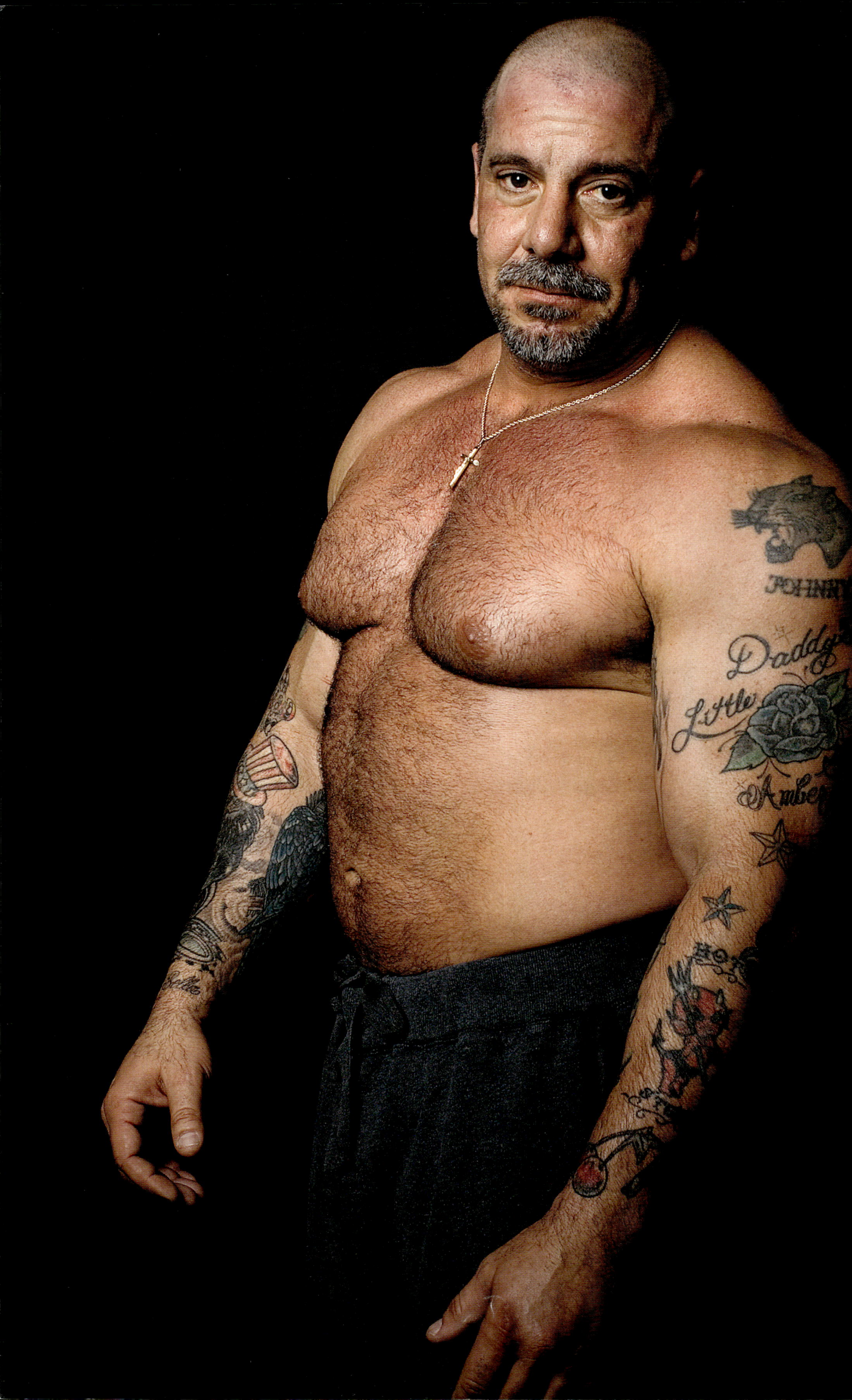
Daddy
Little

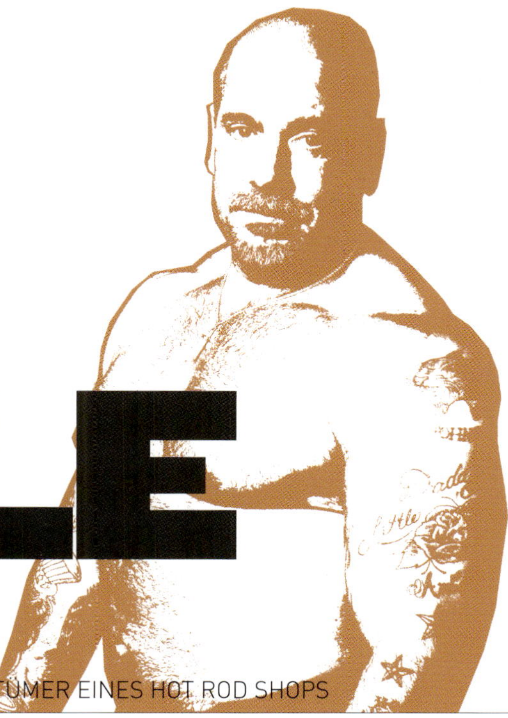

UNCLE JOHNNY

Beruf: TÄTOWIERER, HART & HUNTINGTON TATTOO; EIGENTÜMER EINES HOT ROD SHOPS

Tätowierer: DANNY KNIGHT; FRANK LEE

In den 1970er Jahren besaß mein Vater eine Werkstatt in Florida, wo mein Bruder und ich jobbten. Eines Tages brachte der Eigentümer eines Tattoo-Studios sein Auto zu uns und bot mir an, mir ein Tattoo zu verpassen, wenn ich ein paar kleinere Reparaturarbeiten für ihn erledigen würde. Nach getaner Arbeit tätowierte er mir einen Panterkopf auf meine linke Schulter. Er ist immer noch gut erkennbar und das nach dreißig Jahren. Das heißt aber nicht, dass mein erstes Tattoo der Anfang meiner Tattoo-Karriere war. Ich hatte damals noch andere Ziele.

Nach der High School war ich Football-Halbprofi und träumte davon, für die New York Jets zu spielen. Bei einer Größe von 1,75 m und einem Gewicht von 111 kg war ich ein ganz kräftiger Kerl, musste mir aber eingestehen, dass ich den Profis nicht das Wasser reichen konnte. Nach dem Football konzentrierte ich mich darauf, Schauspieler zu werden. Ich studierte vier Jahre lang Schauspielerei. Bald schon konnte ich mich über ein paar Gastauftritte bei *Miami Vice* freuen. Eine Menge Leute in dem Business haben für den Erfolg ihre Seele verkauft. Sie nahmen Drogen und hingen mit Leuten ab, die sie eigentlich nicht im Geringsten interessierten, nur um eine Rolle zu kriegen.

DAS HÄRTESTE AN DEM JOB: Überzogene Egos ertragen
GRÖSSTER ARBEITSAUFWAND FÜR EIN TATTOO: 8 Stunden
SPEZIALITÄT: Vorlagen

Aber ich wollte meinen Prinzipien treu bleiben und machte Schluss mit der Schauspielerei. Die darauffolgenden zwanzig Jahre betrieben mein Bruder, Danny Knight, und ich etliche Pizzerien und Nachtclubs. 1998 eröffneten wir das „Rockability Tattoos" in Fort Lauderdale. Dort habe ich dann endgültig meine Liebe für die künstlerische Gestaltung des menschlichen Körpers entdeckt. Ich lernte alles von meinem Bruder und entwickelte eine Vorliebe für schwarz-graue Farbkombinationen.

Man wird von der Gesellschaft immer für sein Aussehen verurteilt werden, besonders wenn man Tattoos hat. Während meiner Bodybuilding-Zeiten kam eine Frau wegen meiner Tattoos auf mich zu und fragte, ob ich im Gefängnis gesessen hätte. Ich lachte nur und sagte ihr, dass ich weder rauche noch trinke und seit fünfzehn Jahren mit derselben Frau verheiratet sei. Und ich bin definitiv nie im Gefängnis gewesen.

Die Tattoo-Szene hat sich in den letzten Jahren sehr gewandelt, sowohl im Hinblick auf die Technik als auch auf die Behandlungsmethode. Als ich vor dreißig Jahren den Panter gestochen bekam, benutzte der Typ, der mich tätowierte, dieselbe Nadel bei den nächsten sechs Kunden. Er reinigte meine Schulter mit einem Seifenwasser aus einem Eimer, den er erst am Ende des Tages leerte. Heute haben Hygiene und Sterilität oberste Priorität.

Viele Leute sind durch meine Statur eingeschüchtert, aber wenn ich erst einmal Platz genommen habe, meine Brille aufsetze und anfange mit ihnen herumzualbern, werden sie zu Wachs in meinen Händen. Teil meines Jobs ist es auch, den Leuten die Unsicherheit zu nehmen und ihnen ein gutes Gefühl im Hinblick auf ihr neues Kunstwerk zu vermitteln. Sie werden sich immer daran erinnern, wann und wo sie ihre Tattoos haben stechen lassen. Das heißt, sie werden auch mich niemals vergessen.

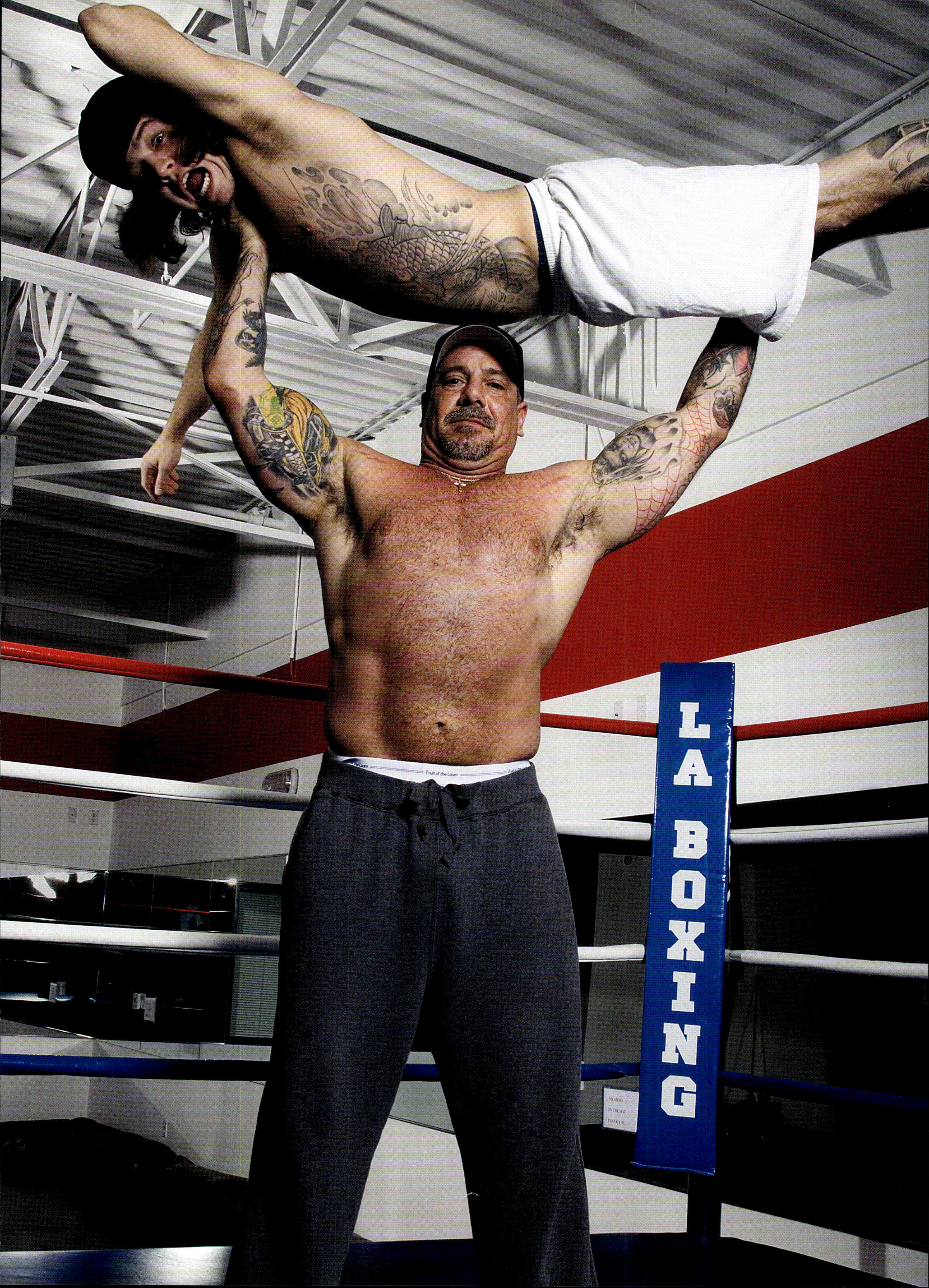
LA BOXING

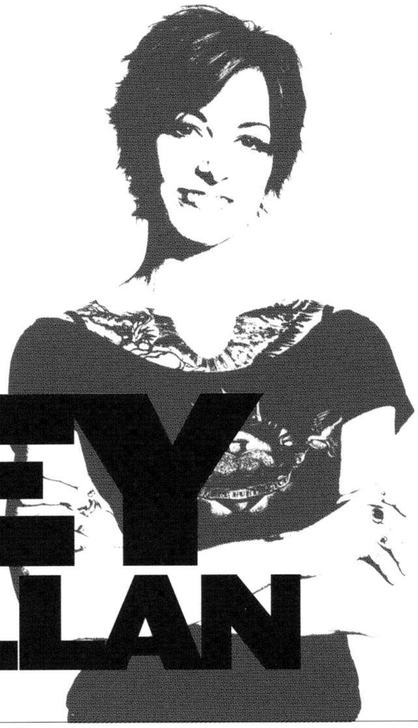

LACEY MCCLELLAN

Beruf: TÄTOWIERERIN, HART & HUNTINGTON TATTOO

Tätowierer: WAKAKO, HART & HUNTINGTON TATTOO, HAWAII; JIME LITWALK, HART & HUNTINGTON TATTOO

Tätowieren war ganz klar meine Bestimmung. Schon als Kind habe ich Wände, Klamotten, Puppen und mich selbst bemalt. Es fühlte sich ganz natürlich an, künstlerisch tätig zu sein. Ich komme aus einer kleinen Stadt, eine Stunde südlich von Salt Lake City entfernt, in die die Tattoo-Kultur noch nicht vorgedrungen war. Obwohl ich also in einer Tattoo-freien Umgebung aufwuchs, haben Bücher und Zeitschriften über Tattoos mein Interesse geweckt.

Mit siebzehn ließ ich mich das erste Mal tätowieren. Meine Mutter begleitete mich in ein Tattoo-Studio in Salt Lake und wartete, während ich mir ein Symbol der Ewigkeit auf meinen Rücken stechen ließ. Je mehr Tattoos ich hatte, desto wohler fühlte ich mich in meiner Haut. Ich bereue keines meiner Tattoos, aber wenn ich vorher geahnt hätte, dass ich einmal so stark tätowiert sein würde, hätte ich vielleicht eine andere Richtung eingeschlagen, sodass alle Tattoos miteinander ein stimmiges Gesamtbild ergeben. Ich sage mir dann, dass es auch gerade die eigenen Fehler sind, die einem zu dem machen, was man ist. Nach ungefähr sechzig Stunden Arbeitsaufwand bin ich noch weit von meiner Vollendung entfernt. Die meisten stark Tätowierten beginnen bei ihren Armen, weil sie das auffälligste Körperteil sind. Ich wollte genau das Gegenteil tun und mir meine Arme bis zum Schluss aufsparen, also fing ich mit dem Rücken an, dann Rumpf, Brust und Beine.

Die beiden Tattoos, die mir am meisten bedeuten, sind der Feuer- und der Wasserkäfer auf meinen Handgelenken zur Erinnerung an meine Eltern. Dort kann ich sie immer sehen, und wenn ich meine Handgelenke aneinander halte, ist das Motiv komplett. Aber nicht jedes meiner Tattoos hat eine tiefe Bedeutung, so wie der Tiger auf meinem Bein. Sie gefallen mir einfach außerordentlich gut. Mein größtes Tattoo ist ein Drache, der sich insgesamt über eine Länge von drei Metern erstreckt. Sein Kopf beginnt an meiner Schulter und sein Schwanz endet an meinen Knien. Er schlängelt sich viermal um meinen ganzen Körper. Warum er so riesig ist? Warum nicht! Während die meisten Leute vor der Dauerhaftigkeit der Tattoos zurückschrecken, ist es für mich genau das, was den Reiz ausmacht. Alles andere im Leben ist so vergänglich.

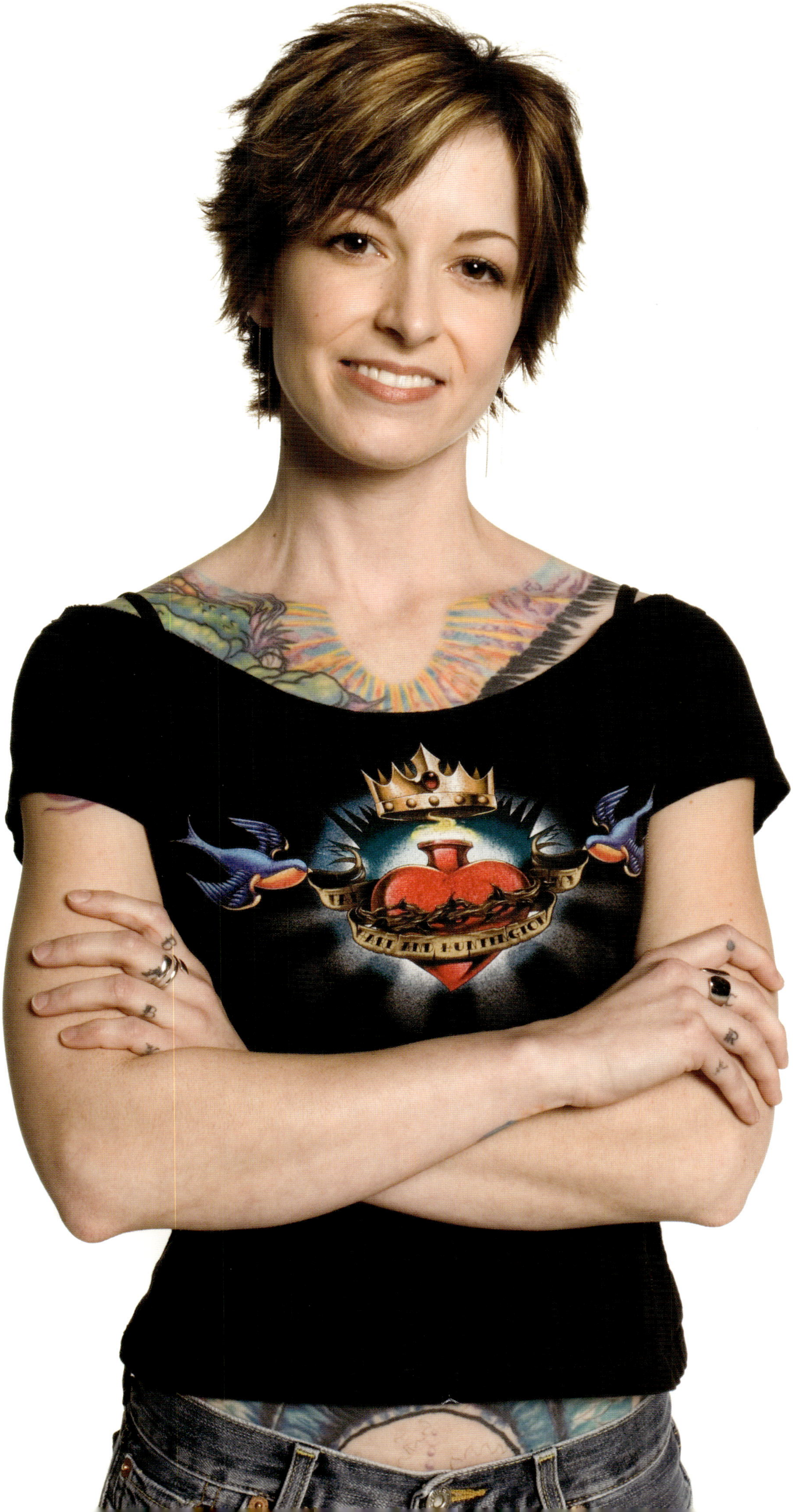

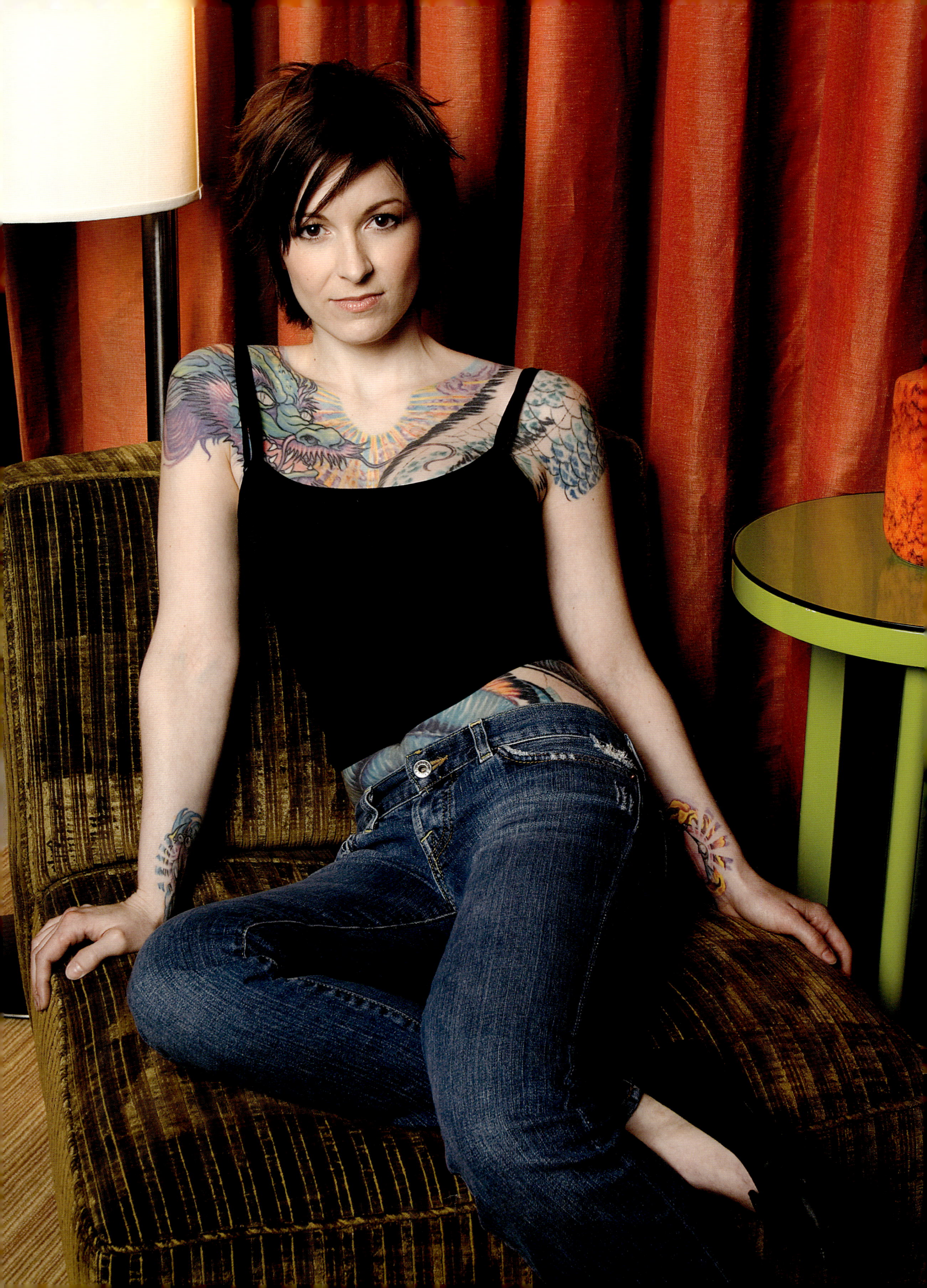

„SCHON ALS KIND HABE ICH WÄNDE, KLAMOTTEN, PUPPEN UND MICH SELBST BEMALT."

Die Leute fragen mich immer: „Was ist, wenn du alt wirst?". Das ist wirklich eine blöde Frage. Ich werde mir eher Gedanken darüber machen, wie ich mich fühle und nicht wie ich aussehe. Und das Aussehen hat nichts damit zu tun, wer man wirklich ist. Ich höre so oft den Satz: „Mein Körper ist mir heilig." Und genau nach diesem Motto lebe ich auch; ich wende also eine Menge Zeit dafür auf und kümmere mich hingebungsvoll um die Verschönerung dieses heiligen Tempels.

1994 begann ich als Tätowiererin zu arbeiten. Ich war neunzehn Jahre alt und seit meinem ersten Tattoo waren gerade einmal zwei Jahre vergangen. Ich machte zunächst über ein Jahr lang eine Art Ausbildung in einem Studio in Salt Lake City. Genau so sollte das laufen. Das Handwerk des Tätowierers sollte von der Pike auf erlernt und von einem erfahrenen Kollegen begleitet werden. Tätowieren ist nämlich kein Kinderspiel. Es sieht einfacher aus, als es ist. Über die Schmerzen sollte sich jeder im Klaren sein, der mit dem Gedanken spielt, sich tätowieren zu lassen. Ich für meinen Teil kann sagen, dass der Brustkorb einer der schmerzhaftesten Körperstellen ist. Als ich mir einen Teil des Drachens auf meine Rippen stechen ließ, fühlte es sich an, als würde man über einen schlimmen Sonnenbrand kratzen.

Sich als weibliche Tätowiererin in einer männerdominierten Branche zu behaupten, stellte nur eine weitere zu überwindende Hürde dar. In meiner Anfangszeit sträubten sich die Männer noch dagegen, von einer Frau tätowiert zu werden oder überhaupt mit einer Frau über Motive zu reden. Mittlerweile sind Frauen in der Tattoo-Szene allein schon aufgrund einschlägiger Fernsehsendungen mehr akzeptiert. Ich habe mir selbst einen Namen gemacht. Aber noch heute passiert es gelegentlich, dass ein Typ in mein Studio spaziert und mich für die Empfangsdame hält. Ich lasse mich davon nicht verunsichern, ich kann jeden durch meine Arbeit überzeugen.

Im Laufe der letzten zehn Jahre sind mir so viele großartige und talentierte Menschen begegnet, Tätowierer sowie Kunden, die mich auf irgendeine Art und Weise weitergebracht haben. Es gibt einen aufrichtigen und einzigartigen Zusammenhalt in der Szene. Ich liebe meinen Job und könnte mir ein Leben ohne Tattoos nicht mehr vorstellen. Wie heißt es doch so schön: „Vorübergehender Schmerz für dauerhafte Freude".

TATTOO, AUF DAS ICH STOLZ BIN:
Die Tattoos in Gedenken an meine Eltern
GRÖSSTER ARBEITSAUFWAND FÜR EIN TATTOO: 20 Stunden
UNVERGESSLICHSTER KUNDE: Cher-Imitatorin

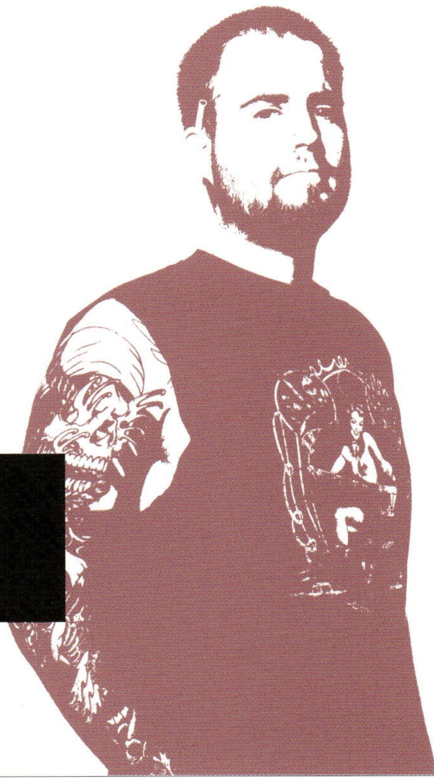

JOSH BAILEY

Beruf: TÄTOWIERER

Tätowierer: JEROME, HART & HUNTINGTON TATTOO

Ich habe schon immer viel mit Buntstiften gemalt und gewusst, dass ich später künstlerisch tätig sein will. Mein Entschluss, die Kunstakademie zu besuchen, erschien mir dabei der einfachste Weg zu meinem Ziel zu sein. Ich komme aus Montana, entschied mich aber, mich am Green Valley Art Institute in Las Vegas einzuschreiben. Zu dieser Zeit fing ich an, in Tattoo-Studios herumzuhängen. Nach einem Jahr in der Akademie wurde mir klar, dass ich Tätowierer werden wollte. Am einfachsten funktioniert das über eine Ausbildung und eine Stelle in einem Tattoo-Studio, also brach ich mein Studium an der Akademie ab. Als Tätowierer arbeite ich gern mit knalligen Farben; das Gleiche gilt auch für die Tattoos, die ich mir stechen lasse. Mein Ding sind Piratenmotive und eher traditionelle Sachen. Auf meiner rechten Schulter trage ich einen Piraten-Totenkopf. Dabei haben Totenköpfe ein breites Bedeutungsspektrum. Manche Leute wollen damit die finstere Seite des Todes darstellen. Für mich symbolisieren sie die Wiedergeburt.

Alle Tätowierer sind unterschiedliche Typen, dadurch unterscheidet sich auch jedes einzelne Tattoo. Tätowierer setzen sich bei ihrer Arbeit durch ihre persönlichen Vorlieben voneinander ab. Zwei Tätowierer werden bei der gleichen Aufgabenstellung immer zwei völlig unterschiedliche Arbeiten abliefern. Jeder Tätowierer hat seinen eigenen Stil und seine persönlichen Vorlieben, was zu wirklich einzigartigen Kunstwerken führen kann.

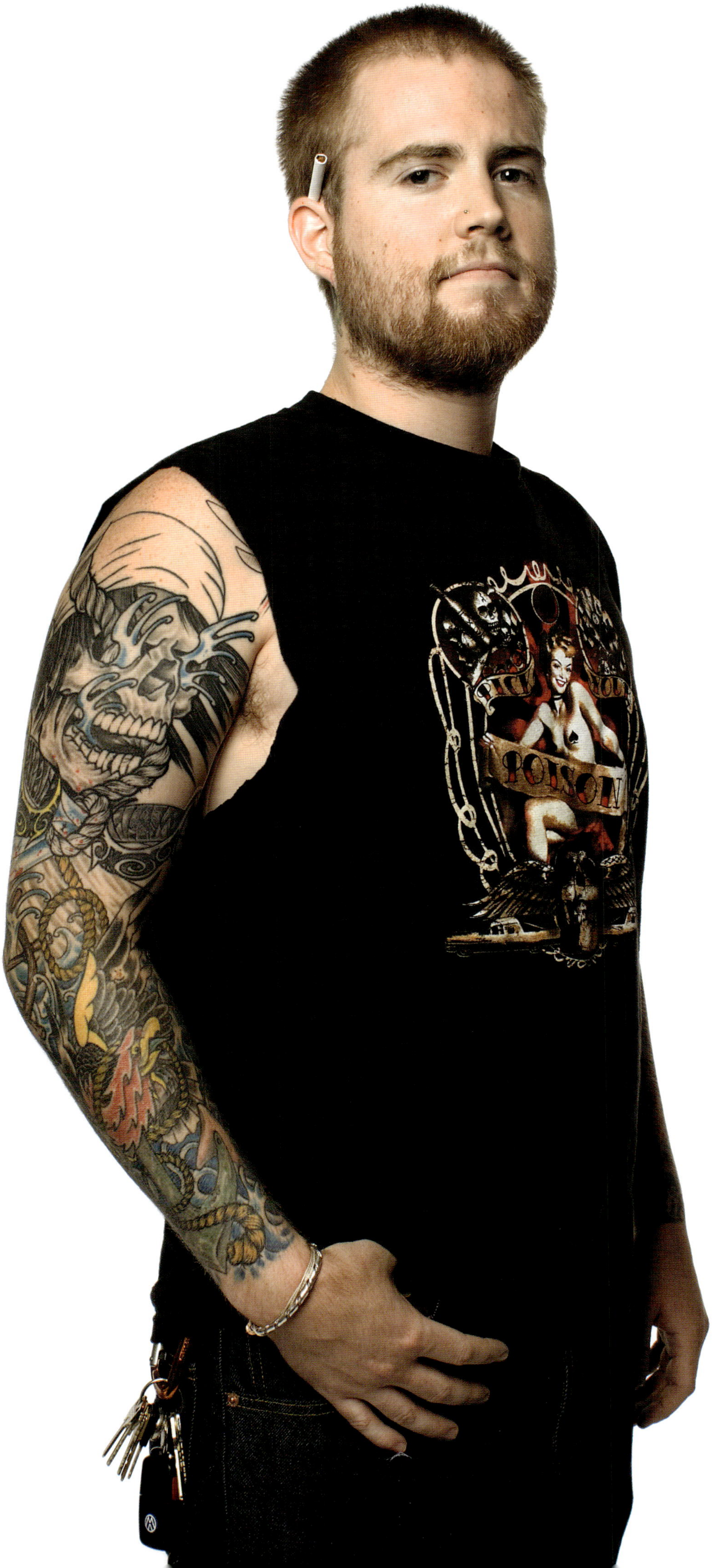
POISON

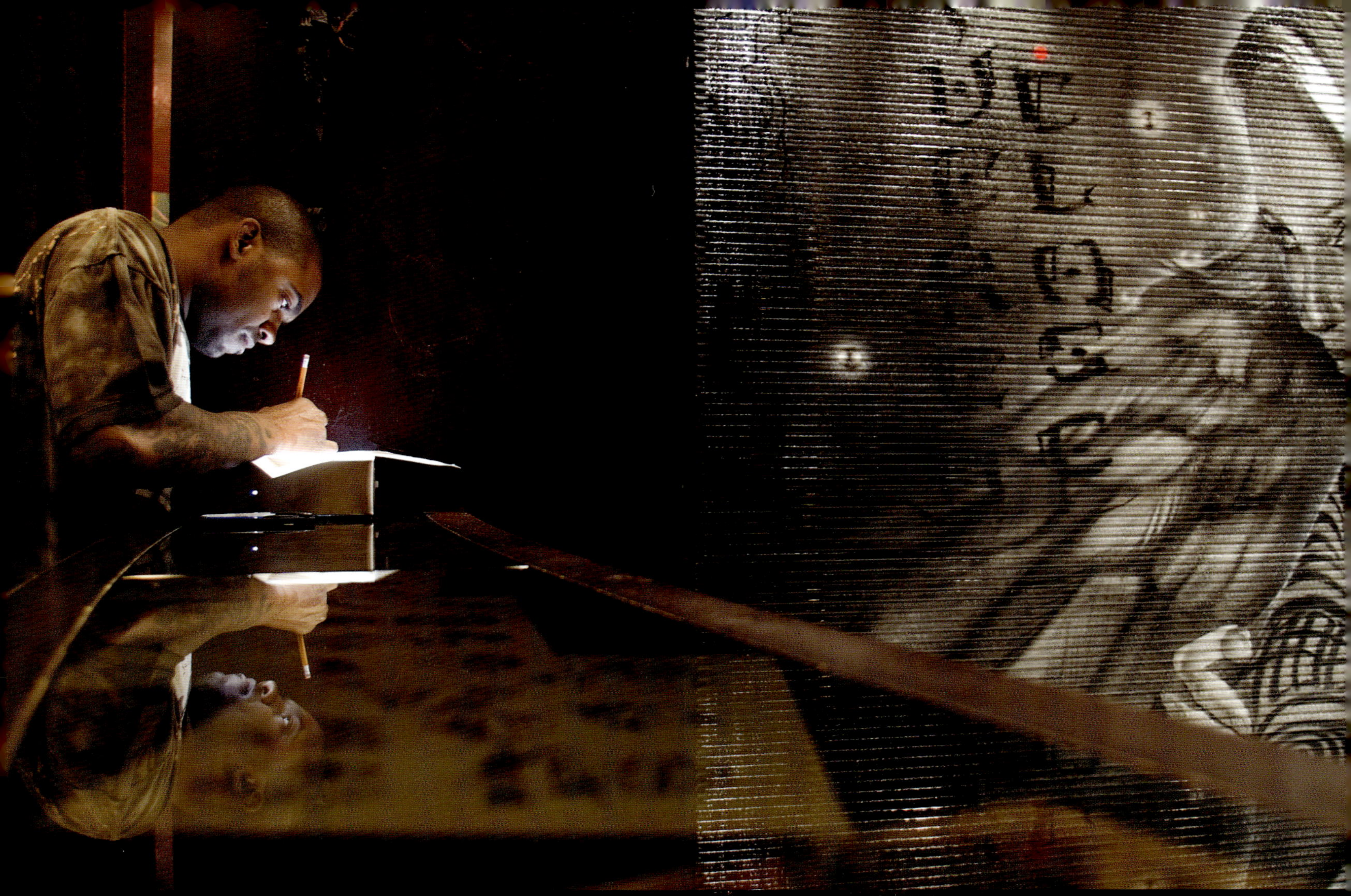
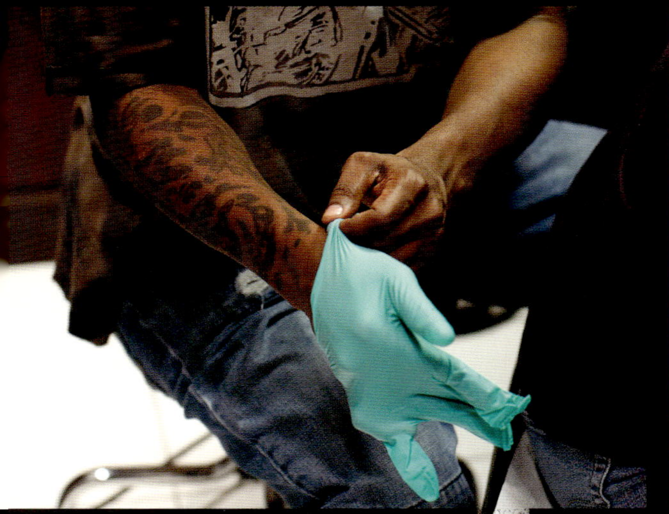
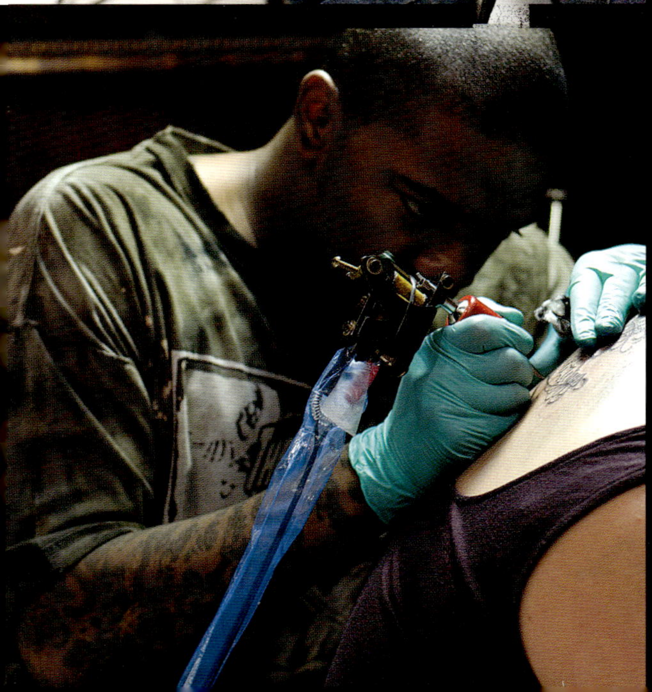
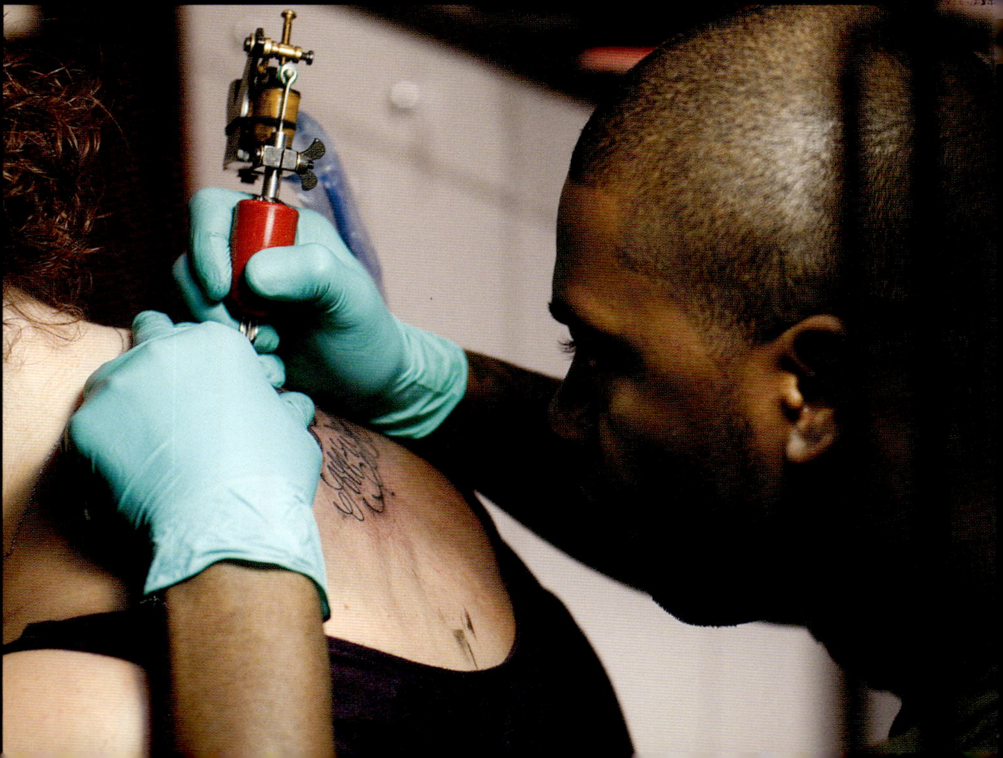

DIE HAUT, IN DER DU STECKST

MIT TWIG

Wenn einem Maler die Leinwand ausgeht, macht er sich auf den Weg in den nächsten Fachhandel und besorgt sich eine neue. Aber wenn du Tätowierer bist, sucht die Leinwand dich aus.

Man braucht keinen Abschluss als Dermatologe, um Tätowierer zu werden, aber es macht sich durchaus bezahlt, fundierte Kenntnisse über die Funktionsweise der Haut zu haben. Es ist wichtig, das tägliche Arbeitsmaterial genau zu kennen. Beim Tätowieren wird die Farbe nicht auf, sondern in die Haut eingebracht. Die Nadel durchsticht die Oberhaut (Epidermis) und lagert in der darunterliegenden Lederhaut (Dermis) die Farbe ein. Viele Leute haben Angst davor, dass versehentlich ein Knochen getroffen werden könnte, aber soweit dringt die Nadel nicht ein. Während des Heilungsprozesses kann es vorkommen, dass die Farben leicht an Glanz verlieren.

Je heller die Haut, desto intensiver ist in der Regel die Farbe. Vor kurzem saß eine junge Frau aus Irland auf meinem Stuhl. Ihre Haut war fast weiß und ich habe meine Farben noch nie so knallig erlebt. Ein anderes Mal wiederum kam dieser dunkelhäutige Typ herein – ich dachte mir noch, wow, Papa Afrika persönlich. Ich tätowierte ihm den Namen seines Bruders auf die Schulter. Ein paar Tage danach kam er wieder, weil er sein Tattoo nicht mehr finden konnte. Und das war nicht gelogen. Ich konnte es zunächst auch nicht finden. Es war noch nicht einmal angeschwollen.

Ein erstklassiger Tätowierer zeichnet sich vor allem dadurch aus, dass er der Haut während des Tätowierens nur minimal schadet. Die Einstiche müssen so sauber wie möglich ausgeführt werden, damit die Haut die Farbe besser aufnehmen kann. Aus diesem Grund mögen die meisten Tätowierer keine *Tribal*-Tattoos – sie fühlen sich in ihrer Kreativität eingeschränkt und die Haut wird durch die Größe der auszufüllenden Fläche erheblich strapaziert. Je länger und dichter die Einstiche platziert werden, desto größer ist die Gefahr, Schäden an der Haut anzurichten. Das ist wie beim Formel-I-Rennen: Wenn du gewinnen willst, musst du bis an die Grenze gehen und Vollgas geben, ohne dass dabei der Motor explodiert.

Ich habe jeden möglichen Hauttyp gesehen: hell, dunkel, glatt, rau, dehnbar, schlaff, jung, alt. In Las Vegas arbeiten viele Leute im Baugewerbe. Sie haben so viel Zeit in der Sonne verbracht, dass ihre Haut rau, schwielig und ledrig geworden ist – eine schwierige Fläche zum Tätowieren. Auch wenn die Haut zu schlaff ist, kann man die Nadel nicht richtig ansetzen, wie bei einem zusammengerafften Stück Seide. Wenn man vorsichtig mit einer Rasierklinge über die Seide geht, würde die Klinge sie nicht durchschneiden. In Ausnahmesituationen muss ein anderer Tätowierer die Haut glattziehen und festhalten, während man tätowiert. Doch auch das genaue Gegenteil ist problematisch, wenn die Haut also richtig straff ist. Wenn man das gleiche Stück Seide glattzieht und dann mit der Rasierklinge darübergeht, wird es sich ganz leicht durchschneiden lassen. Da muss man höllisch aufpassen.

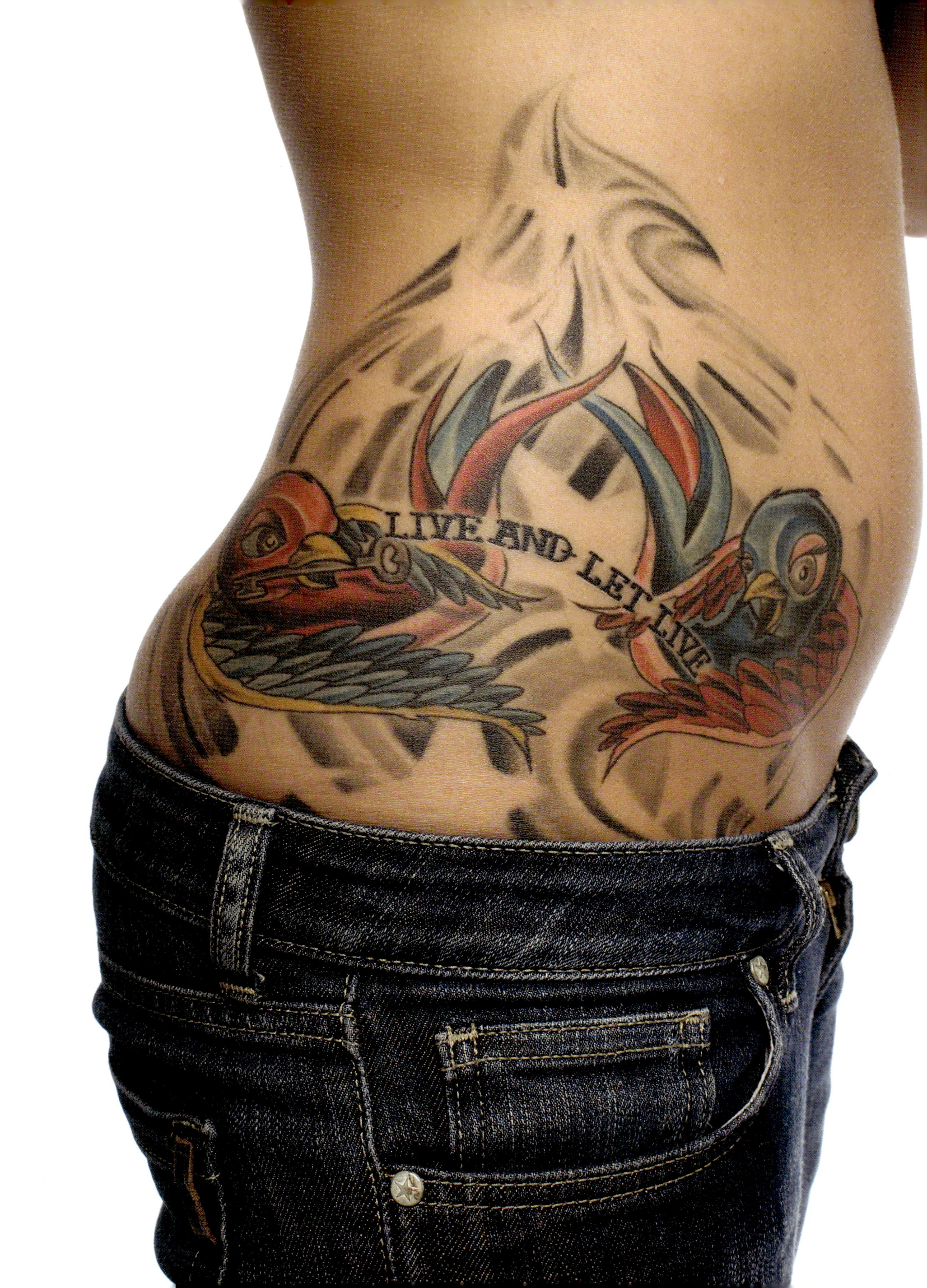
LIVE AND LET LIVE

NIKITA BENEVIDES

Beruf: KELLNERIN IN EINER COCKTAIL-BAR

Tätowierer: JESSE SMITH, HART & HUNTINGTON TATTOO

Seit meinem siebzehnten Lebensjahr bin ich auf mich allein gestellt und deswegen sehr unabhängig. Ich komme aus Boston, wo ich eine Menge Freunde hatte und fast zehn Jahre lang Cheerleaderin war. Für Tattoos habe ich mich schon immer interessiert. Das Militär hat in unserer Familie eine große Rolle gespielt, deshalb ließ ich mir als erstes einen Spatz und eine Schwalbe auf die Seite tätowieren. Für die Seefahrer waren sie stets ein Zeichen dafür, dass sie bald die Küste erreichen würden. Das Tattoo hilft mir, bodenständig zu bleiben und erinnert mich immer an meine Herkunft. Auf der anderen Seite trage ich ein in Ketten gelegtes flammendes Herz, in Gedenken an einen Freund, der sich erhängt hat. Meine Tattoos müssen immer eine Bedeutung haben. Ich würde mir nie den Namen eines Typen eintätowieren lassen und es zwei Monate später wieder bereuen. Ich war auf der Suche nach etwas Dauerhaftem, womit ich die Leute in meinem Leben ehren konnte. Eines meiner Lieblings-Tattoos ist eine Geisha mit einem Fächer. Meine Mutter ist Koreanerin und das Tattoo wurde nach der Vorlage eines Gemäldes erstellt, das sich seit über sechs Generationen in Familienbesitz befindet. Das Gemälde ist schon in der ganzen Welt rumgekommen und sogar schon mehrere Male verlorengegangen, aber irgendwie ist es immer wieder zu uns zurückgekehrt.

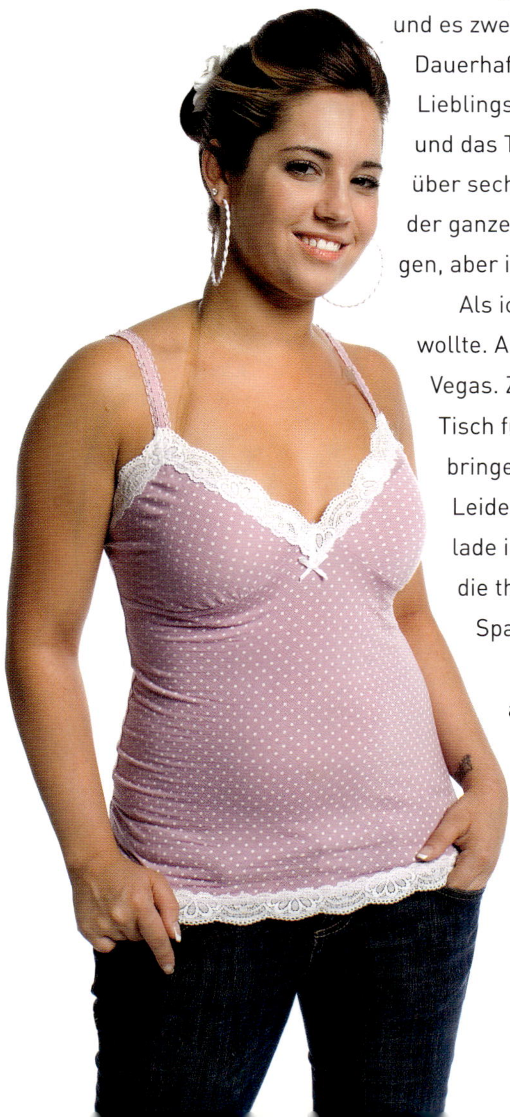

Als ich von zu Hause wegging, hatte ich keine Ahnung, was ich machen wollte. Auf die Empfehlung eines Freundes versuchte ich mein Glück in Las Vegas. Zurzeit arbeite ich in einem Nachtclub und serviere Gästen, die einen Tisch für die Nacht reserviert haben, Champagner. In meiner Freizeit verbringe ich die meiste Zeit in der Küche. Das Kochen ist eine meiner größten Leidenschaften. Ich liebe Essen, weil es die Leute zusammenbringt. Deshalb lade ich oft Freunde ein und schmeiße Dinner-Partys. Meine Spezialität ist die thailändische, französische und italienische Küche – vor allem aber Spaghetti. Seit ich denken kann, koche ich für andere.

Ich werde immer gefragt, warum ich nicht in einem Restaurant arbeite, aber ich könnte nie jeden Tag das Gleiche kochen. Die Freiheit zu genießen, von einem Tag auf den anderen etwas komplett Neues zu kreieren, das ist mir sehr wichtig. Ich wünsche mir, eines Tages eine eigene Koch-Show zu haben und zu einer der ersten tätowierten Köchinnen zu zählen. Das wäre genau mein Ding.

JAMES FERREIRA

Beruf: TÄTOWIERER, HART & HUNTINGTON TATTOO

Tätowierer: CHAZ LAGUNA; BROTHER GREY; TODD NOBLE; WILL THOMPSON; BART BINGHAM; JIME LITWALK, HART & HUNTINGTON TATTOO

Geboren und aufgewachsen: ORANGE COUNTY, KALIFORNIEN / NASHVILLE, TENNESSEE

Erstes Tattoo: EIN GROSSES SCHIFF AUF DEM LINKEM ARM

Lieblings-Tattoo: EIN TOTENKOPF IN ANLEHNUNG AN DEN TAG DER TOTEN (MEXIKANISCHER FEIERTAG) / EIN SCHMETTERLING AUF MEINEM HALS

Das Härteste an dem Job: SPONTAN UND KREATIV ZU BLEIBEN

Größter Arbeitsaufwand für ein Tattoo: 11 STUNDEN

Unvergesslichster Kunde: TONY HAWK; HULK HOGAN

Spezialität: NEO-TRADITIONELLES UND TRADITIONELL AMERIKANISCHES

Profi-Tipp: WENIGER IST OFT MEHR

Lieblingsbeschäftigung: OLDTIMER-MOTORRÄDER

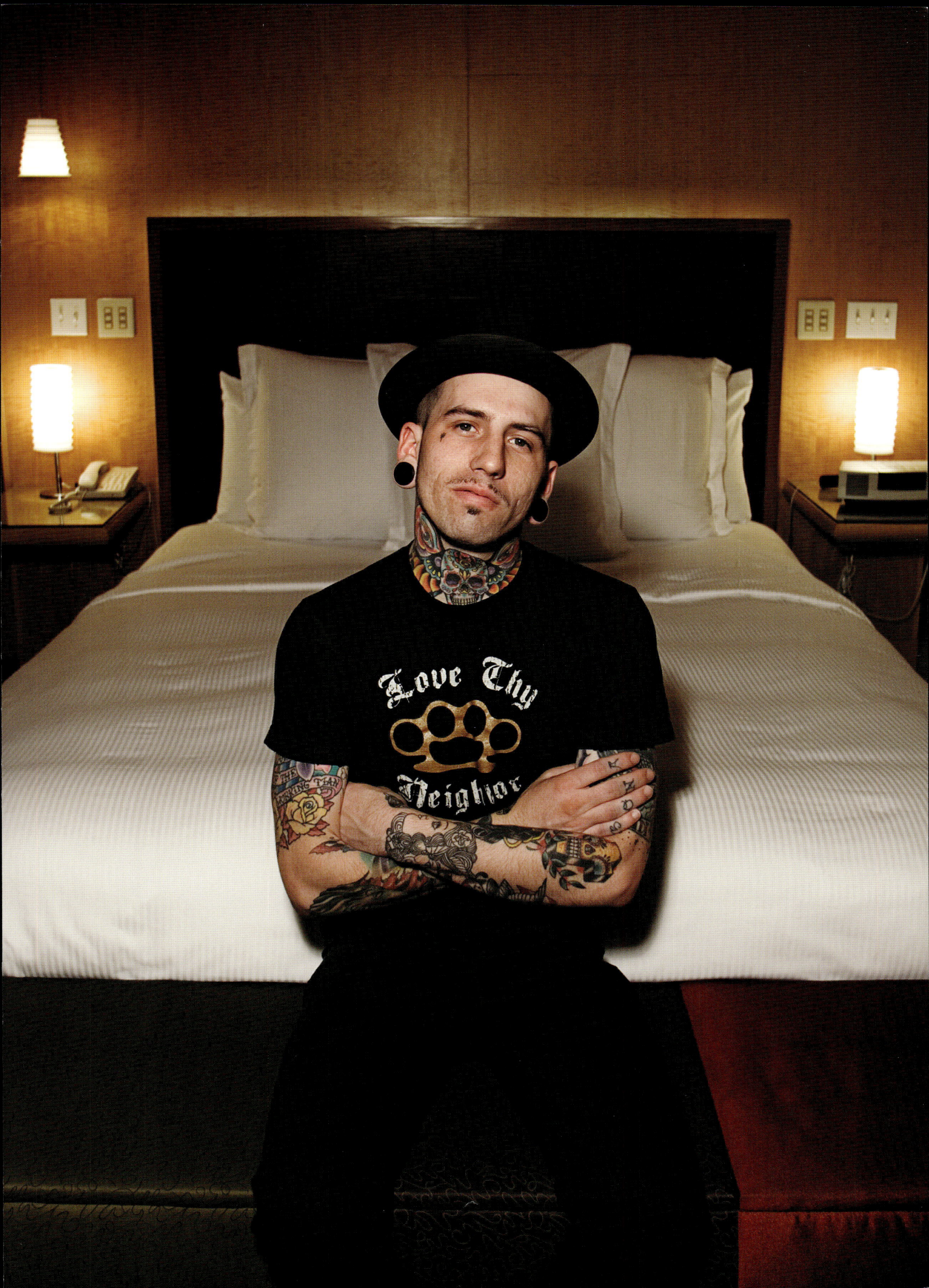
Love Thy
Neighbor

TOM HART (CAREYS VATER)

Beruf: INHABER EINES BAUUNTERNEHMENS

Tätowierer: DAN ADAIR; DAVE LOGUE

Ich bin damals immer gegen Tattoos gewesen. In den Fünfzigern geboren, entstamme ich einer Generation, in der Tätowierungen Marinesoldaten und Seefahrern vorbehalten waren. Ich wuchs also mit dem Bewusstsein auf, dass Tätowierungen auf Randgestalten der Gesellschaft beschränkt waren. Als Carey jünger war, wusste ich, dass er sich auch tätowieren lassen wollte. Und war mir ebenso bewusst darüber, dass ich nichts dagegen machen konnte, sobald er achtzehn wäre.

Ich brauche wohl nicht zu erwähnen, dass ich nicht besonders erfreut war, als er mit seinem ersten Tattoo nach Hause kam. In meiner Rolle als Vater fühlte ich mich, als hätte ich achtzehn Jahre lang an einem Auto gebaut und dann kommt jemand und besprüht es mit seinem tag. Aber er war erwachsen und es war seine Entscheidung. Meine Auffassung über Tattoos hat sich nicht deswegen verändert, nur weil mein Sohn eines hatte. Ich konnte den negativen Beigeschmack, den das Ganze für mich hatte, nicht so einfach wegschieben. Sogar noch als er fünfundzwanzig war, versuchte Carey seine komplett tätowierten Arme vor mir zu verstecken. Wenn er von seinen Motorradrennen im Sommer heimkehrte, trug er in meiner Gegenwart immer langärmelige T-Shirts. Durch meine Tätigkeit im Baugewerbe war es für mich nichts Außergewöhnliches, bei 40 Grad Hitze lange Ärmel zu tragen, deshalb schenkte ich dem keine besondere Beachtung. Sein kleiner Bruder Anthony hat ihn letztendlich auffliegen lassen. Wie bereits gesagt: Ich war nicht sehr begeistert, aber es war schließlich sein Leben.

» IN MEINER ROLLE ALS VATER FÜHLTE ICH MICH, ALS HÄTTE ICH **ACHTZEHN JAHRE LANG AN EINEM AUTO GEBAUT** UND DANN KOMMT JEMAND UND BESPRÜHT ES MIT SEINEM TAG. «

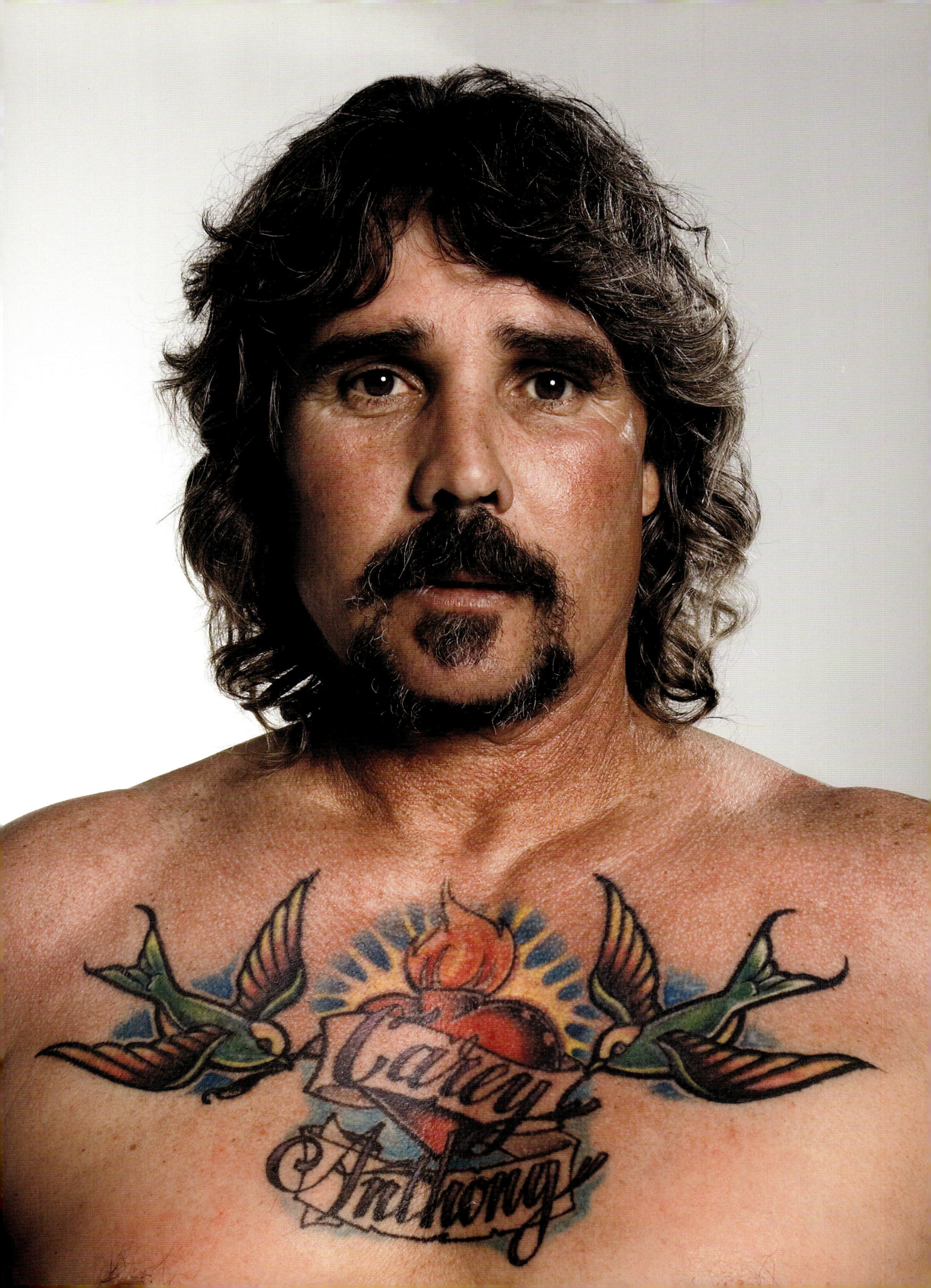
Carey
Anthony

Mein Vater mein Freund

Carey hat immer schon gewusst, wie er mich rumkriegt. Er wollte mich langsam aber sicher von seiner Vorliebe überzeugen. Er spielte dann darauf an, dass er meine Initialen auf seinem Arm verewigt hatte. Er machte seinen Standpunkt klar und es wurde immer schwerer, sich dem zu entziehen. Er würde keine Ruhe geben, bis ich mir nicht auch ein Tattoo stechen ließ. Ich hatte trotzdem nicht vor, nachzugeben. Letztendlich hat er mich nach allen Regeln der Kunst zu meinem ersten Tattoo gebracht.

Er lebte zu der Zeit in Südkalifornien und hatte sich durch sein Freestyle genug Geld verdient, um sich ein Haus zu kaufen und lockte mich mit dem Vorwand, ich müsse ebenfalls den Kaufvertrag unterschreiben, sonst würde der Deal platzen. Also sprang ich in mein Auto und düste wie ein Irrer ins knapp 500 Kilometer entfernte Kalifornien. Aber er lotste mich nicht zu einem Haus, sondern zu einem Tattoo-Studio namens „Soul Expression". Weit und breit kein Kaufobjekt in Sicht; er hatte den Kaufvertrag längst unter Dach und Fach gebracht. Vor dem Laden bearbeiteten mich fünf seiner stark tätowierten Freestyle-Kumpel solange, bis ich dem Druck schließlich nachgab und mir zwei Tauben auf die Brust tätowieren ließ. Ich drohte ihnen damit, dass sich die Tauben in kreischende Adler verwandeln würden, wenn ich meine Brust anschwellen ließ. Für sie war ich nun einer von ihnen. Aber ich entgegnete: „Nein, *ihr* seid nun wie *ich*."

Ungefähr vier Jahre später ließ sich Carey ein flammendes Herz mit der Inschrift MEIN VATER, MEIN FREUND auf den Rücken zwischen seinen Schultern stechen. Das hat mir ziemlich viel bedeutet. Ein paar Monate später wurde bei mir Krebs diagnostiziert. Plötzlich wurde mir bewusst, dass ich sterben könnte. Ich wusste nicht, ob ich in sechs Monaten noch leben würde. Carey schenkte mir einen Gutschein für ein Tattoo-Studio und ich ließ mir das gleiche Herz mit den Namen meiner beiden Söhne, Carey und Anthony, auf meine Haut stechen. Als Anthony alt genug war, ließ auch er sich das Herz eingravieren. Nun haben wir etwas, das uns verbindet.

Es kommt mir ganz schön lange her vor, dass ich meinen Sohn davon abhalten wollte, sich ein Tattoo stechen zu lassen und nun steht er als Verfechter an vorderster Front, um Tattoos der breiten Masse zugänglicher zu machen. Heutzutage trägt jeder Tattoos – Ärzte, Anwälte, Großmütter. Carey hat zu diesem Wandel beigetragen. Ich dachte immer, er macht nur eine Phase durch, aber wie auch alles andere in seinem Leben, hat er das geschickt angestellt. Ich hätte es wissen müssen, mein Sohn.

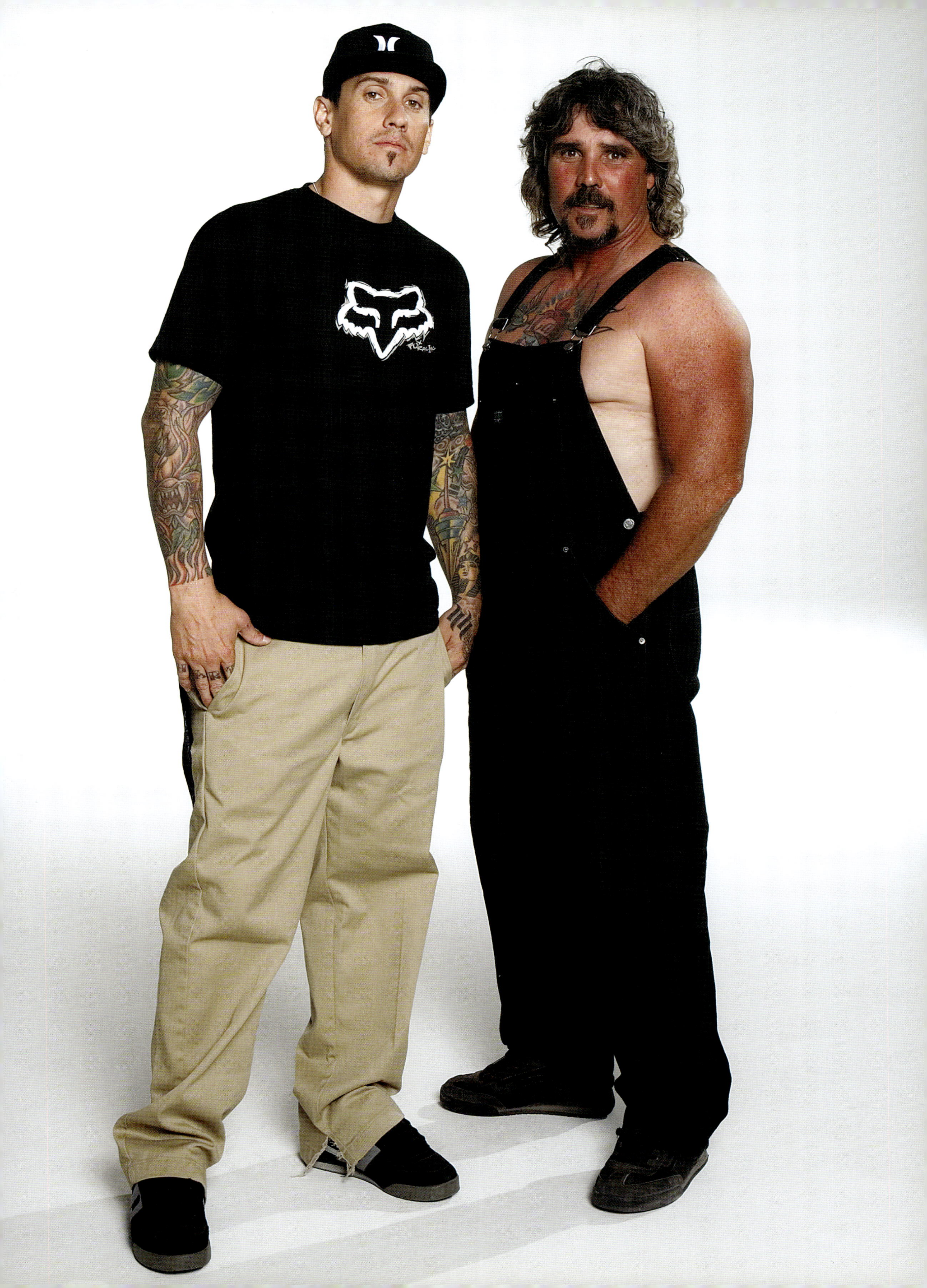

SHANNON TOMSIK

Beruf: TÄNZERIN

Tätowierer: BOOM; PHIL SPEARMAN; ROBBY SLAUGHTER

Das Tattoo, das mir am meisten bedeutet, sind die Engelsflügel auf meinem Rücken. Als mein Sohn vor vier Jahren geboren wurde, durchlebte ich gerade schwierige Zeiten. Der Vater meines Sohnes war nicht da für uns und ich musste stark sein und für uns beide sorgen. Meine Flügel symbolisieren die Stärke, die ich entwickelt habe, um alle Hindernisse in meinem Leben zu überwinden. Dabei bin ich über mich hinausgewachsen und habe meine eigenen Erwartungen übertroffen. Anstelle der klassischen Federoptik entschied ich mich für Flügel im *Tribal*-Stil, teilweise auch, weil sie zusammen mit den *Tribal*-Motiven auf meinem unteren Rücken ein fließendes Gesamtwerk bilden sollten.

Es ist alles nur eine Frage von Stärke. Ich bewältige, was immer sich mir in den Weg stellt und tue das alles für meinen Sohn. Das Tattoo von Dylan auf der Innenseite meines rechten Unterarms ist wirklich etwas ganz Besonderes für mich. Ich habe es mir auf einer Tattoo-Convention stechen lassen und der Tätowierer hat einen Preis dafür gewonnen.

Seit neun Jahren arbeite ich jetzt als Nachtclub-Tänzerin, und ich habe in dieser Zeit beobachtet, wie das Publikum auf die steigende Anzahl meiner Tattoos reagiert. Die Clubs haben nichts gegen kleine, dezentere Körperverzierungen, teilen aber stark tätowierte Mädchen meistens nur für die frühen Schichten ein. Viele der älteren Kunden sind aber richtig begeistert davon, weil sie so etwas gar nicht kennen. Ich kann meine Tattoos nicht einfach ausziehen, bevor ich zur Arbeit gehe – sie werden immer Teil meiner Persönlichkeit sein.

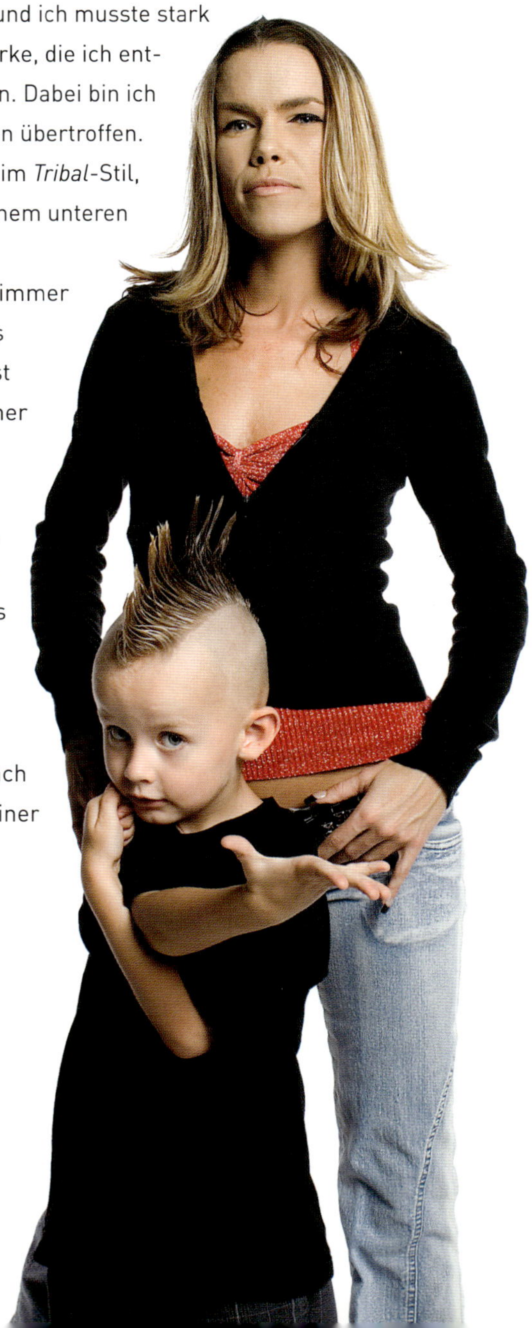

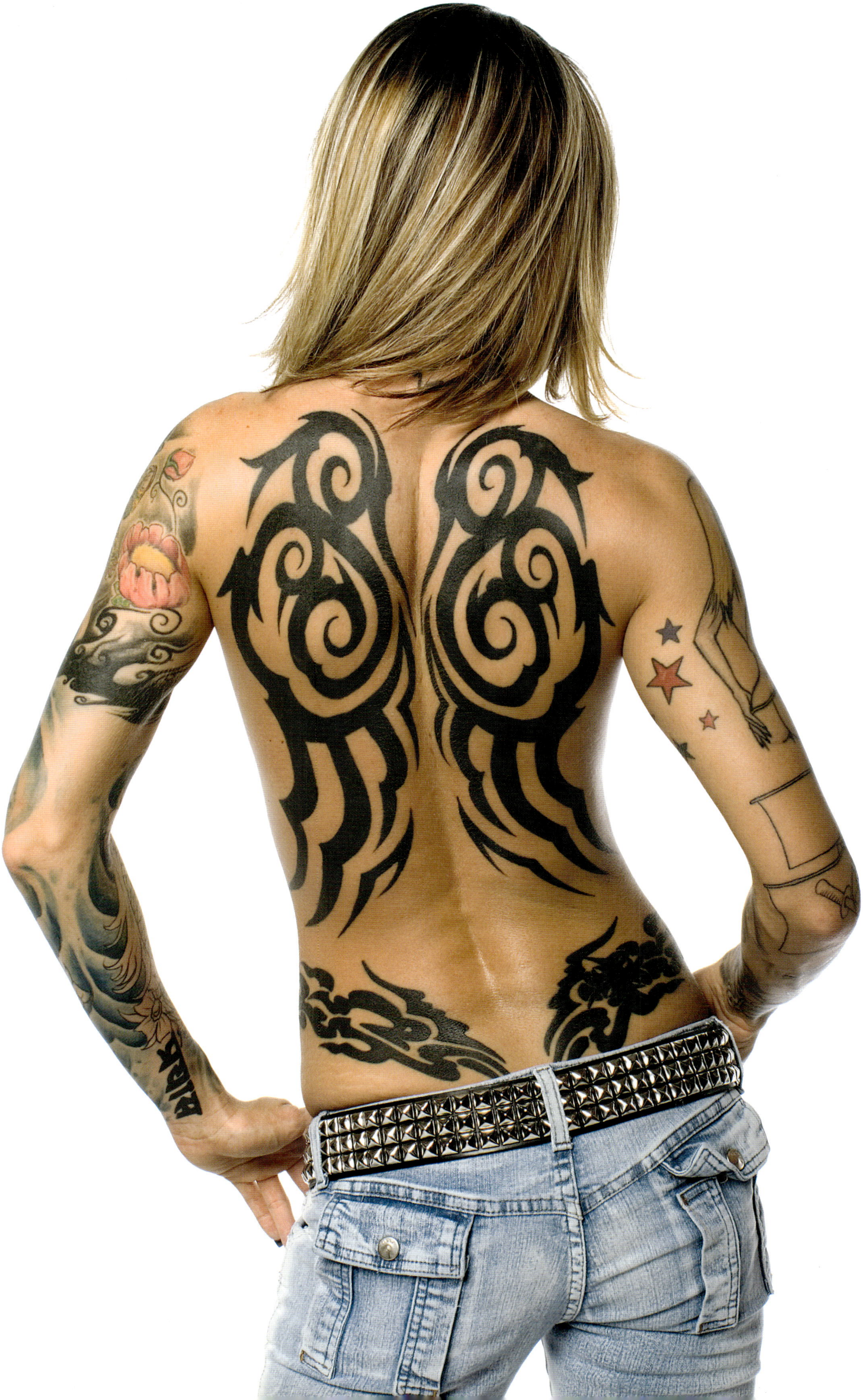

JEROME SWANSON

Beruf: TÄTOWIERER, HART & HUNTINGTON TATTOO

Tätowierer: GERRY ZUK

Ich werde immer gefragt, warum sich die Leute blindlings ein Tattoo aus dem Vorlagenbuch im Studio aussuchen, bin aber der Meinung, dass selbst diese Tattoos eine Bedeutung haben. Zumindest wird ihnen letztlich eine beigemessen. Sie markieren einen Zeitpunkt, helfen dem Gedächtnis wie mit einem Post-it auf die Sprünge. Genauso ist es mit der Musik: Wenn du ein bekanntes Lied hörst, wirst du an einen Ort oder Moment des Lebens vor zwanzig Jahren zurückversetzt. Bei scheinbar bedeutungslosen Tattoos ist es das Gleiche. Wenn alles gesagt und getan ist, dann bleibt uns nur die Erinnerung.

Meistens bin ich eher Therapeut als Tätowierer. Die Leute kommen zu mir, um sich von dem, was sie gerade so beschäftigt, erlösen zu lassen, sei es eine Scheidung, der Tod eines geliebten Menschen oder ein feierlicher Anlass. Den Leuten auf diese Weise über eine harte Zeit hinwegzuhelfen, erfüllt mich mehr mit Stolz, als sie zu tätowieren. Mir gefällt die Vorstellung, ein besserer Therapeut zu sein, als die meisten anderen Berufstherapeuten da draußen.

Nach fünfzehn Jahren in der Branche hat das Tätowieren für mich ein wenig an Abwechslungsreichtum eingebüßt. Wenn man jedes Mal vor Arbeitsbeginn seinen Wecker stellen muss, verliert das Ganze im Lauf der Zeit etwas den Reiz. Dann ist es einfach nur ein Job. Trotzdem bin ich der Branche treu geblieben, weil es das Einzige ist, was ich kann, und das eigentlich auch ganz gut. Würde ich Geld dafür bekommen, mit meinen Kumpels in Kneipen rumzuhängen und Bier zu trinken, dann wäre das meine neue Berufung.

»DEN LEUTEN ÜBER EINE HARTE ZEIT HINWEGZUHELFEN, ERFÜLLT MICH MIT MEHR STOLZ, ALS SIE ZU TÄTOWIEREN.«

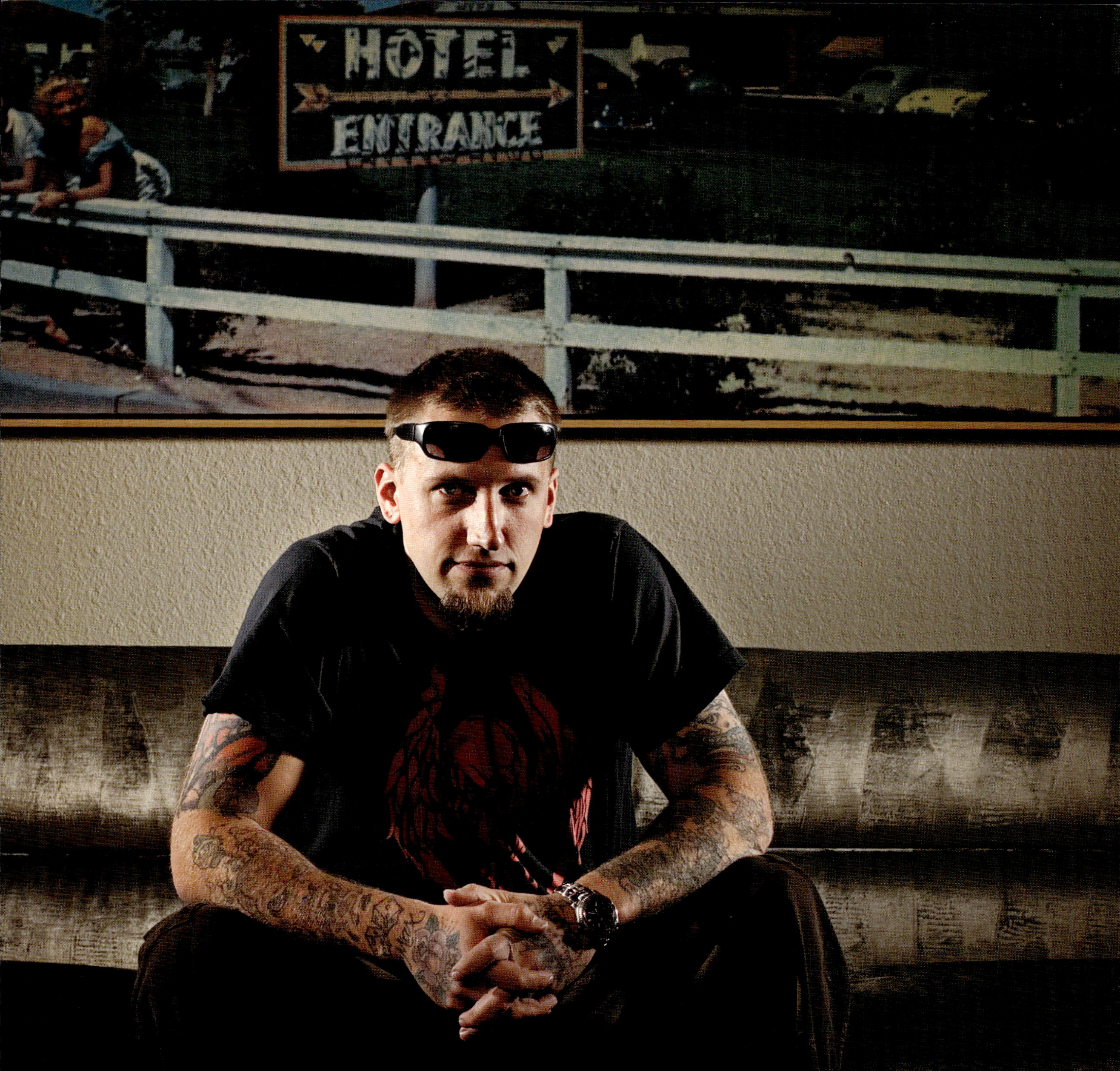
HOTEL
ENTRANCE

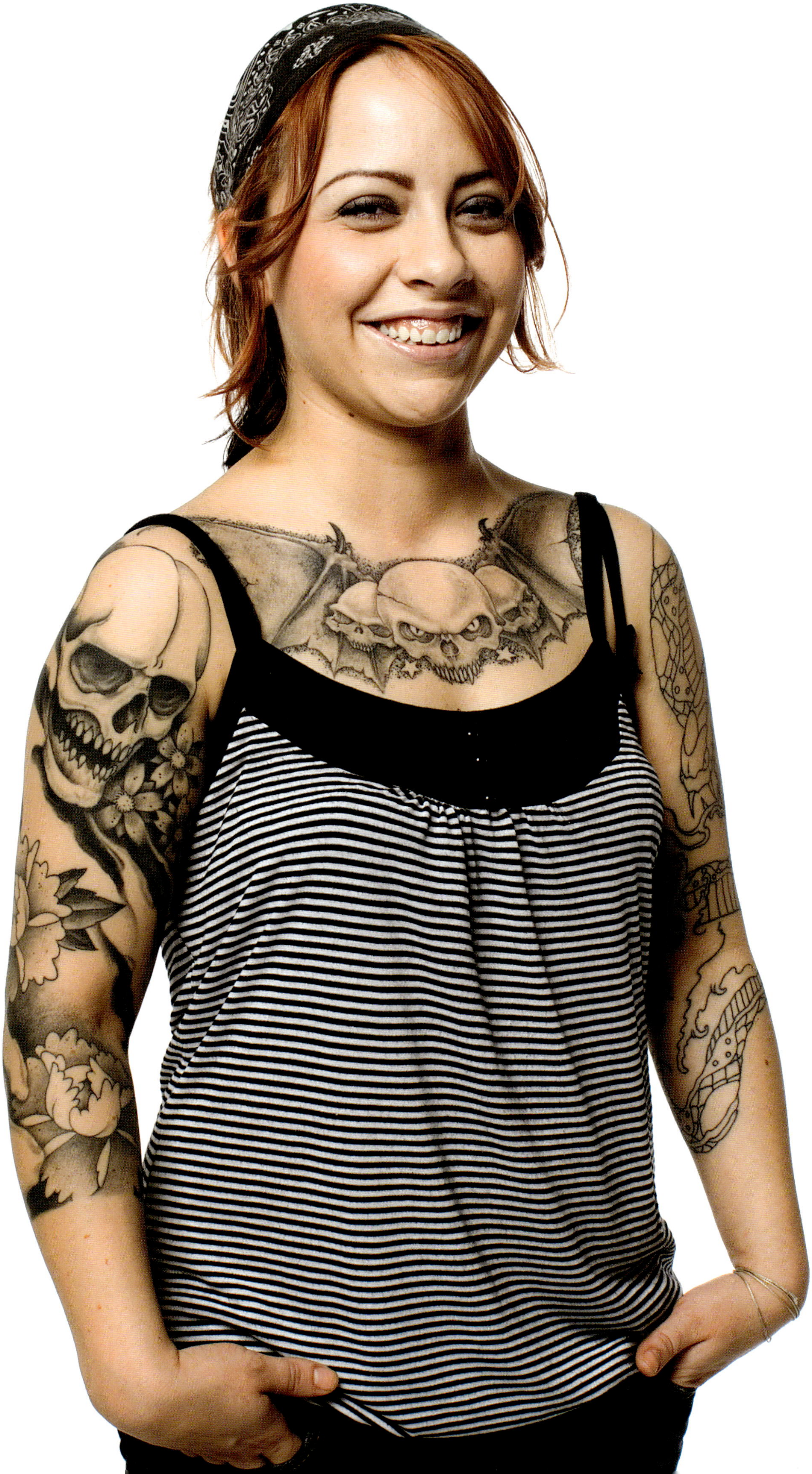

RACHEL HUGHES

Beruf: MITARBEITERIN AM EMPFANG, HART & HUNTINGTON TATTOO

Tätowierer: MERDOK, HART & HUNTINGTON TATTOO; CLARK NORTH, HART & HUNTINGTON TATTOO

Seit meinem achtzehnten Lebensjahr sammle ich Tattoos, aber mein Geschmack hat sich mittlerweile geändert. Es gibt ein paar, die mir nicht mehr so gut gefallen. Mein zweites Tattoo war eine Sonne auf der Rückseite meines linken Beins. Ich lasse es mir gerade nach und nach mit einem Totenkopf und ein paar Rosen abdecken. Bisher ist der Totenkopf mein Leitmotiv. Ich trage mehrere auf meiner Brust und auch mein rechtes Arm-Tattoo ist aus Köpfen und Blumen zusammengesetzt. Die meisten meiner Tattoos haben keine besondere Bedeutung, mir gefällt einfach, wie sie aussehen. Sie strahlen etwas Cooles aus.

Wenn es nach mir gehen würde, wäre mein gesamter Körper von Tattoos bedeckt. Von jetzt an werde ich sie in jedem Fall sorgfältiger auswählen. Durch meine Tätigkeit im Tattoo-Studio bin ich immer von so vielen begabten Künstlern umgeben, da habe ich den Unterschied zwischen guten und schlechten Kunstwerken erkennen gelernt. Bei einem guten Tattoo trägt wirklich alles, von der filigran gestochenen *Outline* bis hin zum Einfallsreichtum des Tätowierers, zum Gesamtkunstwerk bei. Wann immer mich eine Idee überkommt, versuche ich es dem Tätowierer so gut wie möglich zu schildern und stecke dann mein ganzes Vertrauen in ihn. Am Ende des Tages liegt alles in seiner Hand.

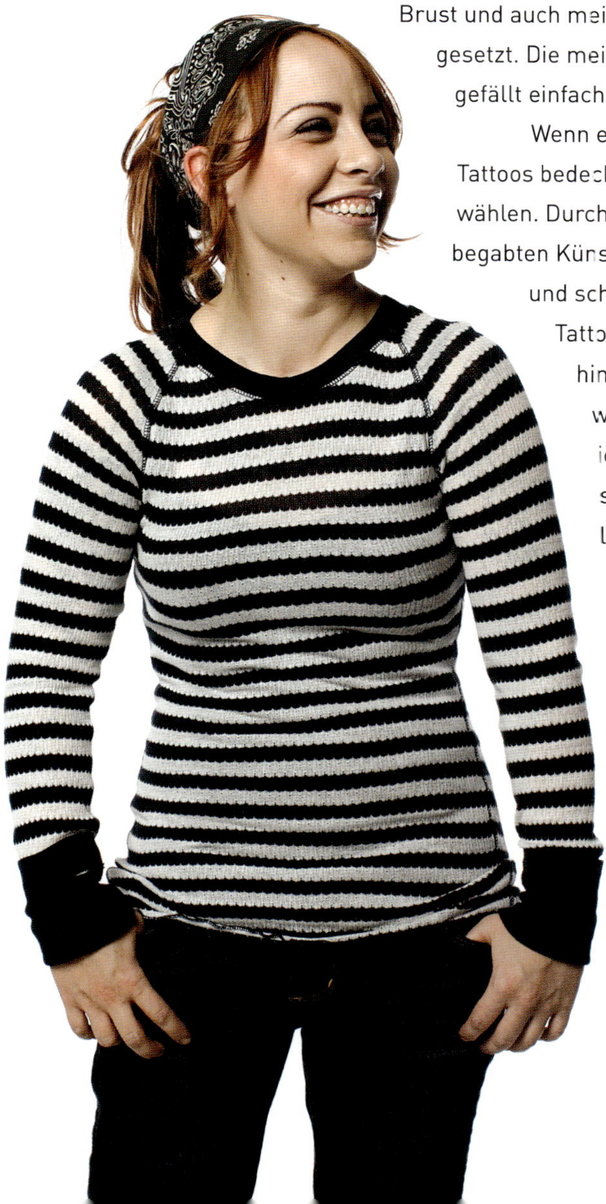

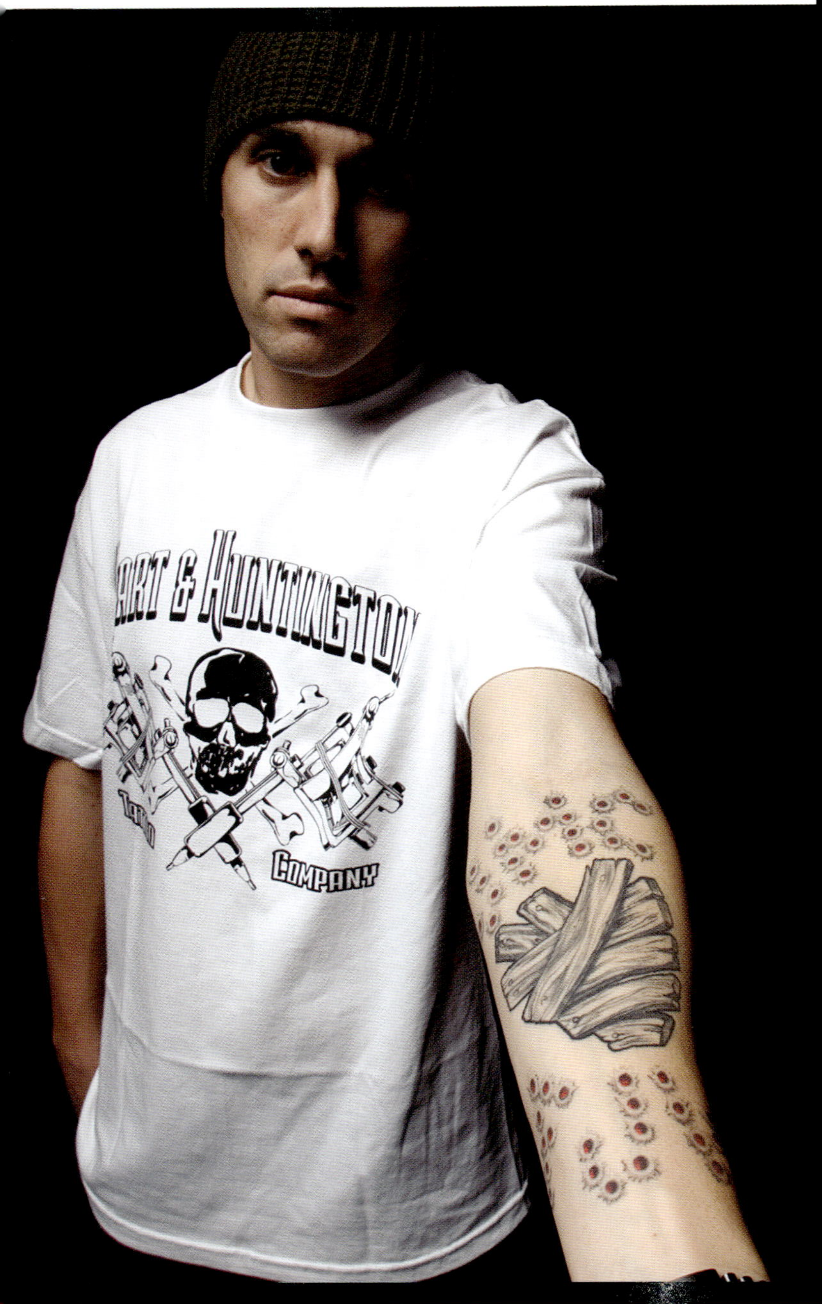
COMPANY

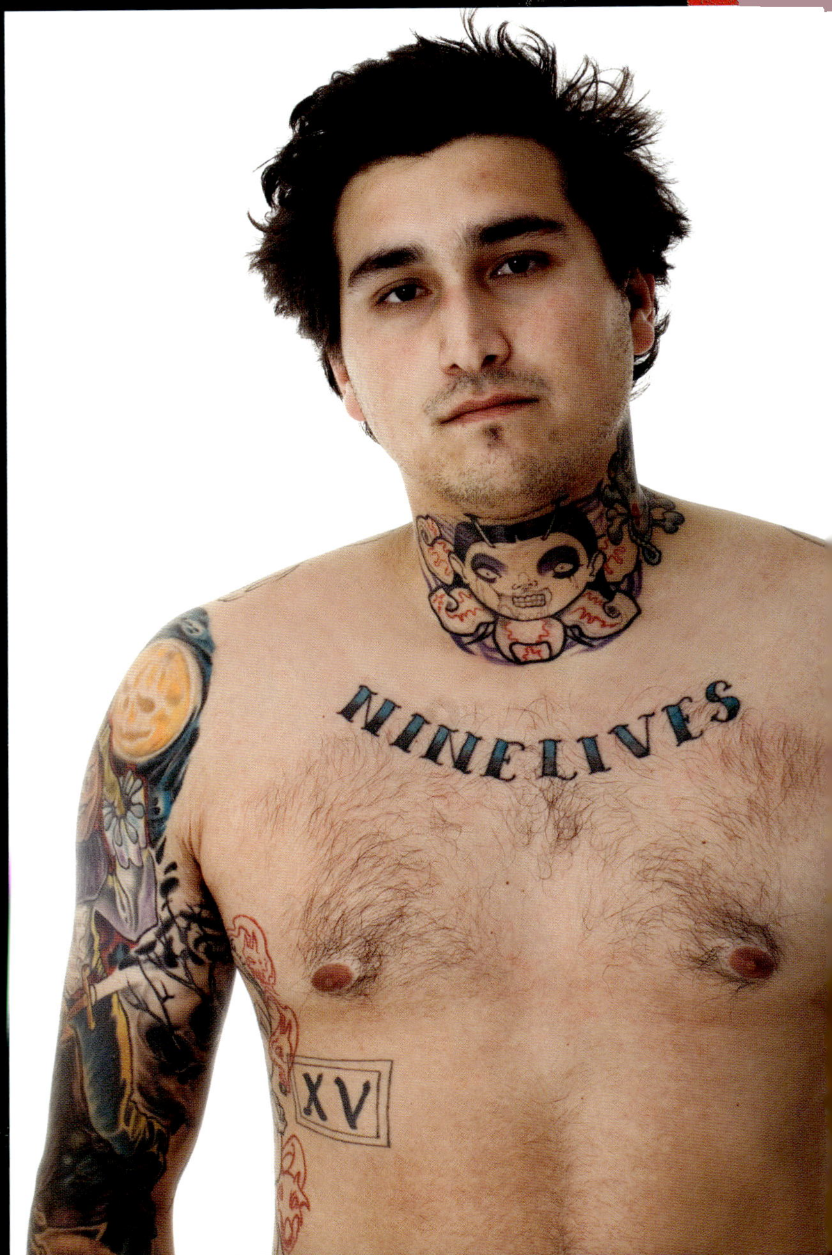
NINE LIVES
XV

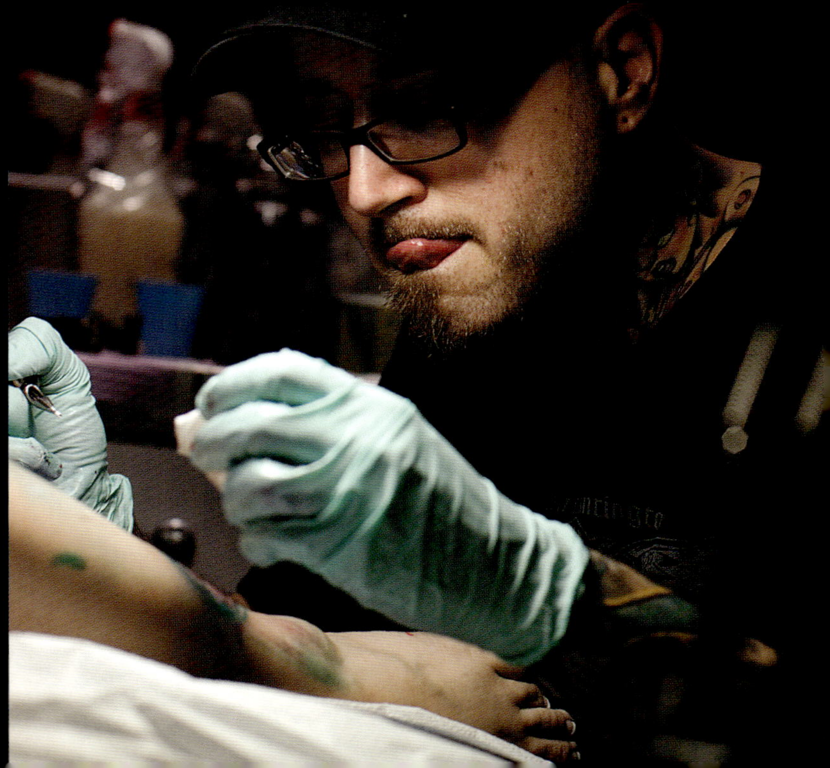

DAS ZWEITE MAL

COVER-UPS – FEHLTRITTE ABDECKEN

Mal ehrlich – Menschen machen Fehler. Manchmal ist es zu viel Zucker im Kaffee. Ein anderes Mal ist es der letzte Zwanzig-Dollar-Schein, der in der Tasche der Lieblings-Jeans mit in die Waschmaschine wandert. Den Anruf mit besoffenem Kopf bei der Ex gar nicht erst zu erwähnen. Aber dann zieht man los und lässt sich den Namen der einen wahren Liebe auf den Körper tätowieren. Sechs Monate später springt sie dann mit deinem ehemals besten Kumpel in die Kiste und beim Blick in den Spiegel stellst du dir die Frage: „Was habe ich mir bloß dabei gedacht?"

Gar nichts. So ist das nun mal mit der Liebe. Zum Glück gibt es da einen Tätowierer, der das wieder richten kann. Der gescheiterten Liebe ist es zu verdanken, dass die Tätowiermaschinen unentwegt in Betrieb sind. „So etwas erlebe ich tagtäglich", verrät Josh Petty, Tätowierer bei Hart & Huntington. „Es überrascht mich überhaupt nicht und ich kenne die Geschichte schon, bevor ich sie höre." „ Zu über 98 Prozent der Fehltritte zählen Namen", fügt Uncle Johnny, ebenfalls von Hart & Huntington, hinzu.

Beim Übertätowieren eines ungeliebten Motivs, dem sogenannten *Cover-up*, besteht der Großteil der Arbeit im Kaschieren und nicht im Abdecken. Der Tätowierer kann hierbei seiner Kreativität freien Lauf lassen. Die Buchstaben so zu verändern, dass sie ein neues Wort ergeben, stellt dabei meist die sauberste Lösung dar. Pamela Anderson war so angetan von ihrem ersten Göttergatten Tommy Lee, dass sie sich TOMMY auf ihren Ringfinger verewigen ließ. Nach der Scheidung ließ sie sich das T zu einem M umformen. So einfach ist das aber nicht immer. Je großflächiger und aufwendiger das Motiv, desto mehr Geschick, Zeit und Kreativität sind gefordert, um das gewünschte Ergebnis zu erzielen. Grundsätzlich lassen sich hellere Farben gut mit dunkleren abdecken, jedoch nicht umgekehrt. Ein schwarzes Tattoo kann nicht mehr verändert werden.

Einige Tätowierer fühlen sich dafür verantwortlich, einen Kunden vor einem Fehltritt zu bewahren, den diese noch jahrzehntelang bereuen könnten. Viele Kollegen würden Kunden, die gerade erst volljährig geworden sind, keine Namen auf den Körper stechen. Neulinge in der Szene, die nicht bereits als Tattoo-Sammler oder Kollegen bekannt sind, können nicht einfach hereinspazieren und sich in der ersten Sitzung Hände, Hals oder Gesicht tätowieren lassen. Obwohl sich diese Köperteile in der Tattoo-Szene mehr und mehr zum Trend entwickeln, sind sie für den gewissenhaften Tätowierer bei einem Einsteiger tabu. „Ich werde nicht derjenige sein, der das Leben eines anderen ruiniert", versichert Uncle Johnny. „Wenn ich jemanden auf seinen Wunsch hin ein Tattoo auf den Hals steche, macht es das für ihn garantiert schwieriger, einen Job zu finden. Wenn ich dem Wunsch des Kunden aber nicht nachgebe, möchte ich ihm nichts vorenthalten, sondern es ist nur zu seinem Besten."

Außerdem sollte man bedenken, dass ein Cover-up auf Gesicht, Hals oder Händen die eigentliche Tätowierung nur größer macht. Den Namen einer alten Flamme auf dem Rücken oder Unterarm zu einem aufwendigeren Motiv aufzuarbeiten, ist eine Sache. Die dämonischen Totenköpfe auf dem Hals wieder loszuwerden, eine komplett andere.

ROSE DRYDEN

Beruf: MITARBEITERIN AM EMPFANG, HART & HUNTINGTON TATTOO

Tätowierer: JIME LITWALK, HART & HUNTINGTON TATTOO; CLARK NORTH, HART & HUNTINGTON TATTOO

Als Kind habe ich die Klebe-Tattoos aus der Cornflakes-Packung über alles geliebt. Ich komme aus der Kleinstadt Lebanon in Oregon. Meine Eltern waren Hippies und kümmerten sich wenig um gesellschaftliche Konventionen. Sie hatten also nichts dagegen, dass ich mich tätowieren ließ – im Alter von dreizehn hatte ich bereits ein Nasen-Piercing. Sie waren mehr an der Entwicklung meiner Persönlichkeit interessiert als an meiner Haut. Als ich siebzehn war, begleitete meine Mutter mich zu einem Tattoo-Studio und unterschrieb eine Einverständniserklärung, damit ich mir einen Stern auf meinen unteren Rücken stechen lassen konnte. Meine Mutter hat selbst Tattoos und sie war auch die erste tätowierte Person, die ich gesehen hatte.

Eines meiner Lieblings-Tattoos ist der kleine Buddha auf meinem linken Handgelenk. Meine Haut ist noch jung und frisch, deshalb ist jetzt genau die richtige Zeit dafür. Die Leute fragen mich immer, wie ich denn mit vierzig Jahren denken werde. Also, wenn ich vierzig bin, werde ich sicher ein ganz gewöhnlicher, konservativer Erwachsener sein. Ich habe nicht vor, mir Hals oder Hände tätowieren zu lassen, eine Anstellung in einem Büro wäre also kein Problem. Später würde ich gerne als Lehrerin arbeiten, um den Kids etwas beizubringen.

Meine Tattoos sind für mich wahre Kunstwerke, die ich auf ewig mit mir herumtragen kann.

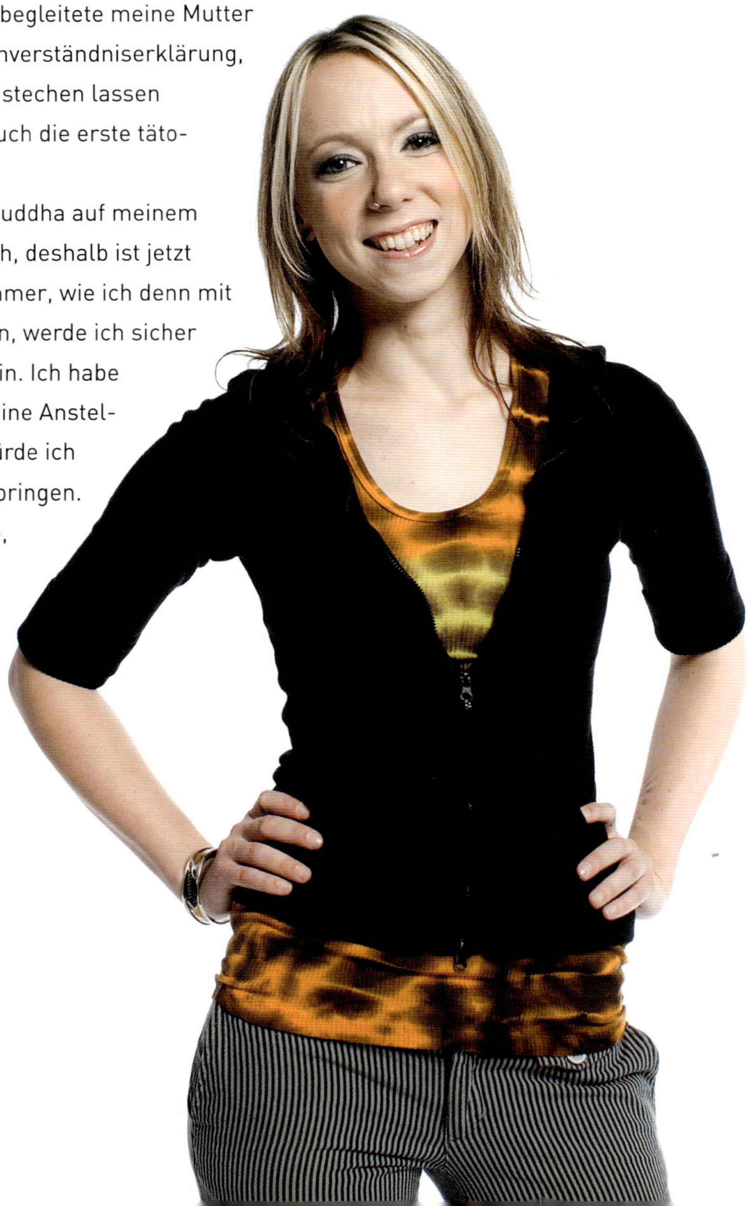

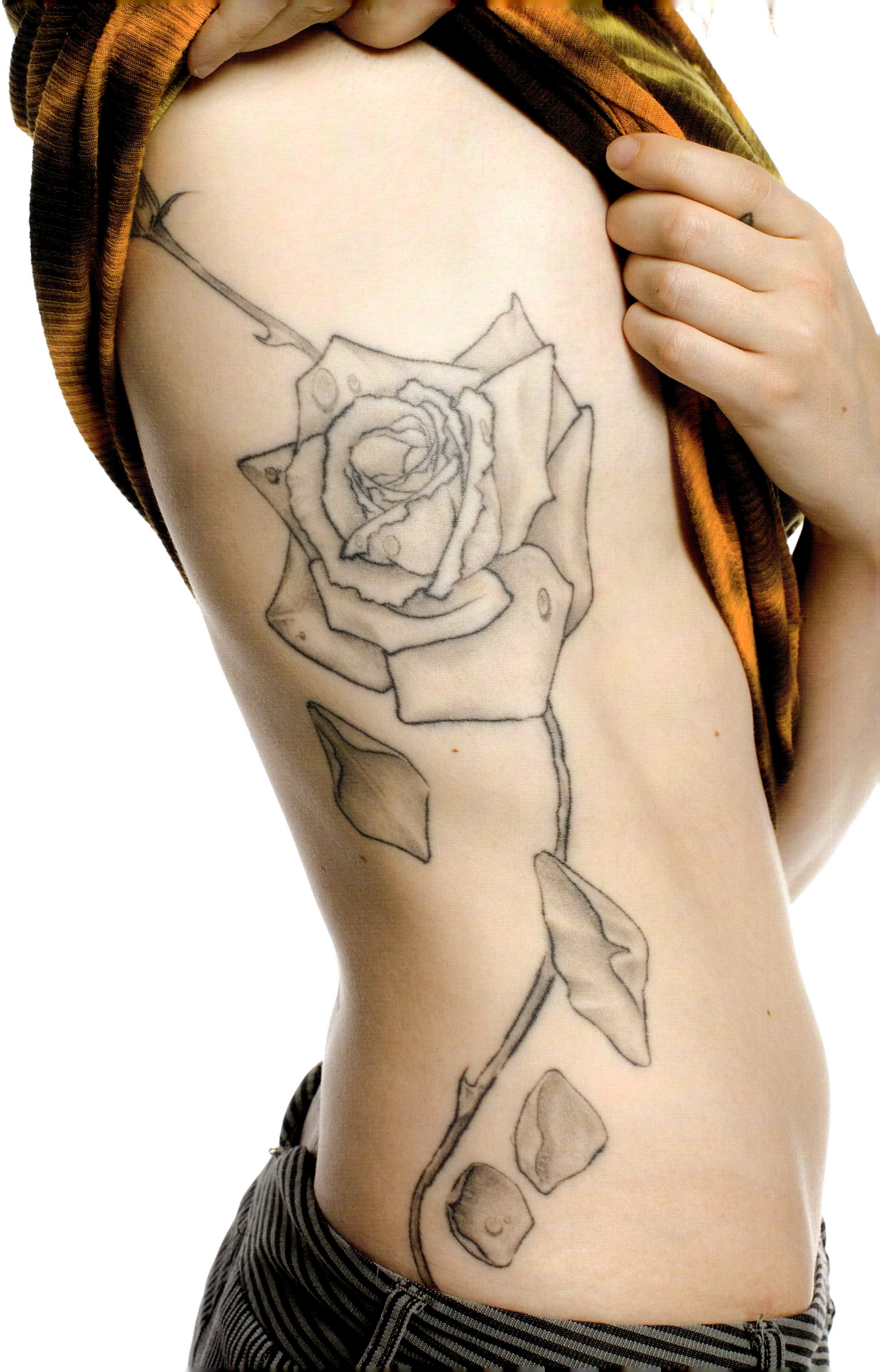

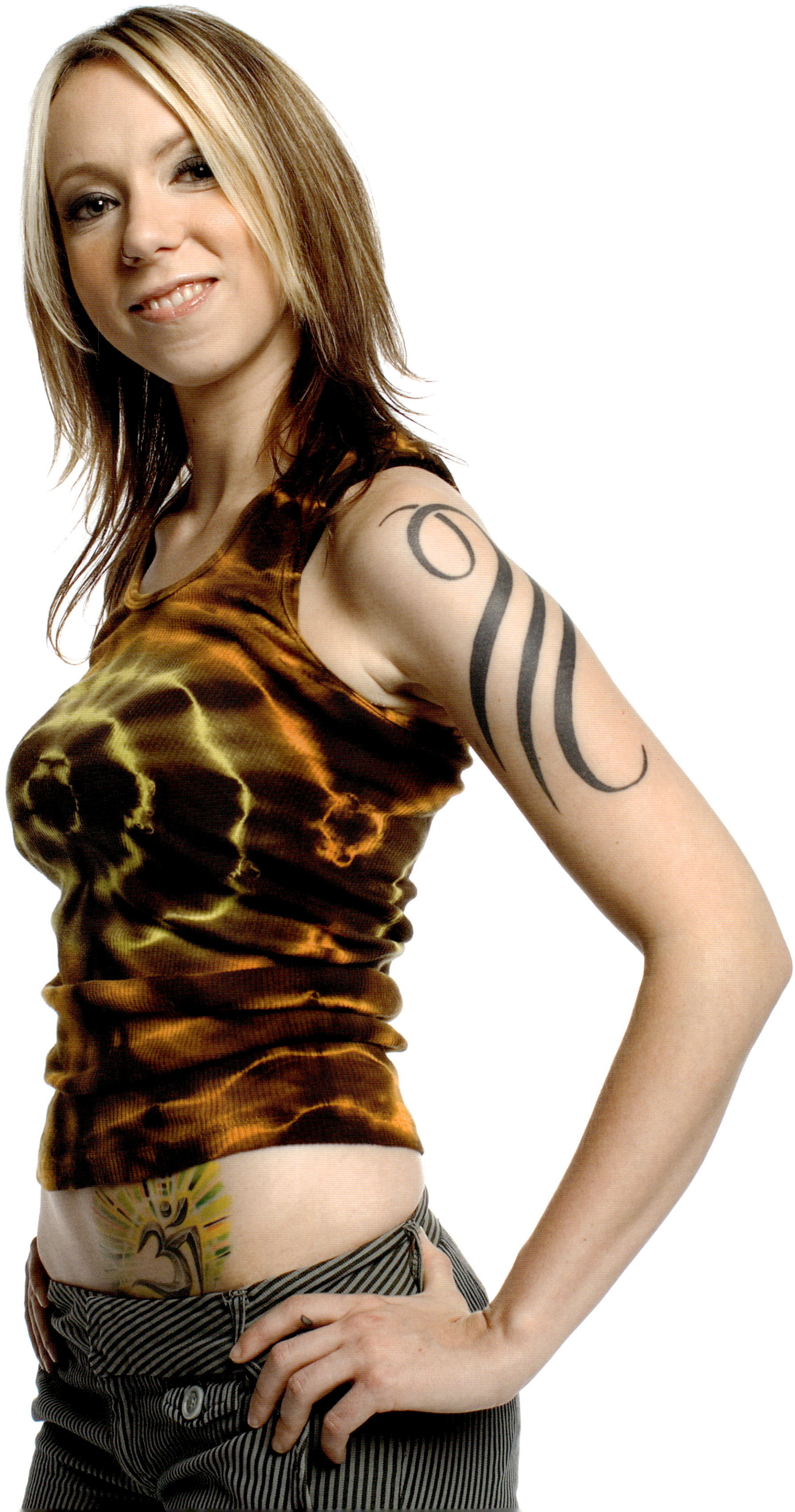

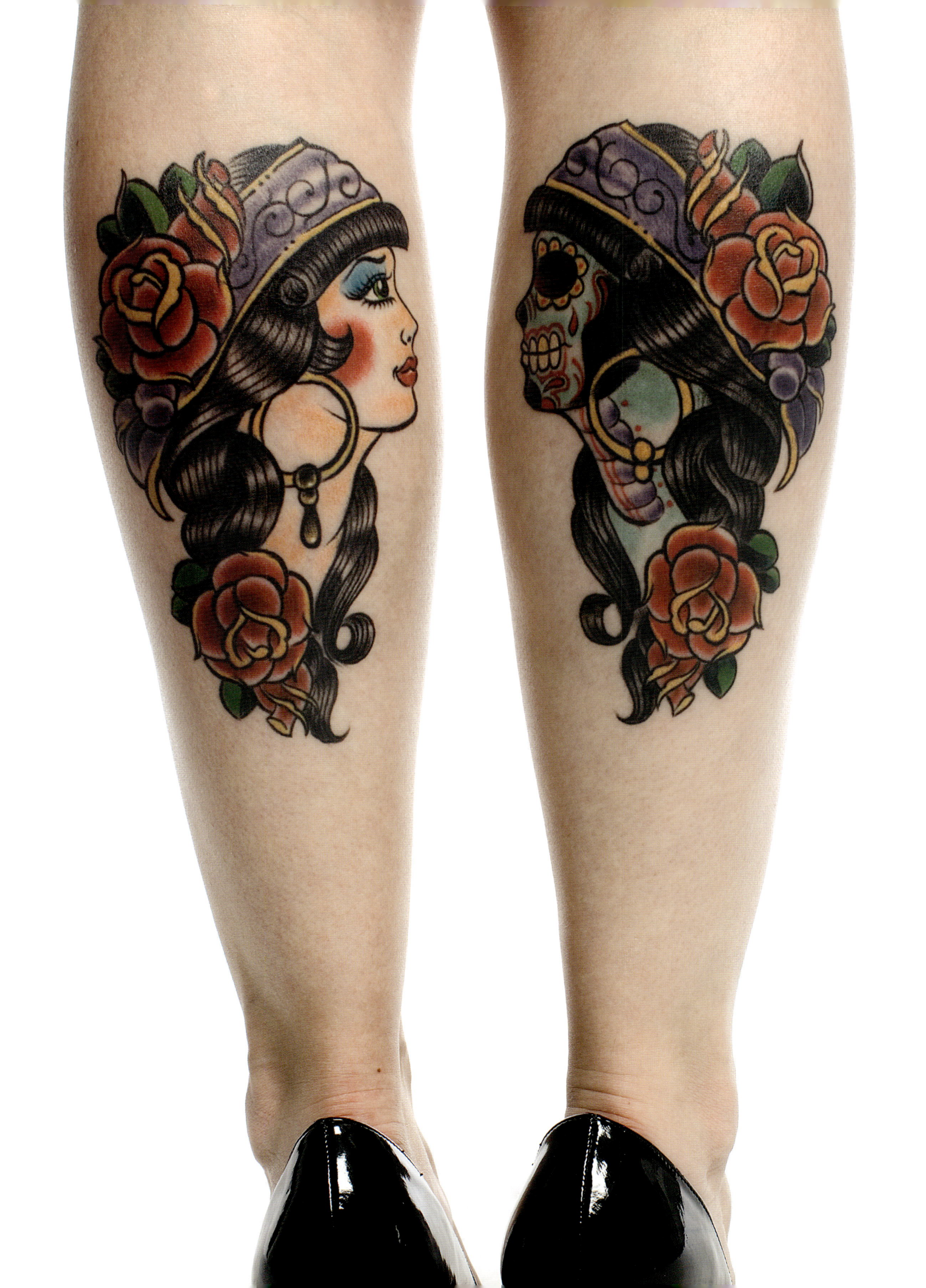

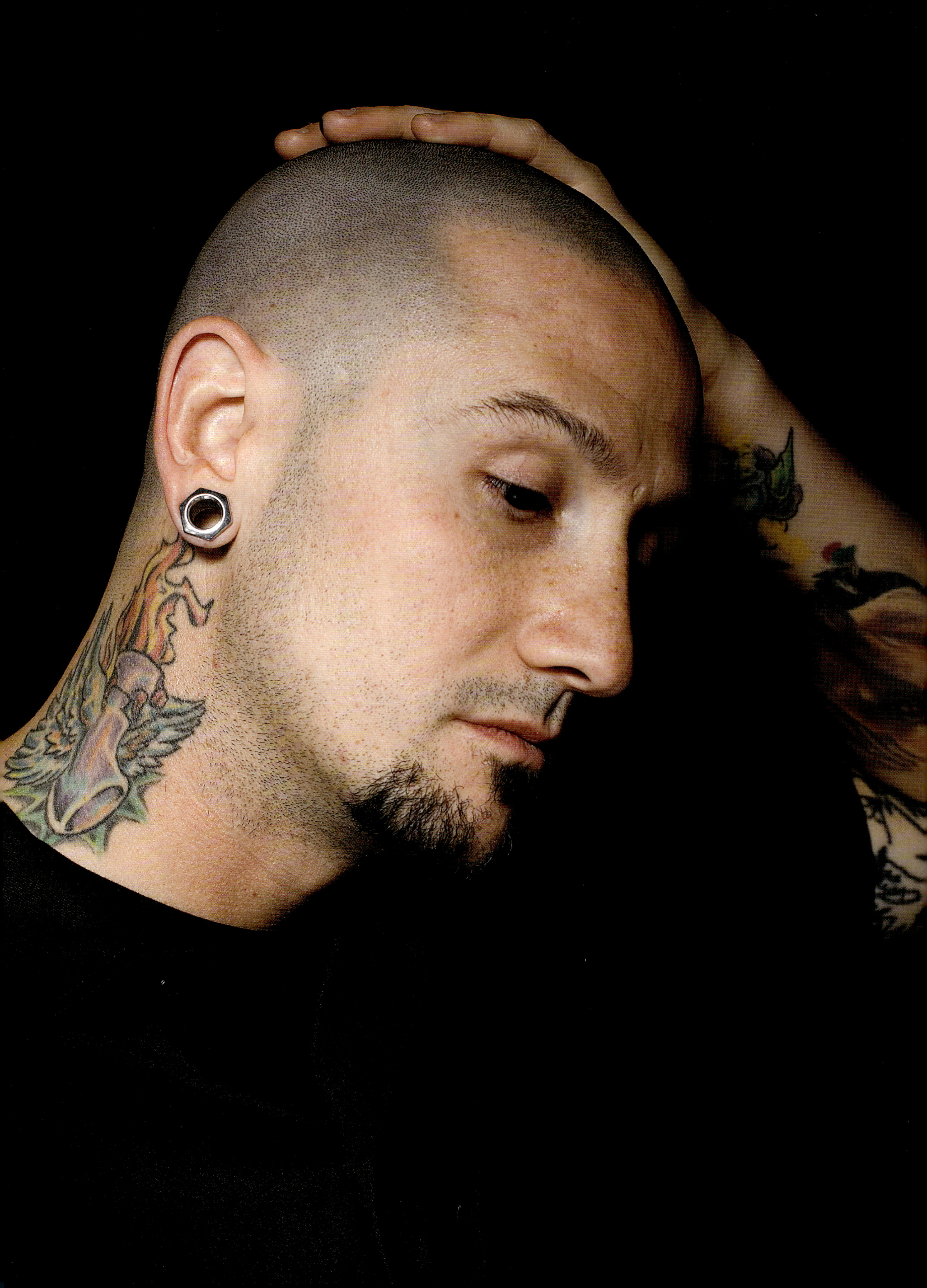

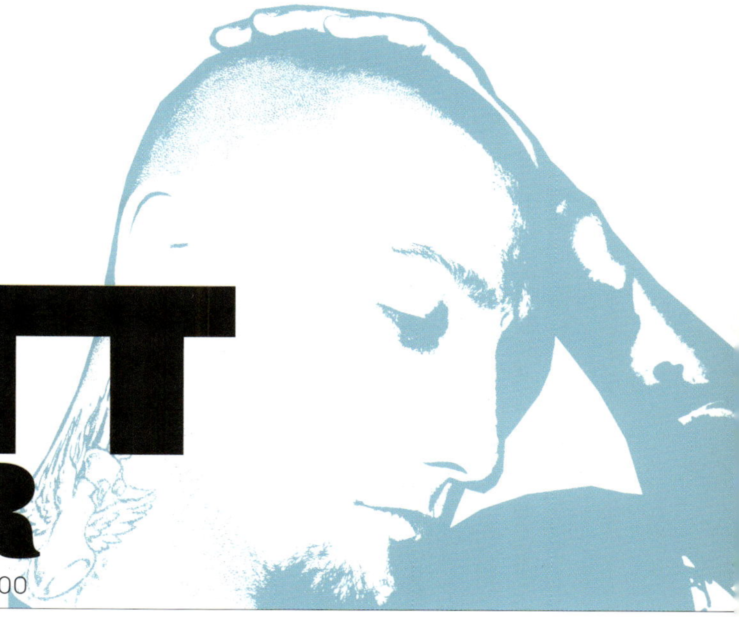

MATT VICTOR

Beruf: TÄTOWIERER, HART & HUNTINGTON TATTOO

Tätowierer: UNBEKANNT

Ich habe nie gedacht: „Später werde ich mal als Tätowierer arbeiten." Hat wohl niemand. Meine Mutter war Professorin und eine begnadete Malerin, deshalb wurde ich schon als Kind ermutigt, künstlerisch tätig zu sein. Jahr für Jahr bekam ich Kunstsachen zum Geburtstag. Für ein Kind, das sich mehr für Spielzeug interessierte, war das nicht gerade aufregend. Zu einem Geburtstag schenkte mir mein Großvater ein 120-teiliges Buntstift-Set von Prismacolor. Als Zeichen meiner Dankbarkeit malte ich ihm eine Geburtstagskarte. Ich werde nie sein strahlendes Gesicht vergessen, als er mein Kunstwerk betrachtete. Das war das erste Mal in meinem Leben, das ich für etwas Anerkennung bekam. Von diesem Zeitpunkt an war ich ein Künstler, eignete mir jede künstlerische Disziplin an und setzte auch in der Schule den Schwerpunkt auf Kunst.

Es machte mir tierisch Spaß, meine Freunde mit Filzstiften zu bemalen, und ich dachte darüber nach, wie es wohl wäre, ein Tattoo zu stechen. Noch besser gefiel mir, dass auch die Leute selbst Gefallen daran fanden. Je mehr ich mich damit beschäftigte, desto öfter machte ich mir Gedanken, ob das Tätowieren meine Berufung war. Endlich könnte ich Kunst nach meinen eigenen Vorstellungen erschaffen, anstatt die Vorgaben anderer umzusetzen. Ich begann, Vorlagen beliebter Tattoo-Motive anzufertigen und erstellte Zeichnungen nach den Wünschen meiner Freunde, die sich dann in der Umgebung tätowieren ließen. Eines Tages kam ein Tätowierer aus einem hiesigen Studio auf mich zu, der einige meiner Zeichnungen auf meinen Freunden verewigt hatte. Er bot an, mir das Tätowieren beizubringen, wenn ich ihn im Gegenzug dazu Vollzeit in seinem Laden unterstützen und ihm bei der Gestaltung der Motive seiner Kunden helfen würde. Das Angebot hätte zu keinem besseren Zeitpunkt kommen können. Ich hatte zu der Zeit weder einen Job noch einen Schlafplatz. Nach der Ausbildung fand ich mich in einem kleinen Tattoo-Studio in Colorado mit familiärer Atmosphäre und neuen Kollegen wieder. Im Laufe der nächsten zehn Jahre baute ich mir dort einen treuen Kundenstamm auf, bis ich dann nach Las Vegas weiterzog, um bei Hart & Huntington zu arbeiten.

Mein Arbeitstag besteht aus weit mehr, als nur den Leuten ein Tattoo zu verpassen. Ich höre ihnen zu und versuche zu verstehen, was in ihren Köpfen so vor sich geht. Dann bringe ich ihre Vorstellungen in Form einer Zeichnung zu Papier. Schon mit dem ersten Nadelstich verfolge ich das gleiche Ziel wie damals mit meinen Filzstiftzeichnungen – einem Menschen Freude zu bereiten. Meine Kunden betrachten dann ihr neues Tattoo im Spiegel und lächeln – oder weinen sogar vor Freude. Wenn ihnen die Begeisterung förmlich ins Gesicht geschrieben steht, denke ich mir immer: „Mann, das habe ich geschaffen!"

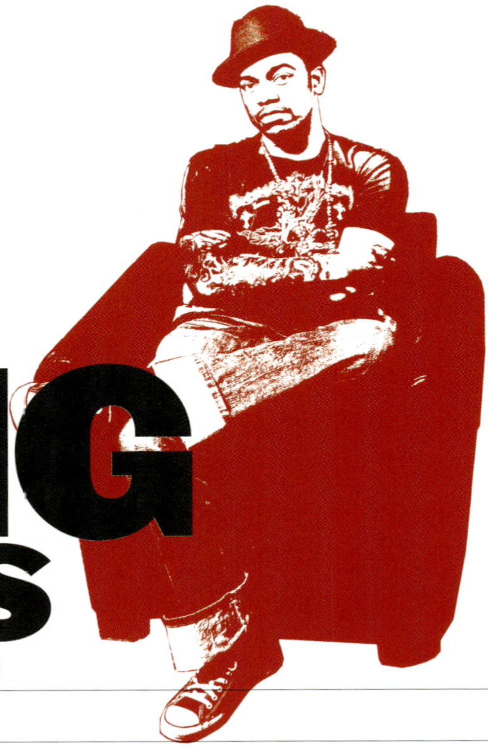

TWIG SPARKS

Beruf: TÄTOWIERER, HART & HUNTINGTON TATTOO

Tätowierer: DANNY KNIGHT

Nach der High School wollte ich nur zwei Dinge: Künstler werden und aus Cleveland wegkommen. Also ging ich zur Navy. Ich war in der Präsidenten-Ehrengarde in Washington D. C., wo ich vor meinem Einsatz während der letzten drei Monate meiner Einberufung Führungen im Pentagon gab. Schiffe bemalen war allerdings nicht die Art von Karriere im Künstlerbereich, die ich mir vorgestellt hatte. Nach meiner Dienstzeit hatte ich genug von einem Leben auf See. Nie wieder ein militärischer Haarschnitt oder wüste Gelage. Es war Zeit, einen Job zu finden.

In Norfolk, Virginia, bekam ich eine Anstellung als Airbrush-Künstler im „Alive Art Studio". Zehn Jahre lang besprühte ich alles, von T-Shirts über Autos bis zu Motorradhelmen. Das Airbrushing brachte mir Jobs entlang der Westküste ein, bis ich schließlich wieder in Cleveland landete – ausgerechnet. Ein Freund, der auf dem Weg nach Las Vegas war, bat mich, die Strecke mit ihm zusammen zu fahren. Den Gedanken an den kalten Winter in Cleveland als Fahrradkurier vor Augen, ergriff ich die einmalige Gelegenheit. Vom Airbrushing hatte ich erst mal die Nase voll. Kurz nach meiner Ankunft in Vegas nahm ich einen Job am Empfang bei „Diversity Tattoo" auf dem *Las Vegas Strip* an. Mein Mentor verfolgte eine sehr klassische Methode – den aufstrebenden Tätowierern das Handwerk von der Pike auf beizubringen –, was mein Verständnis für die technische Seite geschult hat. Nach drei oder vier Monaten in dem Studio war ich dem Tätowieren verfallen.

Das Tätowieren ist die größte Herausforderung, der ich mich als Künstler jemals stellen musste. Wenn dir beim Airbrushen eines T-Shirts ein Fehler unterläuft, kannst du es einfach wegwerfen und noch mal neu anfangen. Wenn dir das Gleiche auf jemandes Haut passiert, gibt es kein Zurück. Meiner Meinung nach ist das Tätowieren die höchste Form der Kunst, weil das Werk auf der kostbarsten Leinwand der Welt geschaffen wird.

ERSTES TATTOO: Mein Name (damit ich ihn nicht vergesse)
UNVERGESSLICHSTER KUNDE: Dontrelle Willis von den Detroit Tigers

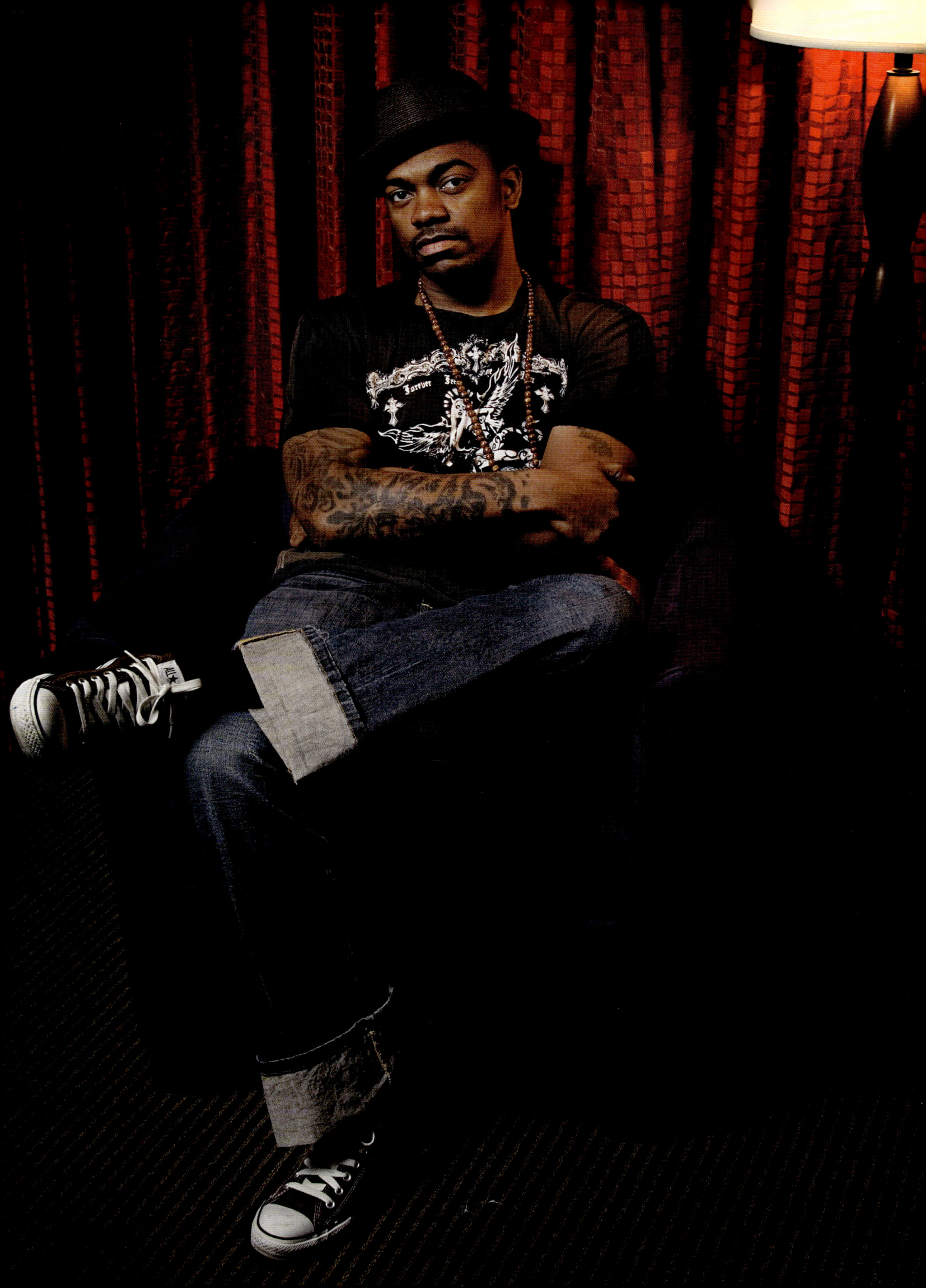
Forever
ALL

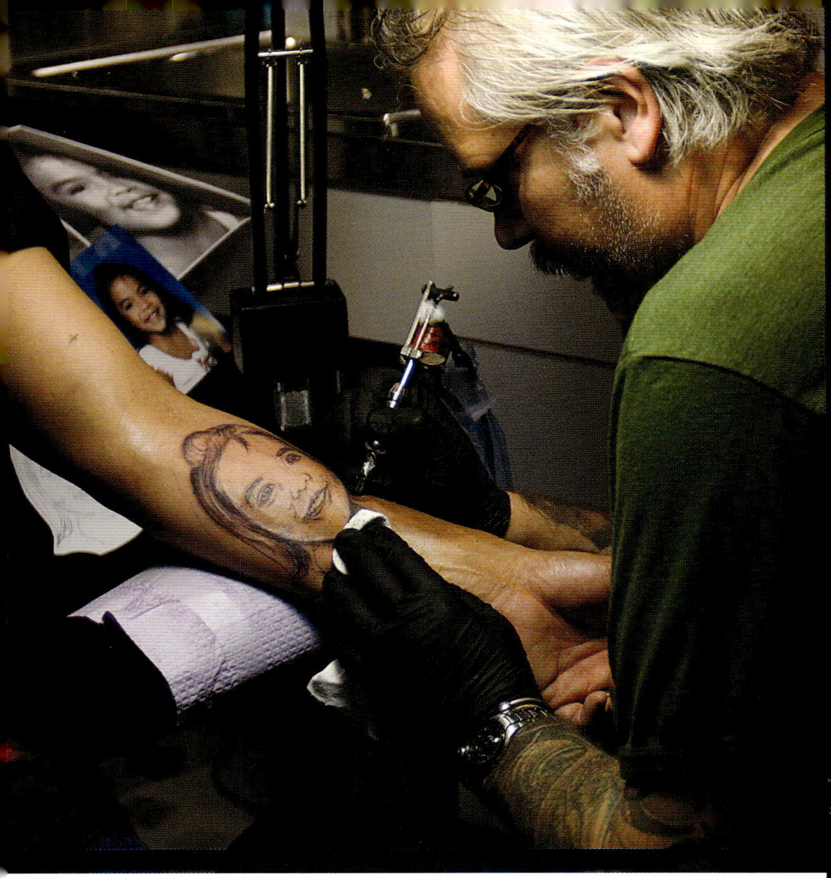

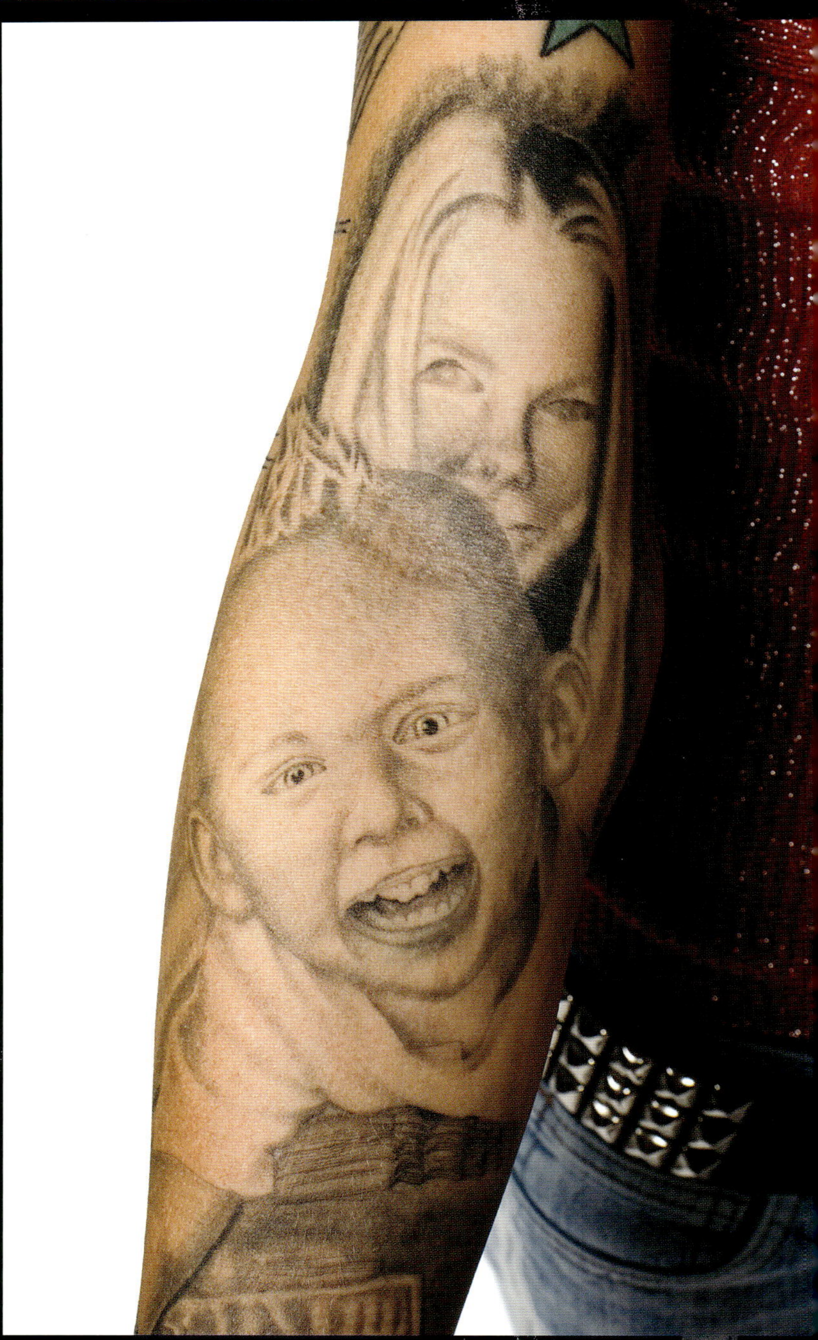

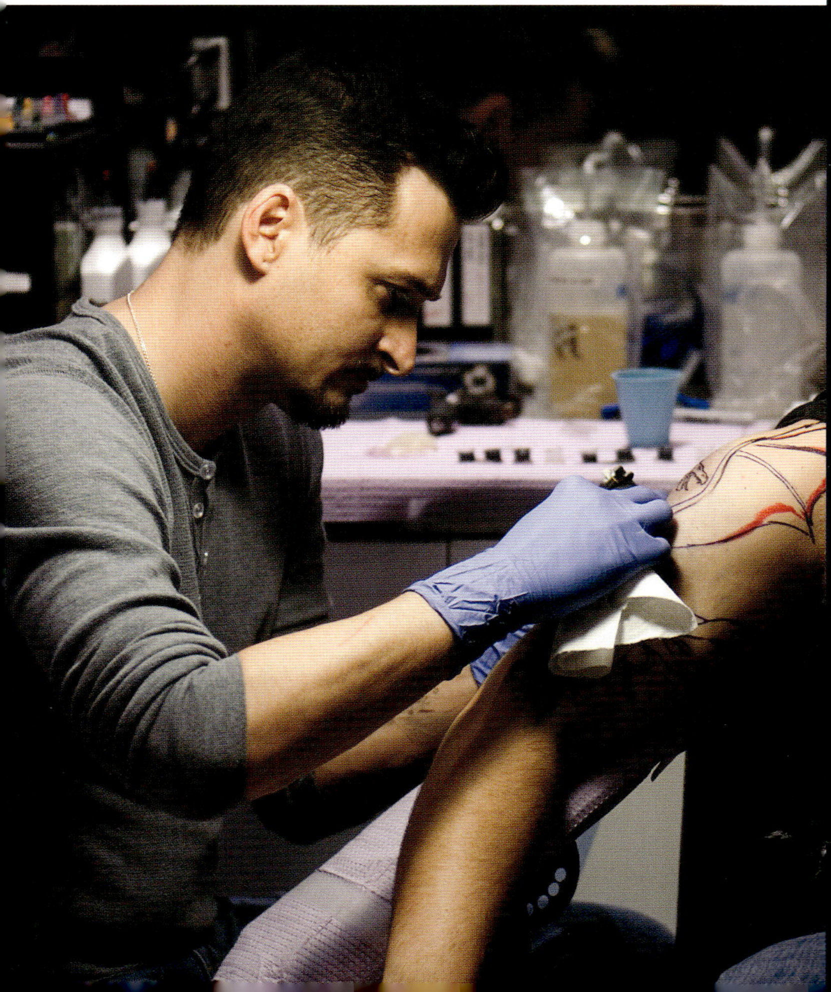

PORTRÄTS ZUM LEBEN ERWECKEN MIT TWIG

Um ein lebensechtes Porträt zu schaffen, muss ein genaues Abbild von Auge, Nase und Mund erstellt werden. Im ersten Schritt versuche ich, eine übertragbare Schablone von dem Foto zu fertigen, das der Kunde mitbringt. Wenn man das Foto nur mit Transparentpapier nachzeichnet, gehen wichtige Details verloren. Ich übertrage das Foto am liebsten auf ein Zwischenträgerpapier und nehme dann auch dort direkt die Ausbesserungen vor. Danach kann ich genau diese Schablone auf die Haut auftragen. Auf diese Weise habe ich jedes mögliche Detail mit übertragen.

Beim Stechen eines Porträts beginne ich immer mit dem Umrissen, den *Outlines*. Die Dicke der Linien hängt immer vom Bild ab. Um eine dreidimensionale Wirkung zu erzielen, verwende ich verschiedene Dickegrade bei der Linienführung. Im nächsten Schritt nehme ich mir die Schattierung vor, bei der ich alle möglichen Grautöne verwende, die nicht zu kräftigen Schwarztönen zählen. Schattenwürfe versetzen dem Bild Akzente und verleihen ihm seine dreidimensionale Wirkung. Mit Schwarz und Grau schaffe ich die Übergange von Dunkel zu Hell, wobei ich mit Schwarz beginne. Im dritten Schritt steche ich die Farbe in die Haut. Bei der Verwendung von Farbe gehe ich ganz anders vor als bei Schwarz- und Grautönen und arbeite mich von Hell bis Dunkel vor. Man muss hier sehr vorsichtig sein und darf die Farbe, die man zuerst in die Haut einbringt, nicht verschmutzen, weil die Poren geöffnet sind. Ansonsten kann das zu unbeabsichtigten Farbmischungen führen.

Ich arbeite mich gern von unten nach oben vor, da ich so ein besseres Gefühl dafür bekomme, wie das Porträt aussehen wird. Falls das aber aufgrund der Platzierung des Tattoos nicht machbar ist, fange ich an einer beliebigen Stelle an und nehme mir Schritt für Schritt den Rest vor. Dabei vermeide ich es, zwischen Nase, Augen und Mund hin und her zu springen. Außerdem muss Rücksicht auf die Schmerzempfindlichkeit einer Person genommen werden. Manchmal spürt man es einfach oder man fragt nach, wie erträglich es ist. Wenn der Kunde eine Pause braucht, gebe ich ihm ein paar Minuten.

Porträt-Tattoos müssen so detailgetreu wie möglich umgesetzt werden. Es gibt viele Faktoren, die die Arbeit des Tätowierers beeinflussen können: ob sich der Kunde bewegt, die Bewegung der Nadel, eine ruhige Hand (oder auch keine) und die Reaktion der Haut auf die Nadel. All diese Faktoren haben Auswirkungen auf das Endergebnis.

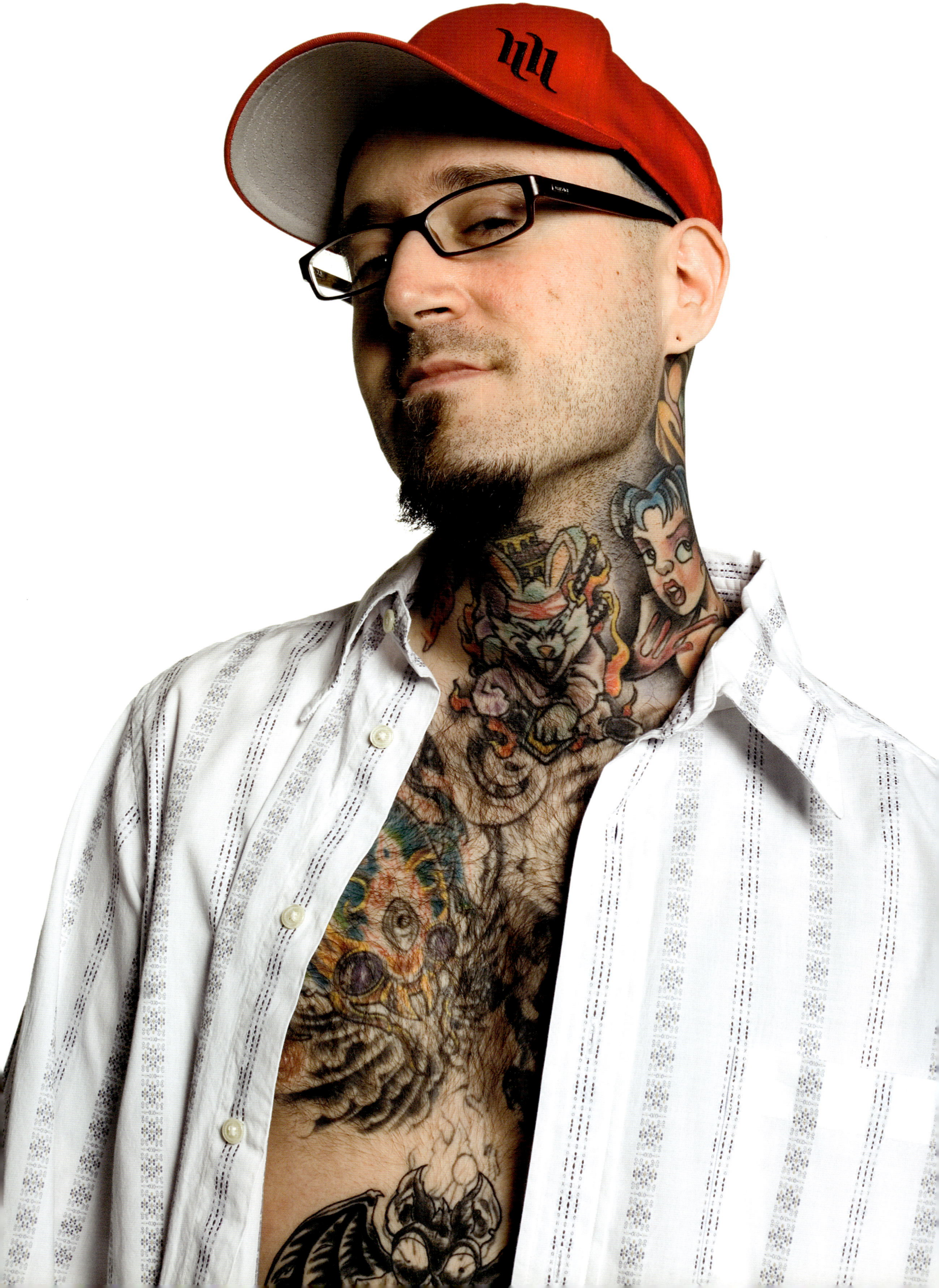

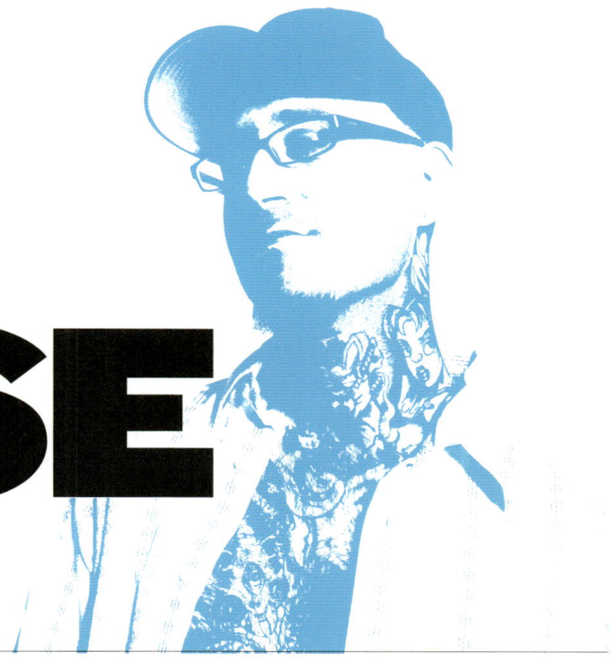

JESSE SMITH

Beruf: TÄTOWIERER, HART & HUNTINGTON TATTOO

Tätowierer: JIME LITWALK, HART & HUNTINGTON TATTOO; JOSH PETTY, HART & HUNTINGTON TATTOO; KIM SAIGH; RYAN DOWNEY; RON AREHART

Mein erstes Tattoo war sehr primitiv. Als ich achtzehn wurde, stach es mir ein Freund bei sich zu Hause. Zu der Zeit kam gerade Tim Burtons Film *The Nightmare Before Christmas* raus und ich ließ mir den Darsteller Lock auf meinen rechten Oberarm tätowieren. Wir saßen einfach fünf Stunden herum und betranken uns, während mich mein Kumpel bearbeitete. Die nächste Erfahrung wollte ich in einem richtigen Tattoo-Studio sammeln. Mein Weg führte mich in einen Motorradladen, wo raubeinige Tätowierer arbeiteten, die nicht wirklich daran interessiert waren, für mein Wohlbefinden zu sorgen. Die Atmosphäre in den Studios damals war in keiner Weise mit Hart & Huntington zu vergleichen, wo man an der Tür bereits nett begrüßt wird. Ich ließ mir den Davidstern als Zeichen meiner jüdischen Herkunft verewigen. Danach habe ich mir die Werke der Tätowierer näher angeschaut und mir ging auf, dass ich das besser konnte. Während ich meine eigene Sammlung vervollständigte, entschied ich mich, Tätowierer zu werden. Ich hatte nie vor, meinen ganzen Körper mit Tattoos zu schmücken; es hat sich einfach so ergeben.

Die meisten lassen sich dann und wann ein Motiv auf den Rücken stechen. Aber ich habe meinen Entwurf ein paar Jahre lang verfeinert. Das Motiv stellt meine beiden Persönlichkeiten dar: den angepissten erwachsenen Mann und das verängstigte kleine Kind. Der Mann sollte der dominantere Part sein, also ließ ich ihn mir, fern einer naturgetreuen Nachbildung, in Rot stechen, weil er bloß eine Seite meiner selbst widerspiegelt. Tiefer unten auf meinem Rücken befindet sich das verängstigte Kind. Das ist definitiv auch ein Teil von mir, denn als Kind hatte ich mit Zwangsneurosen zu kämpfen. Die Art und Weise, wie ich damit umgegangen bin und welche Auswirkungen die Krankheit auf mich hatte, haben mich zu dem gemacht, der ich nun bin. Diese Zwänge haben dazu geführt, dass ich alles wieder und wieder überprüft habe, obwohl ich wusste, dass die Tür beispielsweise abgeschlossen war. Oftmals haben Leute, die unter Zwangsneurosen leiden, einen Zählzwang mit bestimmten Zahlen. Meine Zahlen waren die vier und die sieben. Ich habe dann alles entweder vier- oder siebenmal überprüfen müssen. Schließlich habe ich mir die beiden Zahlen auf meinen Rücken tätowieren lassen. Ich habe die Krankheit eigentlich dadurch besiegt, dass ich sie in meinem Kopf verarbeitet und begriffen habe, dass alles nur psychisch bedingt ist.

KIT COPE

Beruf: MARTIAL-ARTS-KÄMPFER

Tätowierer: LACEY McCLELLAN, HART & HUNTINGTON TATTOO; DICK VERMIN

Mein Vater war bei der US-Airforce und wie viele andere Militärfamilien zogen wir von einem Ort zum nächsten. Wir wohnten in Oklahoma, Kalifornien, Wyoming und Arizona. Als meine Schwester mit ihrem ersten Kind schwanger war, zog ich zu ihr nach Las Vegas. Kurz darauf fing ich mit Kickboxing an. Mithilfe eines Trainers war ich bald gut genug, um beim US-Kickboxing-Team mitzumischen und trat im Alter von siebzehn Jahren bei den Weltmeisterschaften in Thailand an. Dort ließ ich mir mein erstes Tattoo stechen – ein *Tribal*-Armband mit einem alten irischen Motiv. Da ich irischer Herkunft bin, konnte ich auf diese Weise mein Land ehren und gleichzeitig meinen Körper schmücken, den ich als wunderschönen Tempel betrachte.

Alle meine Tattoos haben eine Bedeutung. Das Armband in thailändischer Schrift ergibt in unser Alphabet übertragen MUAY THAI, was soviel wie „mein Job, meine Leidenschaft, meine Liebe" bedeutet. Mein Job ist ein weiterer Grund, warum ich meinen Körper so zu schätzen weiß. Zurzeit versuche ich, den Wechsel zu den gemischten Kampfkünsten zu schaffen (es gibt eine Menge verschiedener Stile), was wirklich eine Herausforderung darstellt, da ich so lange nur eine Kampfsportart trainiert habe. Der Ring ist schon gefährlich genug und es war nicht gerade sehr förderlich, als ich während einer Motorrad-Tour mit Carey über den Lenker flog, auf meine Schulter knallte und mir die Schulter auskugelte. Wirklich kein schöner Anblick. Manchmal habe ich das Gefühl, jemanden zu brauchen, der auf mich aufpasst.

Ich überlegte erst, mir Engel auf die Schulter tätowieren zu lassen, wollte aber nicht wie ein Weichei rüberkommen. Dann dachte ich an zwei heraldische Drachen, einen auf jeder Schulter, in der Art wie Yin und Yang. Meine Wahl fiel auf die Drachen, weil sie das Symbol für Weisheit und Edelmut in der gälischen Kultur sind. Aber irgendetwas fehlte – sie waren nicht mächtig genug. Wenn ich in den Ring trete, muss ich Stärke ausstrahlen und genau das sollen die Tattoos vermitteln. Sie sollen keinen billigen kleinen Schmuck darstellen. Also ließ ich mir einen großen Drachen den Rücken runter tätowieren, der verkörperte, wer ich wirklich war. Er ist wild und strahlt so viel Macht aus. Bis zu seiner Vollendung waren achtunddreißig Stunden Arbeit nötig.

Auf meinem linken Brustkorb trage ich den keltischen Trinity-Knoten, das Zeichen für Ewigkeit und Liebe, den ich zum Logo meiner Firma umgestaltet habe. Ich habe einen weiteren Knoten in das Symbol eingebaut und leicht verdreht, um dem Ganzen ein zackigeres Erscheinungsbild zu verleihen. Die drei Knotenpunkte symbolisieren die heilige Dreieinigkeit und die Bindung zu meinen Eltern. Ich habe mich für die Stelle entschieden, um Jesus Christus und die Kreuzigung zu würdigen – meine Ehrerbietung an den großen Meister. Warum auch nicht?!

Es kommt noch eine ganze Menge auf mich zu. Bevor ich meinen Höhepunkt als Kämpfer erreiche, habe ich noch einen weiten Weg vor mir. Was meine Tattoos angeht: Da geht noch so einiges.

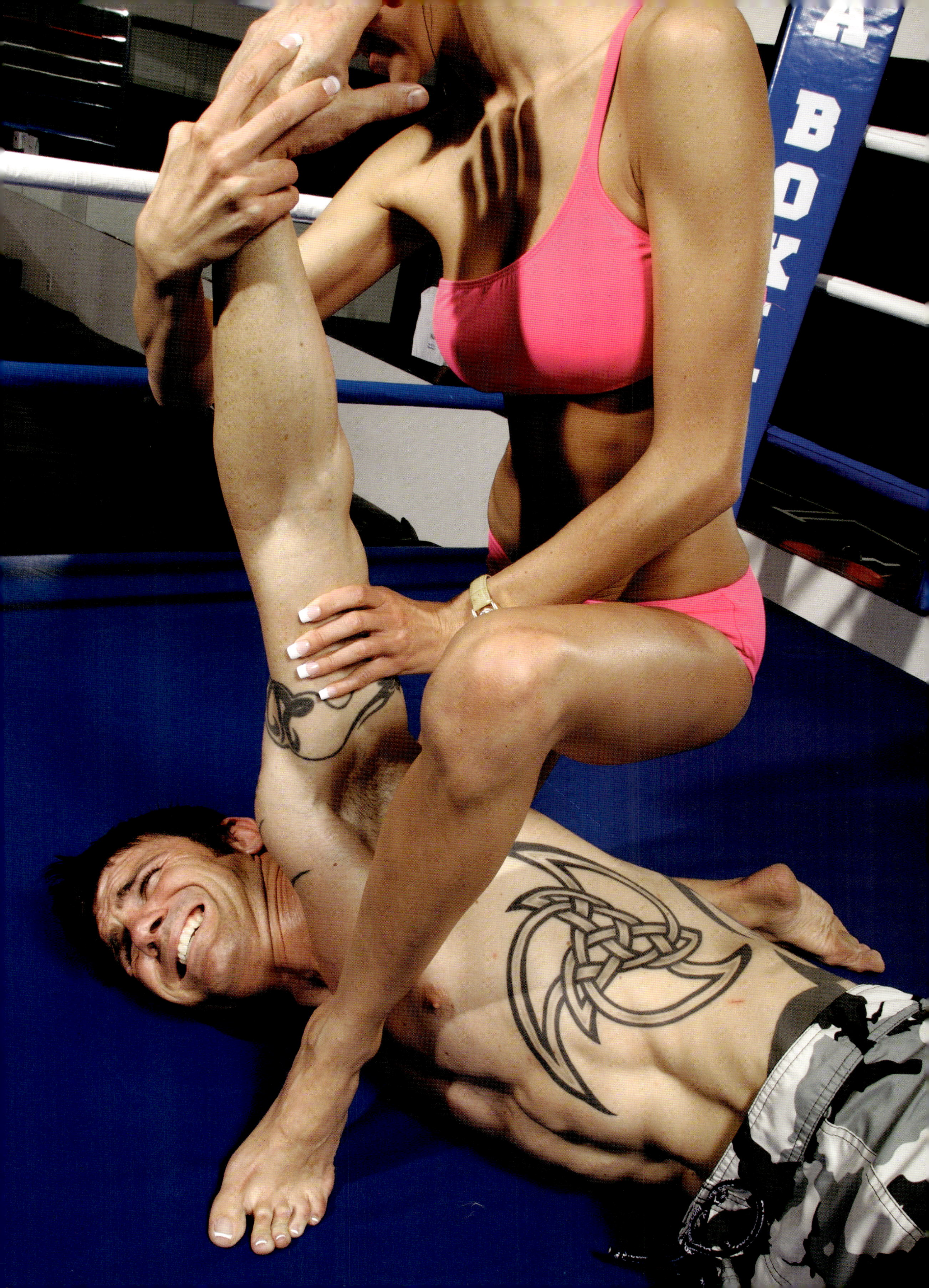

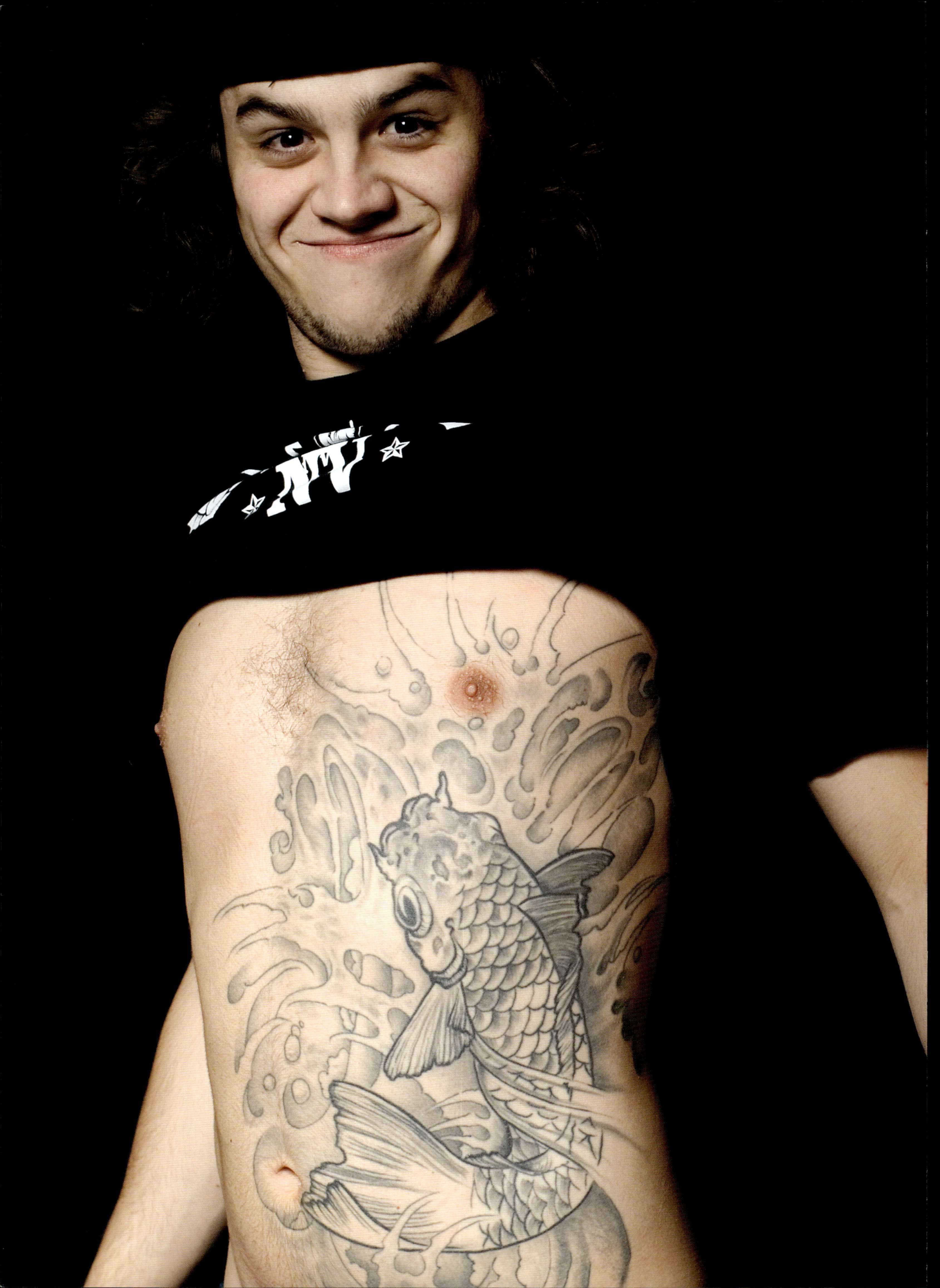

DIZZLE

Beruf: TÄTOWIERER, HART & HUNTINGTON TATTOO

Tätowierer: CLARK NORTH, HART & HUNTINGTON TATTOO

Ich fing als Aushilfe bei Hart & Huntington an. Mein Traum war, Tätowierer zu werden und ich verbrachte so viel Zeit wie möglich damit, den talentierten Tattoo-Künstlern zuzuschauen und von ihnen zu lernen. Schon bald konnte ich das Equipment vorbereiten und wusste mit den Kunden umzugehen. Zudem entwickelte ich Techniken, um meine Kunstfertigkeit zu verfeinern. Anfangs übte ich an Grapefruits. Es interessiert niemanden, wenn ein Stück Obst versaut wird, aber die Haut ist eine komplett andere Sache.

Bevor ich mich über andere Personen hermachte, wollte ich mir zunächst selbst eins verpassen. Also tätowierte ich mir eine Rose auf meinen Oberschenkel, aber es sieht furchtbar aus. Ich hätte es ausbessern lassen können, behalte es aber, um mich daran zu erinnern, wie viel ich gelernt habe. Es zeigt mir auch, wie viel Hingabe und Training erforderlich sind und wie ernst man seinen Job nehmen sollte. Mir gefällt alles rund ums Tätowieren, außer dem Gefühl der Nadel auf der Haut. Daran werde ich mich nie gewöhnen. Die schmerzhafteste Erfahrung meines Lebens war der Koi-Karpfen auf meinem Brustkorb. Zweifellos der schlimmste körperliche Schmerz, den man sich vorstellen kann.

Zurzeit arbeite ich bei Hart & Huntington in Cabo San Lucas, kurz vor Mexiko, was so ziemlich meinem Traum entspricht. Tätowieren und surfen – was will man mehr? Nicht schlecht für jemanden, der noch nicht einmal die High School abgeschlossen hat!

ANZAHL AN TATTOOS: 13
LIEBLINGS-TATTOO: Koi-Karpfen
LIEBLINGSSTIL: Japanisch
UNVERGESSLICHSTER KUNDE: DJ Paul von Three 6 Mafia

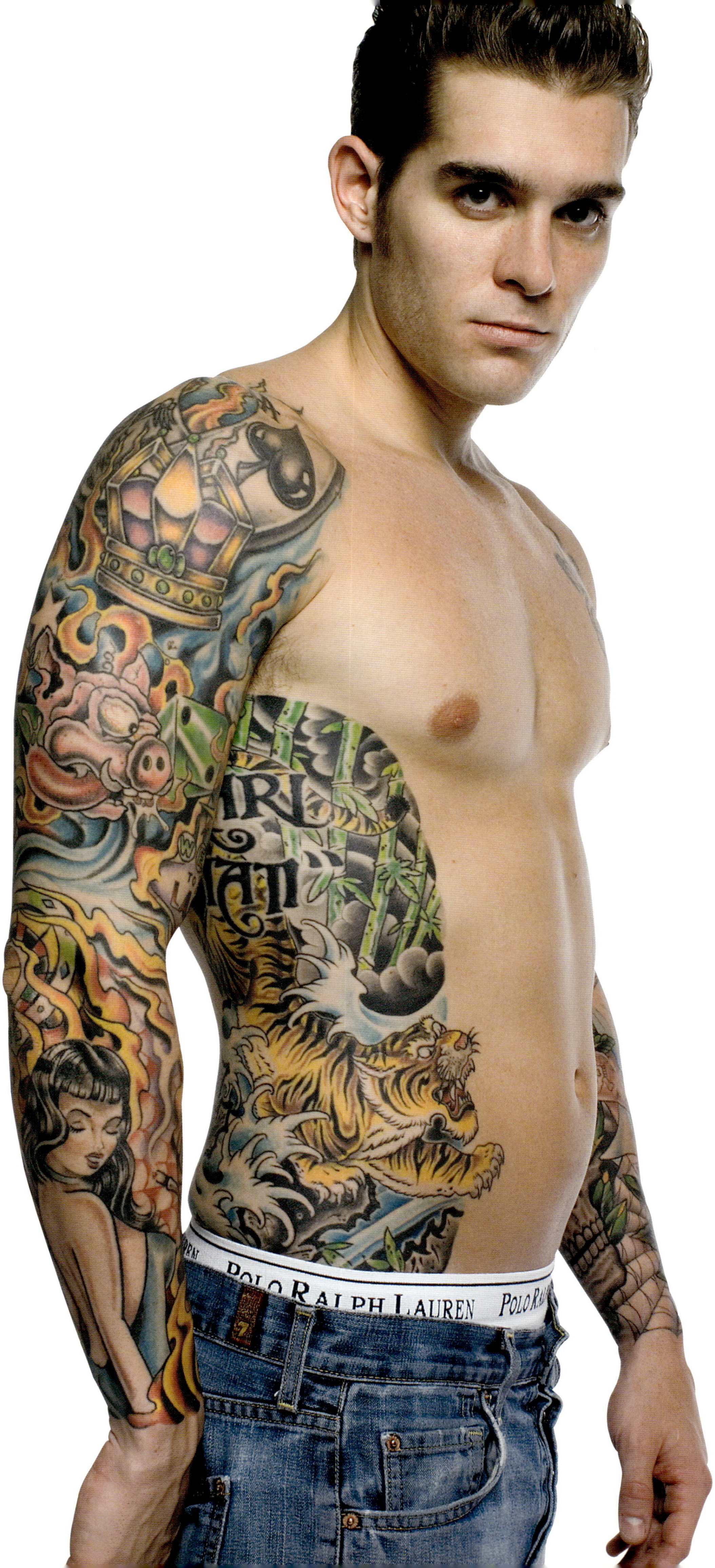
POLO RALPH LAUREN

KAMIL ZENMANN

Beruf: BARKEEPER

Tätowierer: JESSE SMITH, HART & HUNTINGTON TATTOO; KENT KELLEY

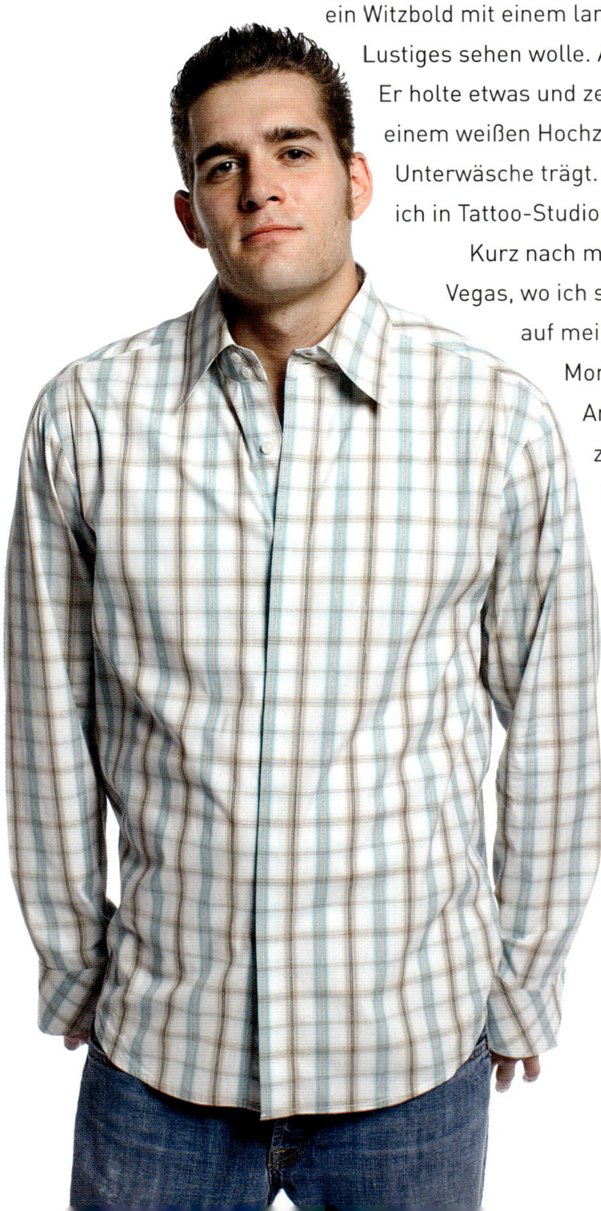

Als ich ungefähr sechs Jahre alt war, lebten wir auf Hawaii gegenüber eines Tattoo-Shops. Meine Mutter malte mir unechte Tattoos mit einem Kugelschreiber auf die Haut und für mich war es das Coolste überhaupt. Sie verzierte mich für gewöhnlich mit Skeletten, die an die Wand genagelt waren und allen Arten von Totenköpfen. Eines Tages ging ich einfach in das Tattoo-Studio. Einer der Tätowierer, so ein Witzbold mit einem langen, weißen Bart, kam auf mich zu und fragte, ob ich etwas Lustiges sehen wolle. Als kleiner Junge, der ich damals war, antwortete ich: „Klar". Er holte etwas und zeigte mir ein Bild aus einer Zeitschrift, wo ein Mädchen in einem weißen Hochzeitskleid zu sehen war, die sich gerade vorbeugt und keine Unterwäsche trägt. Er hatte Recht, ich fand es ziemlich komisch. Von da an hing ich in Tattoo-Studios rum.

Kurz nach meinem dreizehnten Geburtstag zog meine Familie nach Las Vegas, wo ich schließlich mein erstes Tattoo bekam – einen kleinen Gecko auf meiner Brust. Heute habe ich zwei komplett tätowierte Arme. Im Moment arbeite ich an meinen Beinen. Die Tattoos auf meinen Armen habe ich meinen Eltern gewidmet. Meine linke Seite zieren die Worte ALICIA MAMI, umrankt von Blumen, für meine Mutter. Auf meiner rechten Seite, über einem Tiger, der gerade durch einen Bambuswald streift, trage ich meinem Vater zu Ehren die Worte KARL TATI.

Auf meinen rechten Arm habe ich mir ein Mädchen mit einer Rose im Haar tätowieren lassen. Die Leute wollen immer wissen, ob das meine Mutter ist, was ich verneine. Es ist nur eine Latina. Warum ich sie mir habe stechen lassen? Ich liebe Frauen einfach. Am meisten an ihr gefällt mir, dass sie sogar ihre eigenen Tattoos hat.

Ich liebe

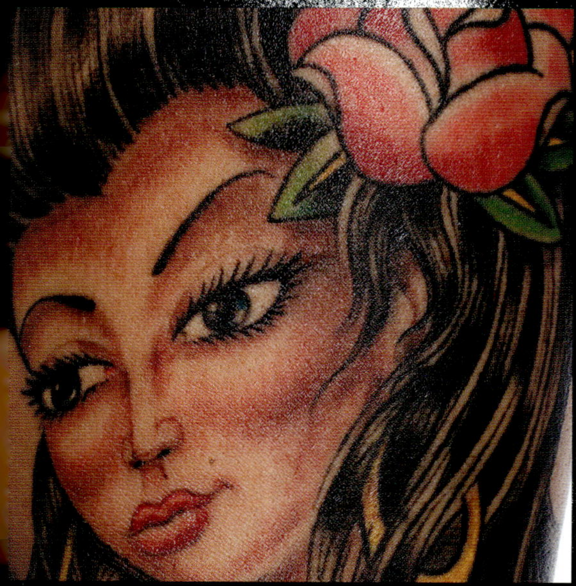

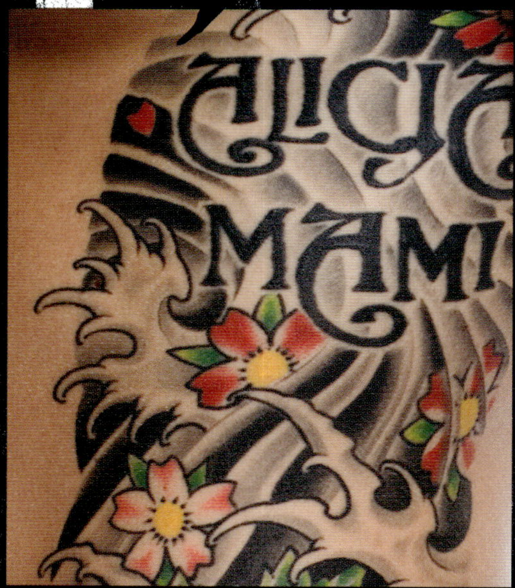

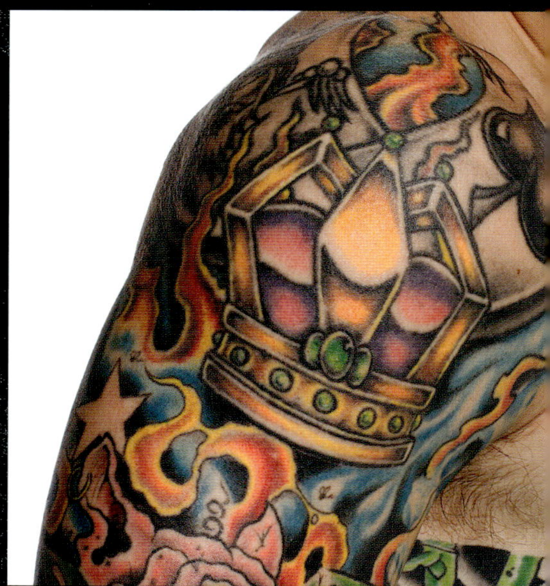

Jeden Tag bekomme ich eine Menge Fragen gestellt. Meistens wollen die Leute wissen, wo und von wem ich tätowiert wurde. Nach einer Weile ist man es einfach satt. Wenn ich im Fitness-Studio bin, klopfen mir die Leute auf die Schulter, wenn ich gerade mitten im Training bin. Sogar wenn ich Kopfhörer aufhabe. Um dem aus dem Weg zu gehen, trage ich manchmal langärmelige Shirts während des Trainings. Aber ich möchte mich nicht über meine Tattoos beschweren, sie haben mich schon vor einigem bewahrt. Ich habe in wirklich üblen Gegenden gewohnt und wenn die Leute meine Arme sehen, wollen sie sich lieber nicht mit mir anlegen. Kriminelle machen nur Jagd auf Schwächere, die wollen keinen Ärger mit Leuten, die so aussehen, als ob sie einen Streit vom Zaun brechen. Ich bin 1,80 m groß, wiege 88,5 kg bei einem Körperfettanteil von 6 Prozent und bin mit Tattoos übersät, also überlegen sie es sich zweimal.

Bei den Mädels hat es bislang auch nicht geschadet. Aber ich stelle meine Tattoos auch nicht zur Schau, um sie zu beeindrucken. Wenn ich einen Anzug tragen würde und die Frau schon so von mir beeindruckt ist, wird sie erst recht ausrasten, wenn ich bei ihr zu Hause mein Oberteil ausziehe und sie hundert Stunden Arbeit vor sich sieht. Sie wird in mir all das sehen, was sie bei ihren anderen Freunden immer vermisst hat.

Frauen einfach

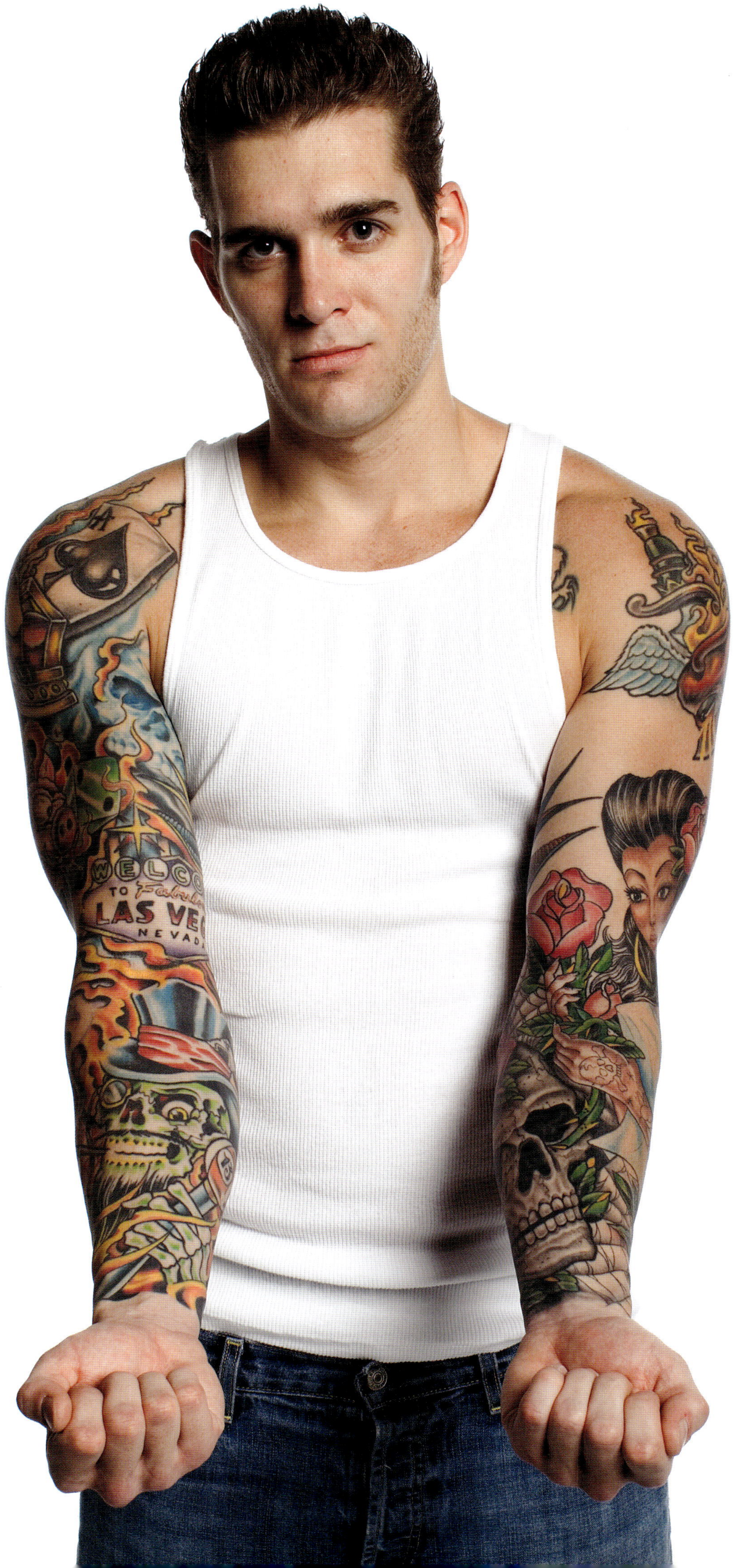
WELCO
TO
LAS VEG
NEVADA

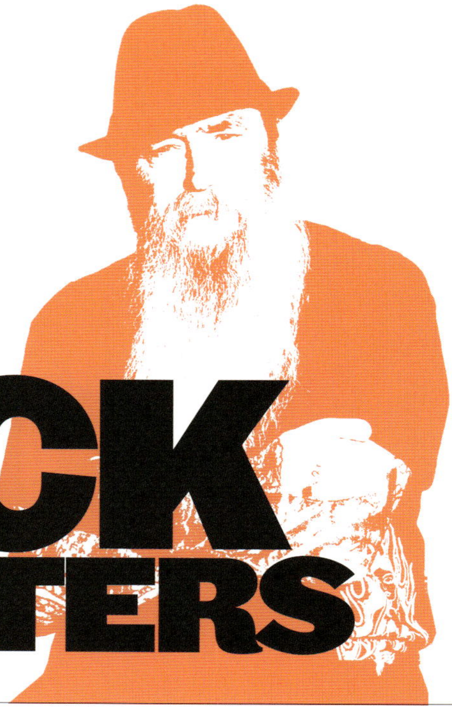

RICK WALTERS

Beruf: TÄTOWIERER

Tätowierer: UNBEKANNT

Meine Tattoo-Karriere begann vor vierzig Jahren im Studio von Bert Grimm in Long Beach. Fünfundzwanzig Jahre habe ich da gearbeitet. Ich war geprüfter Schweißer und Mechaniker, aber nirgendwo konnte ich mich so gut ausleben wie in der Tattoo-Branche. Damals kamen viele Seefahrer, Biker und Leute, die auf den Ölfeldern arbeiteten, zu uns. Auch Gelegenheitskellnerinnen nahmen unsere Dienste in Anspruch, aber Tattoos waren außerhalb der Arbeiterklasse nicht akzeptiert. Viele waren zwar tätowiert, aber nicht auffällig. Außerdem trugen die meisten die Tattoos an Stellen, wo sie leicht versteckt werden konnten.

Seither ist das Tätowieren zum Trend geworden und die Akzeptanz deutlich gestiegen. Ärzte, Anwälte und Manager suchen mich täglich auf, um sich tätowieren zu lassen. Als ich anfing, als Tätowierer zu arbeiten, gab es nur etwa fünfundzwanzig Tattoo-Studios in Los Angeles und Orange County. Mittlerweile gibt es über zweitausend. Heutzutage sind Tätowierungen dank Fernsehsendungen und Tattoo-begeisterter Promis immer salonfähiger und beliebter geworden und immer mehr junge Leute möchten Tätowierer werden. Ich habe großen Respekt vor den jungen Nachwuchskünstlern von heute, aber sie machen nichts, was man nicht auch schon vor dreißig Jahren gemacht hat. Ihr künstlerisches Können mag beeindruckend sein, aber es hat immer schon große Künstler in der Szene gegeben. Die jüngere Generation hat eine Vorliebe für Porträts und größere Motive, die sie ohne *Outlines* stechen. Das Problem bei dieser Vorgehensweise ist die Tatsache, dass die Farben verlaufen und die Konturen ausfransen können.

In meiner Laufbahn habe ich praktisch alle Arten von Tätowierungen auf fast allen erdenklichen Körperteilen an allen möglichen Menschen gestochen. Es gibt aber Sachen, die ich nicht machen würde. Wenn irgendein Dahergelaufener in meinen Laden spaziert und sich ein Tattoo auf Hände, Nacken oder Gesicht stechen lassen möchte, dann weise ich ihm die Tür, denn er weiß nicht, was er tut. Diese Körperteile sollten nur bei Menschen tätowiert werden, die schon ziemlich flächendeckend tätowiert sind. Für mich muss sich ein Tattoo-Neuling zunächst an einer anderen Stelle tätowieren lassen und kann dann erst zu mir zurückkommen. Als seriöser Künstler kann ich es nicht verantworten, jemanden, der sich leichtfertig dazu entscheidet, seinen Hals zu tätowieren, zu bedienen.

Ich liebe diesen Beruf – Künstler zu sein und damit Geld zu verdienen. Es gibt so viele Künstler da draußen, die am Hungertuch nagen. Ich weiß, wovon ich rede. Für mich ist es eine Ehre, als Tätowierkünstler meinen Unterhalt zu verdienen.

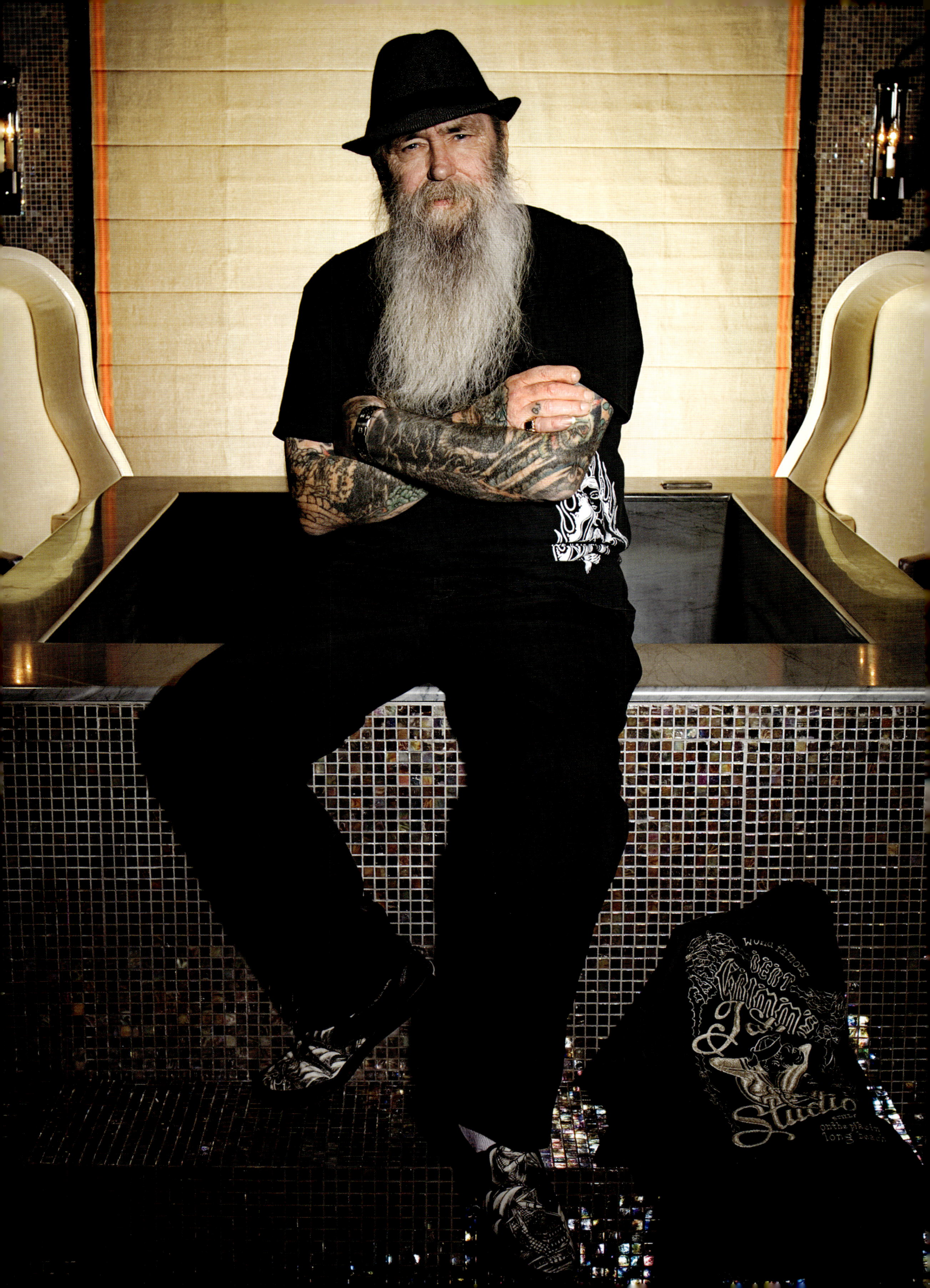
World famous
Bert Grimm's
Studio
on the pike in
long beach

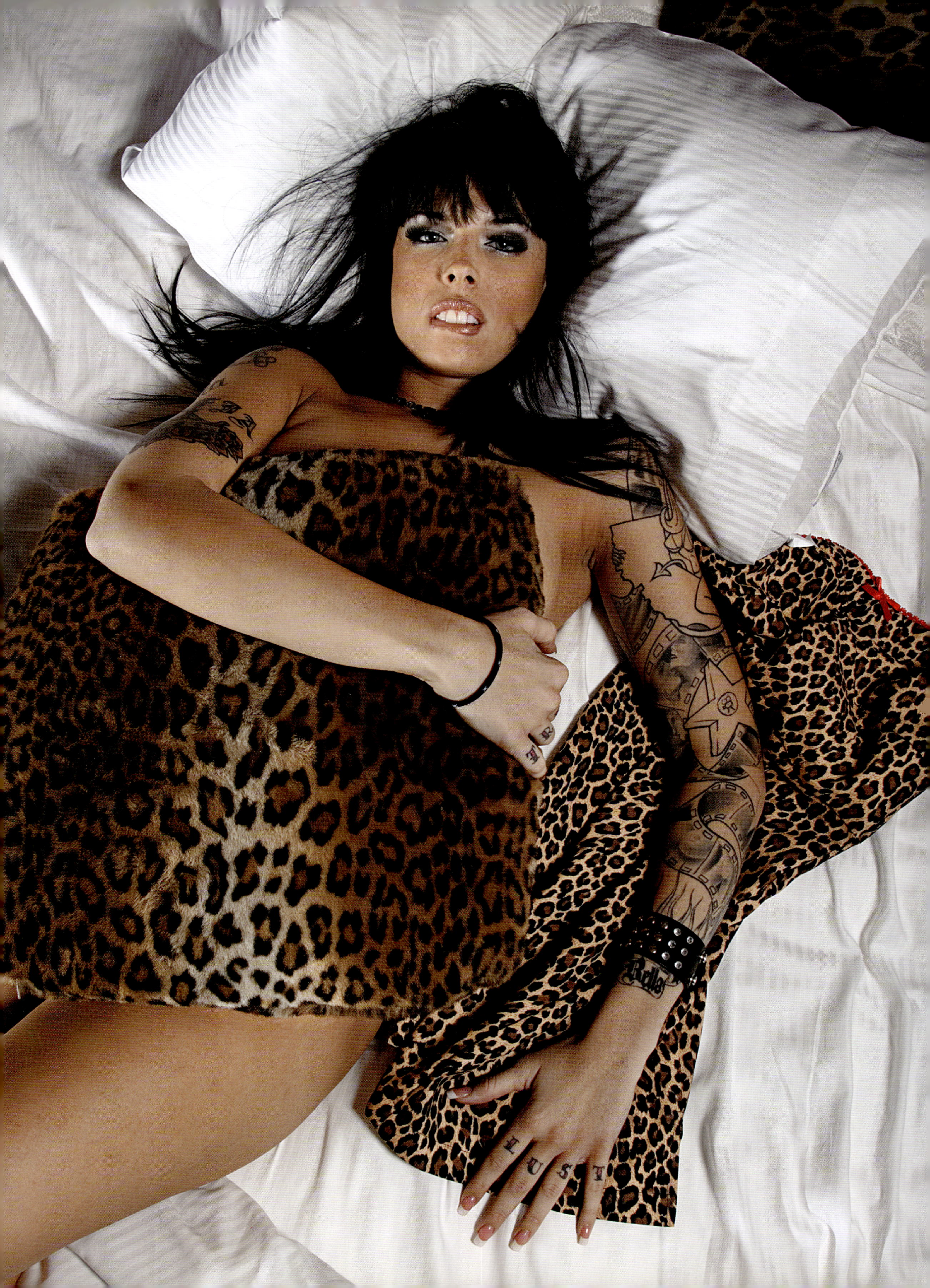
Bella

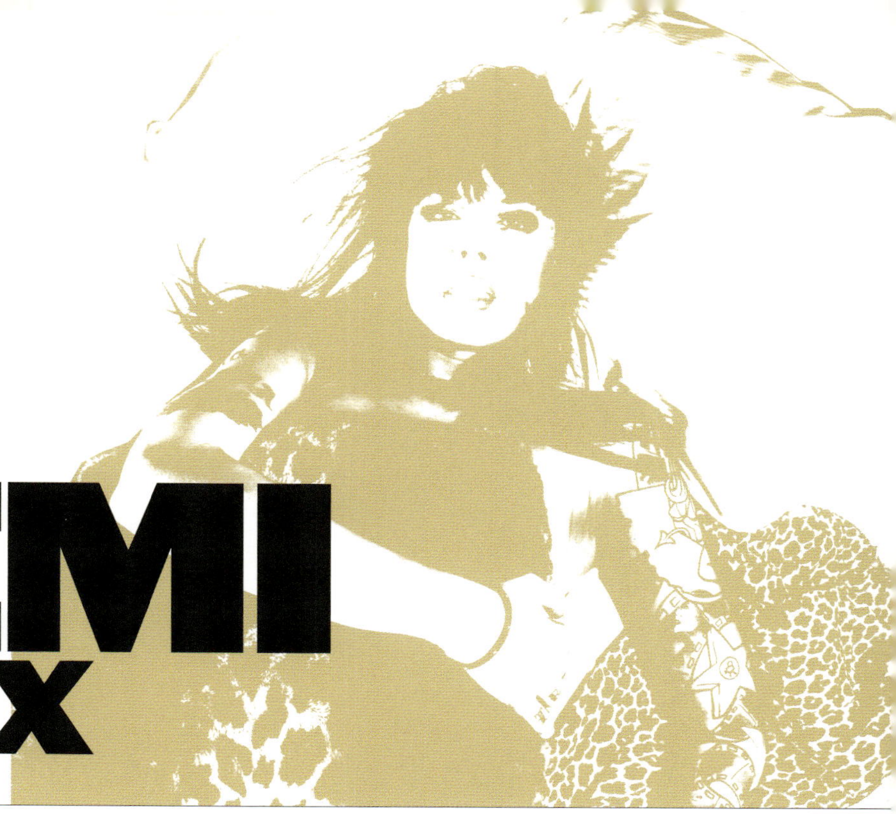

DEMI MARX

Beruf: PORNODARSTELLERIN

Tätowierer: AUSTIN SPENCER; KNUCKLES JOE

Als Teenie war ich ein ganz schöner Wildfang. Ich rauchte Gras, trieb mich bis in die Puppen rum und stellte genau die Sachen an, die man von einem unartigen Mädchen erwartet. Meine Eltern waren Biker und führten ein ziemlich wildes Leben. Natürlich waren viele ihrer Freunde auch Biker und so kam ich schon früh mit Tattoos in Berührung. Einige meiner frühesten Erinnerungen sind die Biker-Treffs, die ich mit meinen Eltern besuchte. Und die vielen Grillfeste, die sie für ihre Biker-Freunde in unserem Hinterhof gaben. Für meine Eltern sollte ich für immer das verhätschelte kleine Mädchen bleiben. Als ich aber anfing, mich anders als geplant zu entwickeln, steckten sie mich kurzerhand in eine Klosterschule in Texas. Der totale Albtraum. Wir waren fünfundachtzig Mädchen und kein einziger Junge. Die Nonnen überwachten uns vierundzwanzig Stunden am Tag und bespitzelten uns sogar in unseren Zimmern über eine Sprechanlage. Wir durften nicht miteinander reden, Zeitung lesen oder fernsehen. Wenn wir von einem Klassenraum zum nächsten marschierten, mussten wir mit militärischer Präzision eine gerade Linie halten. Noch keine zwei Wochen nach der Schulabschlussfeier lag ich bäuchlings auf der Tätowierbank und ließ mir das keltische Symbol für „Seele" auf den Rücken stechen.

Nach meinem Einstieg in die Pornofilmbranche ließ ich mir ein Tattoo nach dem anderen stechen. Die meisten meiner Tattoos haben einen tiefen Bezug zu meiner Jugend als unschuldige Klosterschülerin auf der einen sowie meinem chaotischen Leben in der Erotikfilmbranche auf der anderen Seite. Mein linker, komplett tätowierter Arm stellt zum Beispiel meine Karriere als Pornofilmdarstellerin dar. Er setzt sich zusammen aus einem Filmstreifen, Sterne aus dem *Hollywood Walk of Fame,* einer Abbildung von Kalifornien und einer Teufelin. Zurzeit arbeite ich an der Vollendung meines rechten Arms, der eher finstere, religiöse Motive enthalten soll. Bisher trage ich dort eine streng und düster dreinblickende Nonne im Old-School-Stil, einen Totenkopf und eine Widmung an meinen Vater, der kurz nach meinem Schulabschluss ums Leben kam.

Ich glaube schon, dass ich ein guter Mensch bin. Ich kann aber keine guten Entscheidungen in einem schlechten Umfeld treffen. Ich arbeite sehr hart, doch das wird überhaupt nicht honoriert. Demi Marx' Leben wird immer von zwei Seiten bestimmt sein: Pornofilmdreh am Samstag und Kirchgang am Sonntag – manchmal.

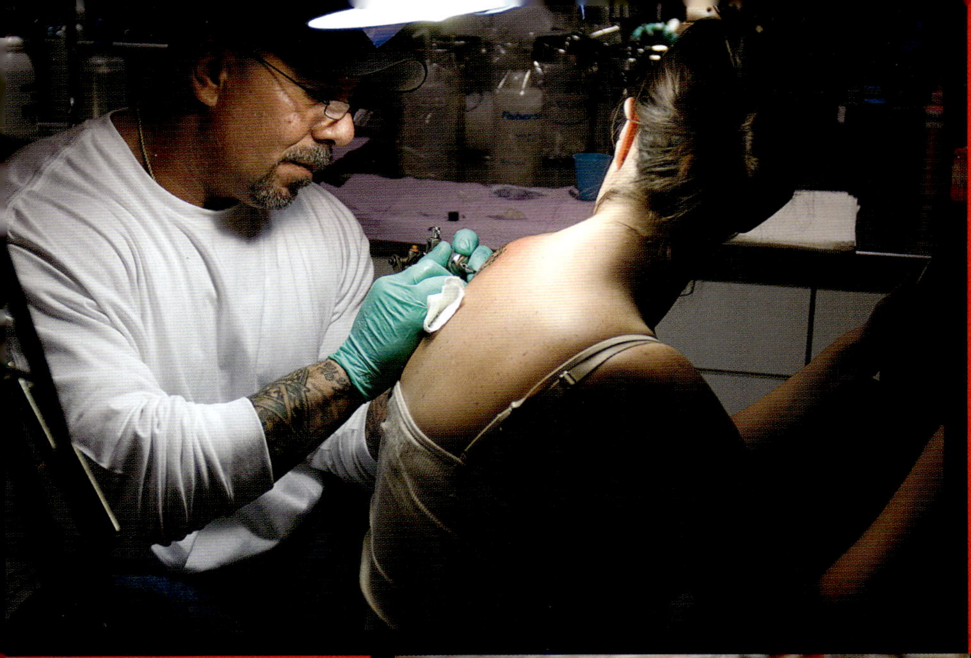

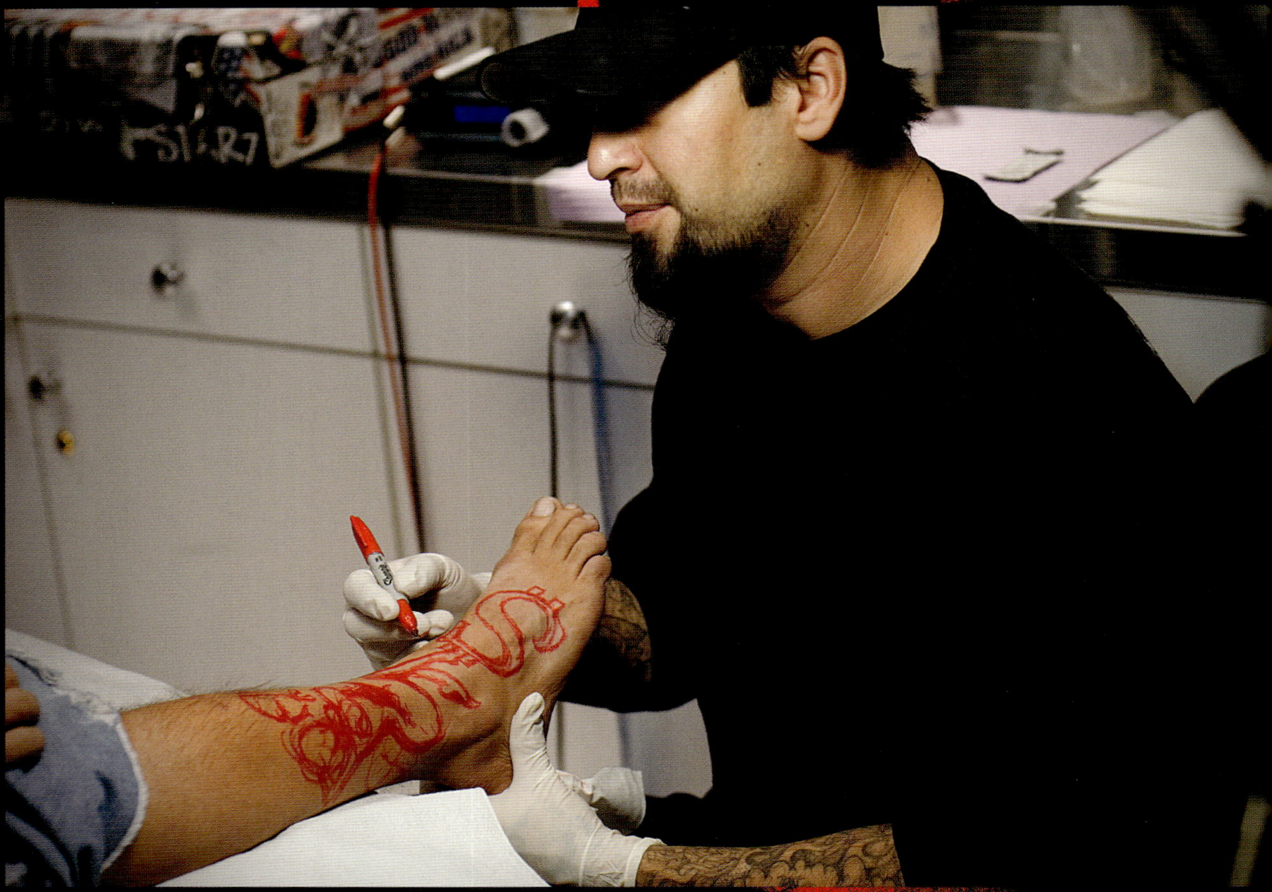

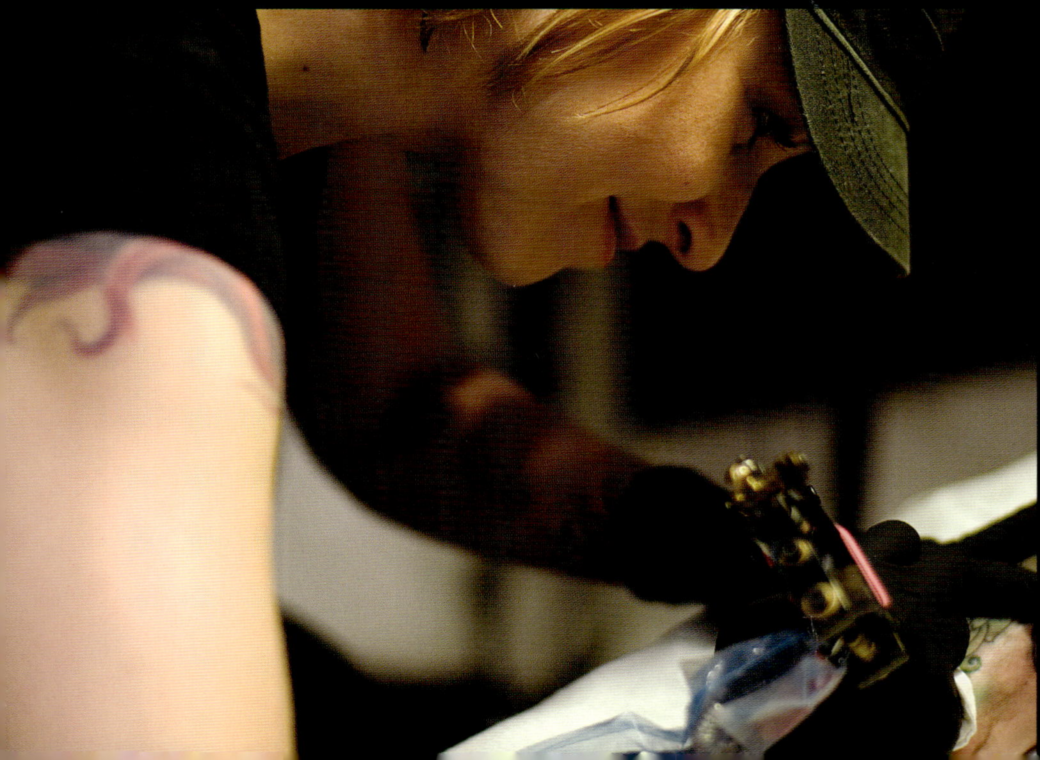

DER TÄTOWIERER ALS THERAPEUT MIT UNCLE JOHNNY

Man sagt ja, dass Friseure bessere Therapeuten sind, weil viele Menschen sich ihnen anvertrauen. Das gilt auch für Tätowierer. Im Laufe meiner Karriere habe ich die unterschiedlichsten Geschichten von Menschen aus allen Gesellschaftsschichten gehört. Während ich dauerhafte Bilder auf ihre Haut steche, geben sie intimste Details ihres Lebens preis.

Es war schon immer mein Bestreben, dass sich jeder, der auf meinem Tätowierstuhl Platz nimmt, wohlfühlt. Die meisten Kunden, darunter auch alte Hasen, werden nervös, wenn sie an die bevorstehenden Schmerzen denken. Um ihnen die Nervosität zu nehmen, stelle ich meistens ein paar Standardfragen. Das Eis ist dann gebrochen und sie erzählen mir ihre Geschichten.

Als ich einmal einer Frau mittleren Alters, die in ihrem Leben einen Neuanfang wagen wollte, ein chinesisches Schriftzeichen tätowierte, vertraute sie mir an, dass sie es satt habe, dass ihr Ehemann sie siebzehn Jahre lang mit anderen Frauen betrogen und sie nun endlich den Mut aufgebrachte hatte, ihn zu verlassen. Danach erzählte sie mir ihre komplette Lebensgeschichte. Sehr oft kommen Menschen zu mir, die keinen haben, dem sie etwas erzählen oder anvertrauen können. Deshalb legen sie sofort los, sobald sie jemanden wie mich finden, mit dem sie ein paar Stunden ein Einzelgespräch führen können. Da ich mich bei den Sitzungen sowieso nur mit ihnen beschäftige und sonst nichts anderes tun kann, höre ich ihnen einfach zu. Teilweise denken sich solche Kunden wohl, dass sie mir alles erzählen können, da sie mich nach der Sitzung nie wieder sehen werden. Ich lege großen Wert darauf, keine Ratschläge, sondern höchstens den ein oder anderen Tipp zu geben. Besteht ein besonderer Bezug zu einem Kunden aufgrund einer ähnlichen Erfahrung, die ich auch gemacht habe, erzähle ich ihm davon.

Manchmal ist es schwierig, sich nicht von den Emotionen mitreißen zu lassen. Einmal kam ein Pärchen herein, das ein Partner-Tattoo haben wollte. Ihr Baby war gerade gestorben und sie wollten sich gemeinsam als Zeichen ihrer Trauer dasselbe Tattoo stechen lassen. Als sie mir während des Tätowierens ihre Geschichte erzählten, fingen sie an zu weinen. Ich konnte meine Gefühle kaum zurückhalten und musste die Sitzung ein paar Minuten unterbrechen, um mich bei einer Tasse Kaffee wieder zu fangen. Das war eine meiner schwierigsten Sitzungen.

Augenblicke wie diese haben mich zu der Erkenntnis geführt, dass jeder Kunde, der auf dem Tätowierstuhl Platz nimmt, einen persönlichen Bezug zum Tätowierer aufbaut. Ein Tätowierer mit sozialen Kompetenzen kann zum angesehenen Künstler aufsteigen. Deshalb lege ich Wert darauf, die Leute so zu behandeln, wie ich selbst behandelt werden will.

Egal, wie viele Geschichten ich zu hören bekomme, ich werde nie die Lust am Zuhören verlieren. Die Menschen kommen den ganzen Tag ins Studio und erzählen mir ihre Geschichten, während ich sie bemale. Das ist der beste Job der Welt!

JAY

Beruf: PRODUKTIONSLEITER, HART & HUNTINGTON TATTOO

Geboren und aufgewachsen: NORCO, KALIFORNIEN

Tätowierer: BEN CORN; LOKI; JUSTIN BISHOP

Erstes Tattoo: EIN JOKER AUF DER RECHTEN SCHULTER

Anzahl an Tattoos: 70 PROZENT DER HAUT BEDECKT

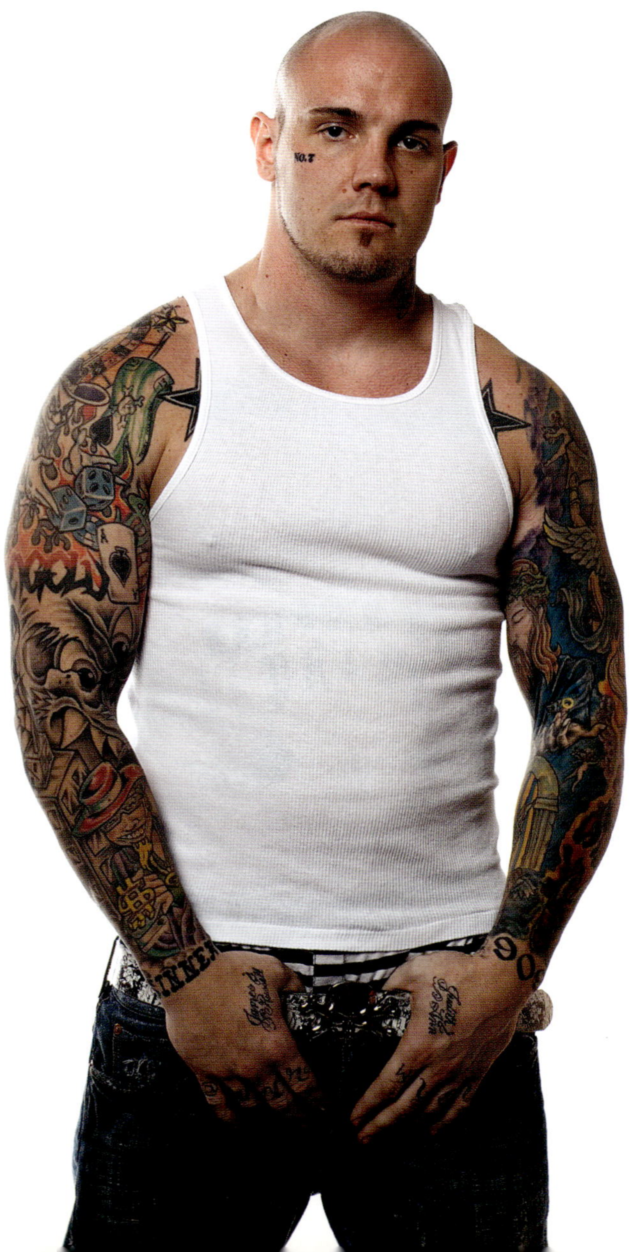

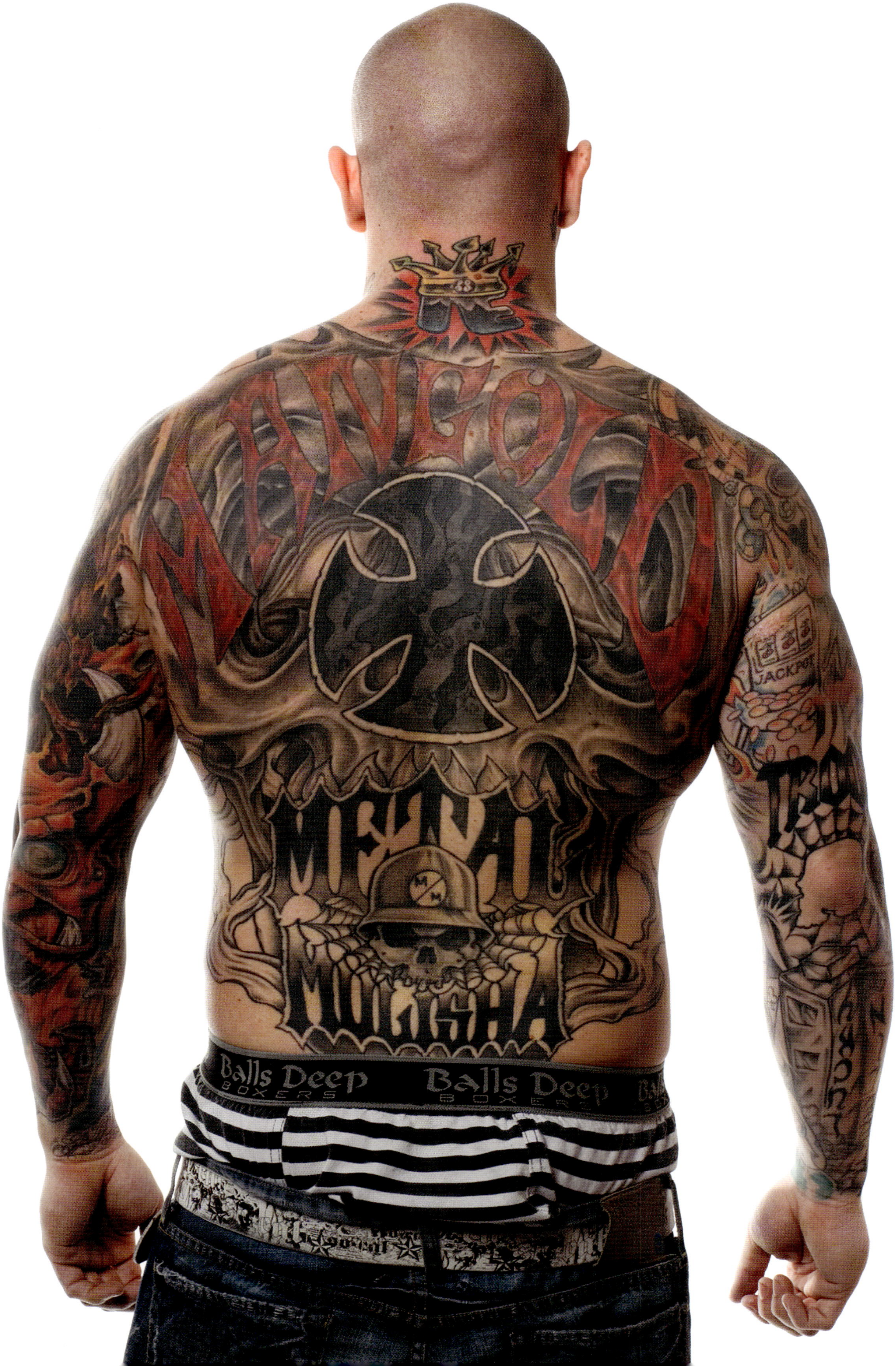
Balls Deep
BOXERS
Balls Deep
BOXERS
JACKPOT

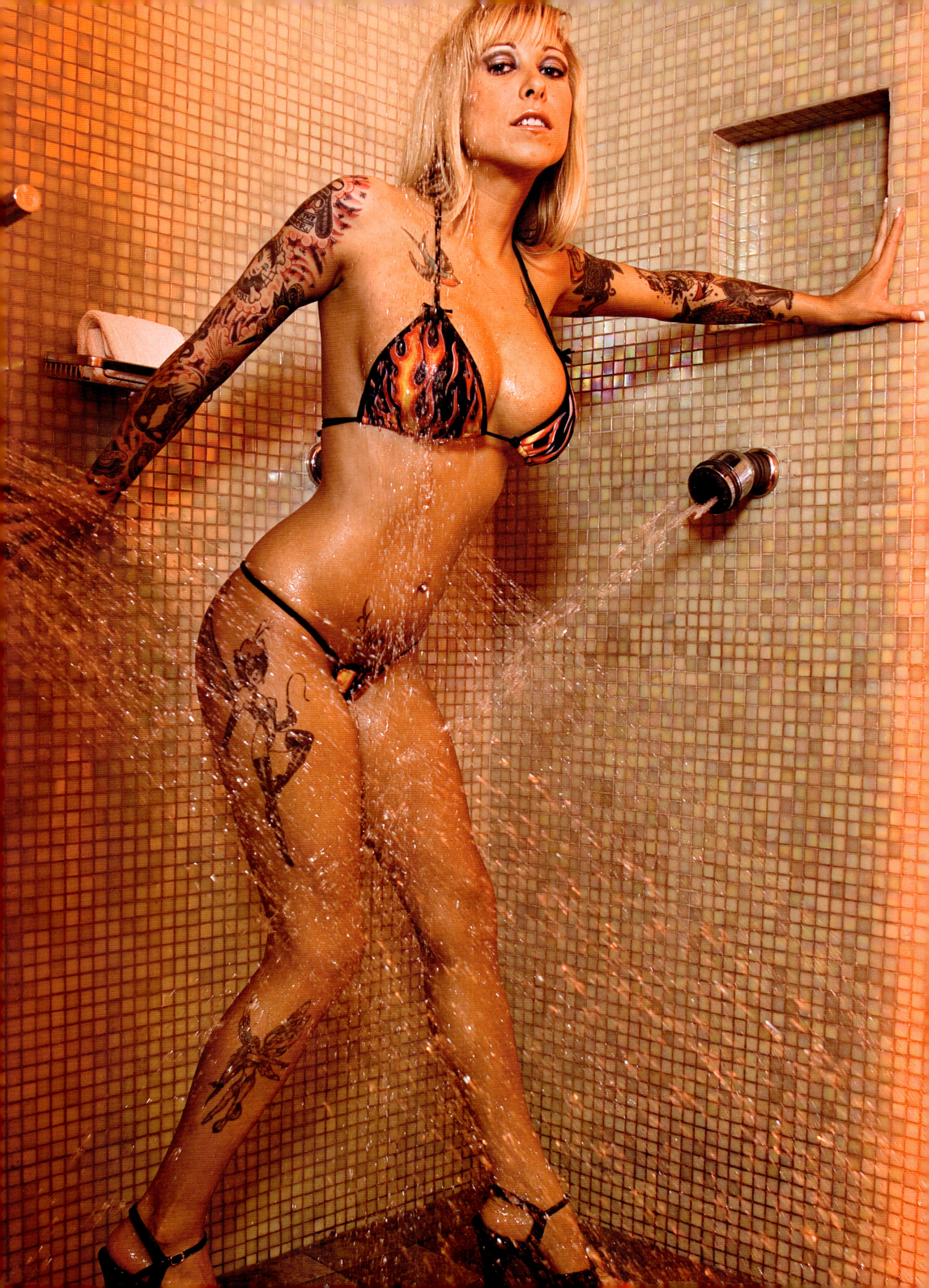

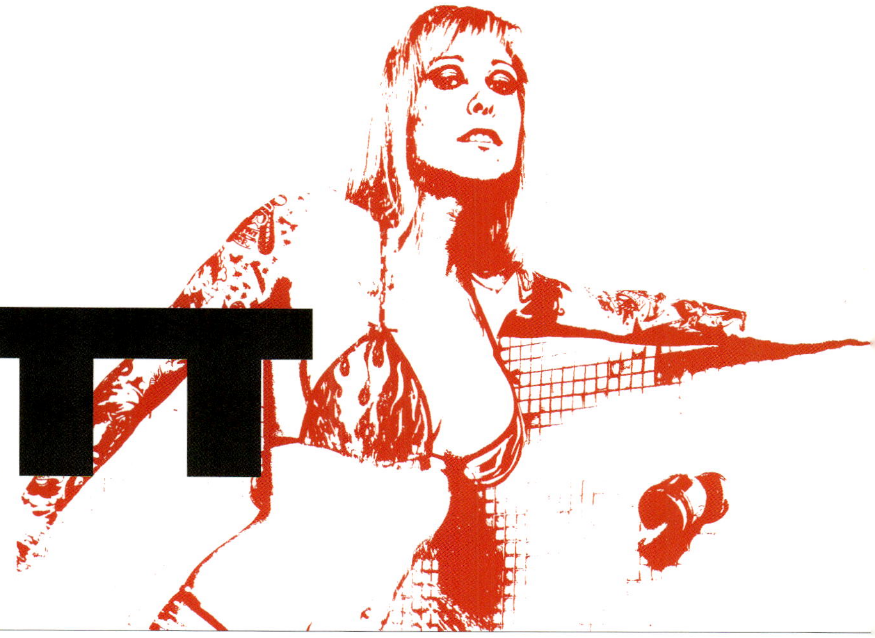

KATT NIPZ

Beruf: TÄNZERIN

Tätowierer: STEVE CVINAR; JEREMY TUPTA

Ich ließ mir mein erstes Tattoo in Gedenken an meinen Bruder stechen, der bei einem Verkehrsunfall ums Leben kam, als ich vierzehn war. Genauer gesagt ließ ich mir seinen Namen auf meinen Unterleib verewigen. Mein Vater tat dasselbe. Er war mehr Freund als Vater. Deswegen nahm er es sehr locker, dass ich mich tätowieren lassen wollte, bevor ich achtzehn wurde. Mittlerweile habe ich den Namen aber überstechen lassen, weil es alles unnötig kompliziert macht, wenn man mit einem Typen ausgeht und der Name eines anderen Mannes auf den Unterleib tätowiert ist. Ich ersetzte es mit einem anderen Tattoo auf meinem Unterarm, das ich ihm gewidmet habe.

Als ich umzog und meine Karriere als Tänzerin begann, hing ich mit einem Haufen verrückter Typen ab, die sich für die Rock-Szene begeisterten. An einem Freitag dem dreizehnten war ich mit der Clique im „Roxy" auf dem Sunset Boulevard unterwegs. Aus irgendeinem Grund leerte ich meinen Drink über dem Kopf eines Typen aus. Die Aktion löste eine wüste Schlägerei aus. Wir hatten Glück, mit unserem Leben davongekommen zu sein. Aus diesem Anlass ging ich direkt in ein Tattoo-Studio ein paar Blocks weiter und ließ mir ein Paar Schlagringe mit der Zahl Dreizehn darüber stechen.

Ich empfinde Stolz und Respekt für mein Land – mein Großvater kämpfte im Zweiten Weltkrieg – und das spiegelt sich in meinen Tattoos wider. Ich trage ein paar klassische Old-School-Motive wie einen Klipper und ein mit einem Dolch durchstochenes Herz. Einige Tattoos bedeuten mir mehr als andere. Auf meiner Brust habe ich mir die Namen meiner Mutter und meines Stiefvaters zusammen mit einer Schwalbe stechen lassen, damit ich immer den Weg zu ihnen nach Hause finde. Das Zigeunermädchen auf meiner linken Schulter erinnert mich daran, immer zu reisen und niemals zu lange an einem Ort zu verweilen. Ich komme aus dem Mittleren Westen und lebe zurzeit in Vegas, aber eines Tages möchte ich die Welt bereisen. Ich habe vor, einen Reisepass zu beantragen und als Erstes nach Europa zu fahren. Außerdem trage ich einen Anker mit dem Wort STRENGTH – Stärke – auf meinem linken Arm, der mir dabei hilft, einen klaren Kopf zu behalten und Drogen zu vermeiden. Ich hatte lange Zeit ein Drogen- und Alkoholproblem, bin aber seit mehr als sieben Jahren clean.

Für mich waren die Schmerzen beim Tätowieren nicht ganz so schlimm, außer an meinen Ellenbögen und am Bizeps. Wahrscheinlich lasse ich mir noch die restlichen Flächen meines Bizeps und vielleicht auch meine Fingerknöchel tätowieren, und dann ist es vollbracht. Ja, genau!

BIG B

Beruf: RAPPER

Tätowierer: TRAE HANSEN; MAX KILBOURNE

Geboren und aufgewachsen: KALIFORNIEN UND ARIZONA (UND LAS VEGAS)

Erstes Tattoo: EIN KELTISCHES TRIBAL-ARMBAND AM LINKEN OBERARM

Anzahl an Tattoos: 80 PROZENT DER HAUT BEDECKT

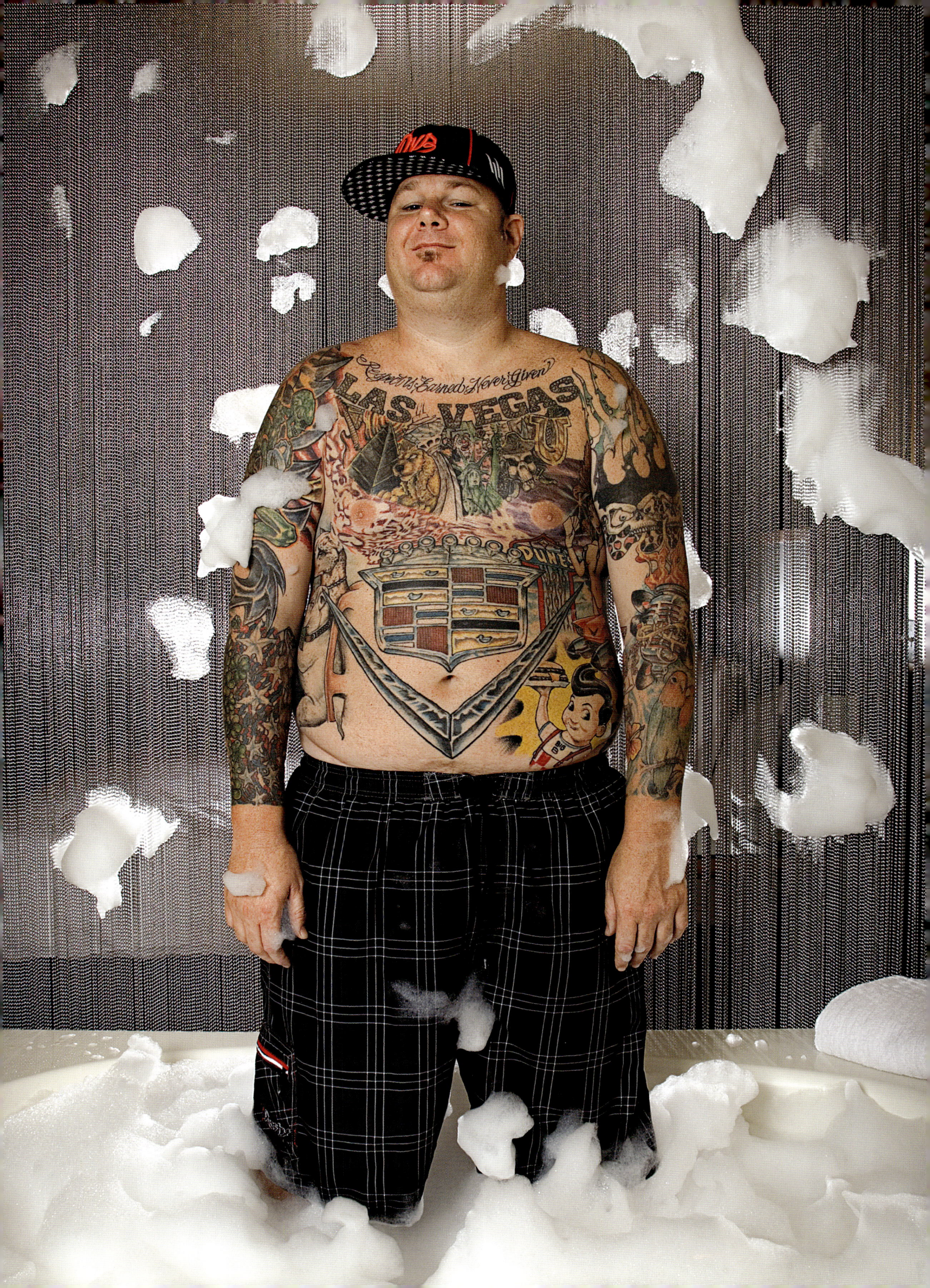
Respect Is Earned Never Given
LAS VEGAS

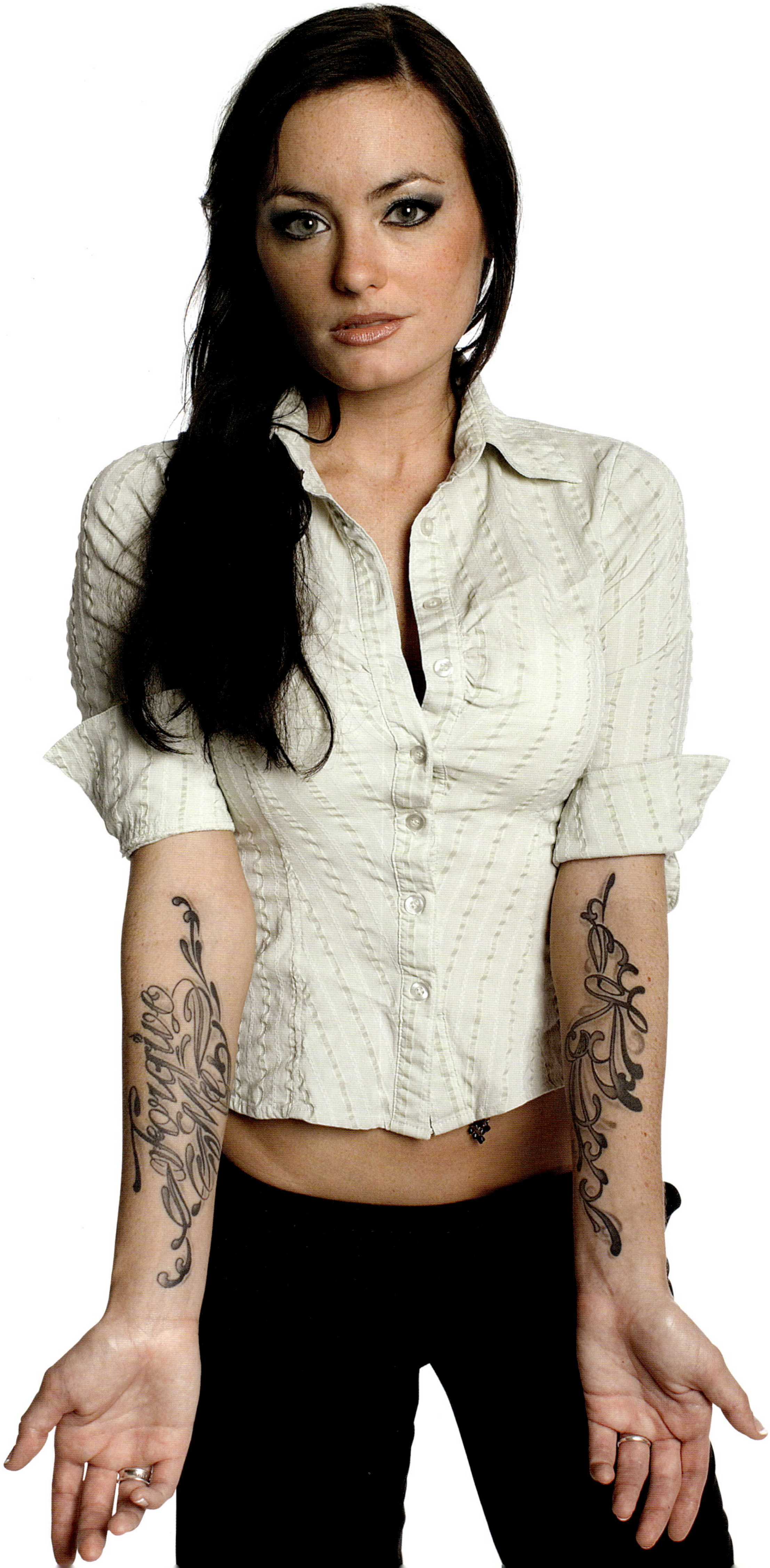

KARLEE MURRAY

Beruf: ASSISTENTIN IN DER FERNSEHBRANCHE

Tätowierer: JESSE SMITH, HART & HUNTINGTON TATTOO

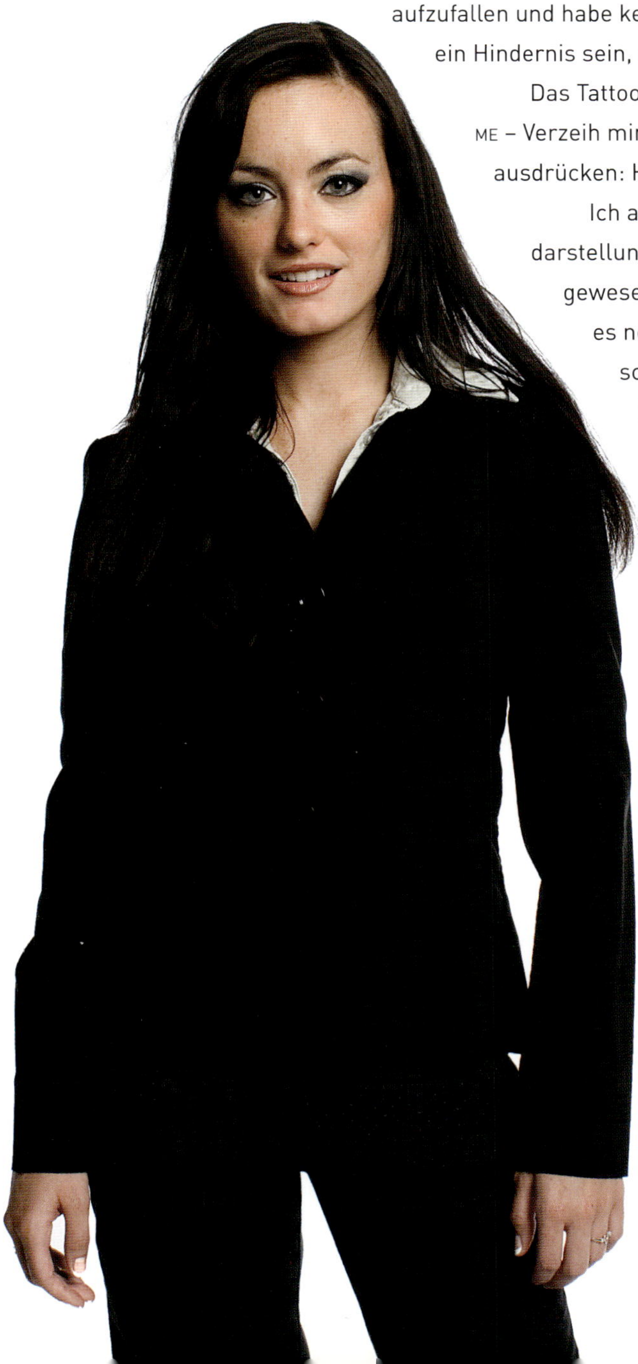

Ich liebe meine Tattoos. Sie gehören zu meinen Lieblingsaccessoires, weil sie schwarz und sexy sind und zu jedem meiner Outfits passen. Ich stamme ursprünglich aus Boston, möchte mich aber ganz klar von den Mädels dort distanzieren, die ausschließlich die Mode aus langweiligen Katalogen tragen. Leider gibt es dort viele von ihnen. Ich liebe es aufzufallen und habe keine Angst, Individualistin zu sein. Tattoos können manchmal ein Hindernis sein, aber ich bin clever genug, das zu meistern.

Das Tattoo, das mir am meisten bedeutet, ist der Schriftzug FORGIVE ME – Verzeih mir – auf der Innenseite meines rechten Oberarms. Es soll ausdrücken: Häng' nie den Hörer auf, bevor du dich nicht versöhnt hast!

Ich arbeite in der Fernsehbranche, da sind Kreativität und Selbstdarstellung Voraussetzung. Daher sind meine Tattoos nie ein Problem gewesen. Ich würde nie zu einem Vorstellungsgespräch gehen, wo es nötig wäre, meine Tätowierungen zu verbergen. Ich verwalte schließlich keine Hedge-Fonds. Ich bin achtundzwanzig und habe ein starkes Selbstbewusstsein. Ich fühle mich wohl in meiner Haut. Zwei Jahre lang lebte ich in Las Vegas und arbeitete in der Casting-Abteilung der Reality Show *Inked*. Für ein braves, katholisches Mädchen aus Boston eine drastische Umstellung. Meiner Meinung nach ist Las Vegas die Leber Amerikas. Menschen kommen hierher, um die Sau rauszulassen und sich auszutoben. So erfüllt Vegas durch den schier endlosen Partyrausch eine entgiftende und bereinigende Funktion für die gesamte Nation – wie eine Leber halt. Ich gewöhnte mich so sehr daran, dass es mich irgendwann jedes Mal verwunderte, Menschen zu sehen, die ihrem normalen Alltag nachgingen, zur Arbeit gingen oder ihre Kinder erzogen. Nach einer Weile fand ich dieses Leben belastend. Jetzt, wo ich wieder an der Ostküste lebe, kann ich mich auf meine Arbeit konzentrieren. Die Möglichkeiten hier sind schier endlos. Was auch immer es ist, wofür ich mich entscheide, es wird sicherlich meiner Selbstverwirklichung dienen.

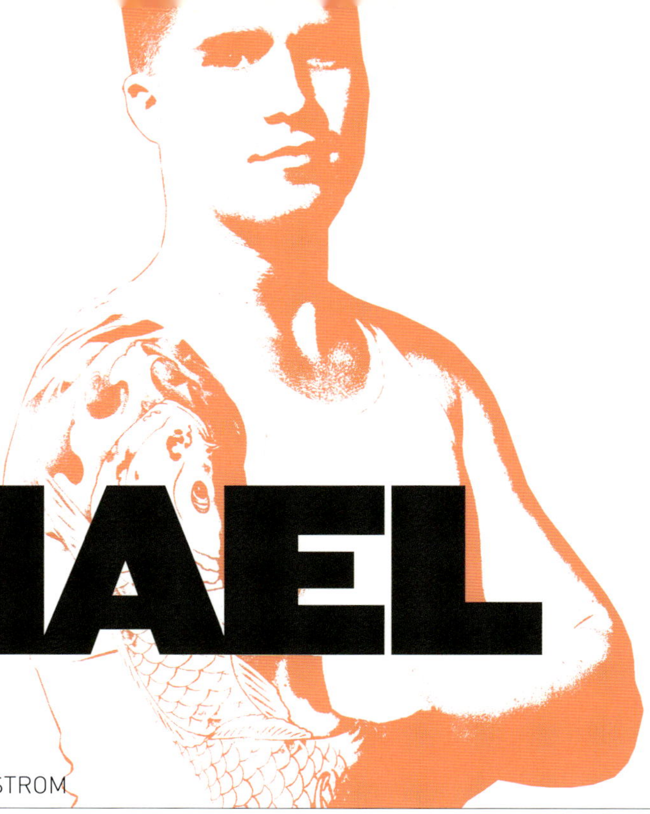

MICHAEL POPE

Beruf: STELLVERTRETENDER ABTEILUNGSLEITER BEI NORDSTROM

Tätowierer: CLARK NORTH, HART & HUNTINGTON TATTOO

Mein neuestes Tattoo ist ein Koi-Karpfen mit Ahornblättern, einer Pfingstrose und traditionell im japanischen Stil gehaltenen Wasserlilien, Wellen und Meeresschaum. Dahinter verbirgt sich gar keine große Geschichte. Es ist einfach eine kleine Erinnerung daran, dass man hart arbeiten muss, um sich das Beste im Leben leisten zu können. Ich glaube nicht, dass jede Tätowierung eine tiefere Bedeutung haben muss. Die reine Ästhetik bewegt mich dazu, mir ein Tattoo stechen zu lassen. Ich brauche dazu keine Geschichte. Trotzdem kann die Schönheit einer Tätowierung eine eigene Geschichte erzählen. Im Laufe des nächsten Jahres habe ich vor, mir den kompletten Oberkörper im japanischen Stil tätowieren zu lassen, sodass sich eine fließende, traditionelle japanische Malerei quer über meinen ganzen Rücken erstrecken wird. Mit steigender Anzahl und Ausarbeitung der Tattoos entwickeln diese mehr und mehr ein Eigenleben. Der gesamte Tätowiervorgang ist ein Prozess – man beobachtet, wie die Tattoos sich entwickeln und entsprechend der eigenen Vision, die man mit dem Künstler ausarbeitet, Form annehmen. Ich freue mich darauf, die Entwicklung meiner Tätowierungen für den Rest meines Lebens zu verfolgen.

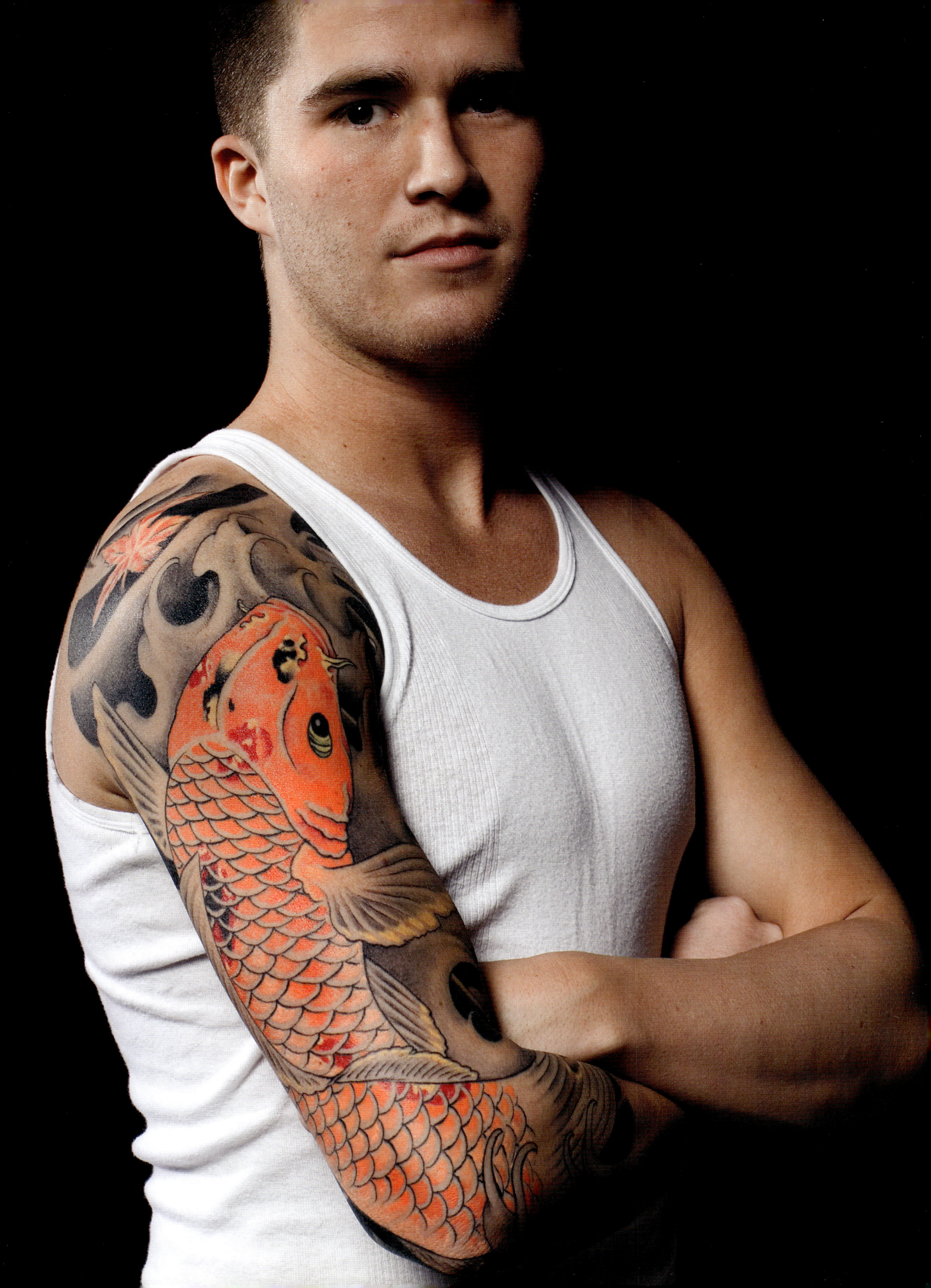

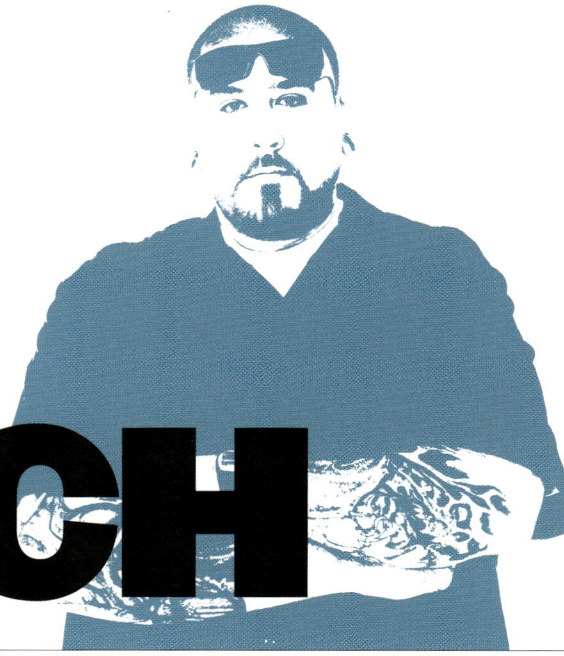

MOOCH

Beruf: BETRIEBSLEITER, HART & HUNTINGTON TATTOO

Tätowierer: MERDOK, HART & HUNTINGTON TATTOO; TRAE HANSEN

Ich ließ mir mit achtzehn das erste Tattoo stechen – den Namen meiner Tochter auf meiner Brust. Ein guter Freund stach es mit einer Tätowiermaschine der Marke Eigenbau aus einem Walkman-Motor und Gitarrensaiten. Danach war ich Feuer und Flamme für Tätowierungen. Mein zweites Tattoo war mein Nachname in altenglischer Schrift auf meinem Rücken. Als meine zweite Tochter geboren wurde, ließ ich die Namen meiner beiden Töchter auf meinen Bauch, ebenfalls in altenglischer Schrift, tätowieren. Außerdem ließ ich den Namen meiner Ehefrau auf meinen Finger stechen.

Als ich 1997 Rialto, Kalifornien, verließ, um nach Las Vegas zu ziehen, wollte ich mir unbedingt meine beiden Arme tätowieren lassen. Damals lernte ich Trae Hansen kennen, den Eigentümer von „Pricz Tattoo". Ich wollte Dämonen und Totenköpfe, und er machte sich direkt auf meinem rechten Arm an die Arbeit. Es gibt nichts Besseres, als den richtigen Tattoo-Künstler, dem man die Verwirklichung der eigenen Vorstellungen anvertrauen kann, gefunden zu haben. Ich engagierte dann Merdok von Hart & Huntington für die Arbeit an meinem linken Arm. Er ist ein hervorragender Spezialist bei der Arbeit mit Schwarz- und Grautönen und stach wirklich fantastische Dämonen, Totenköpfe und Mädchen.

Meine Tattoos spiegeln insgesamt ideelle Werte wider oder weisen einfach eine Ästhetik auf, die mich anspricht. Das einzige Erinnerungsstück, das ich trage, ist zum Gedenken an meinen Bruder, David Mendoza.

Für mich zeigen Tätowierungen, wie einzigartig und originell der Träger sein kann, was aber nicht heißt, dass Menschen ohne Tattoos nicht auch einmalig sind!

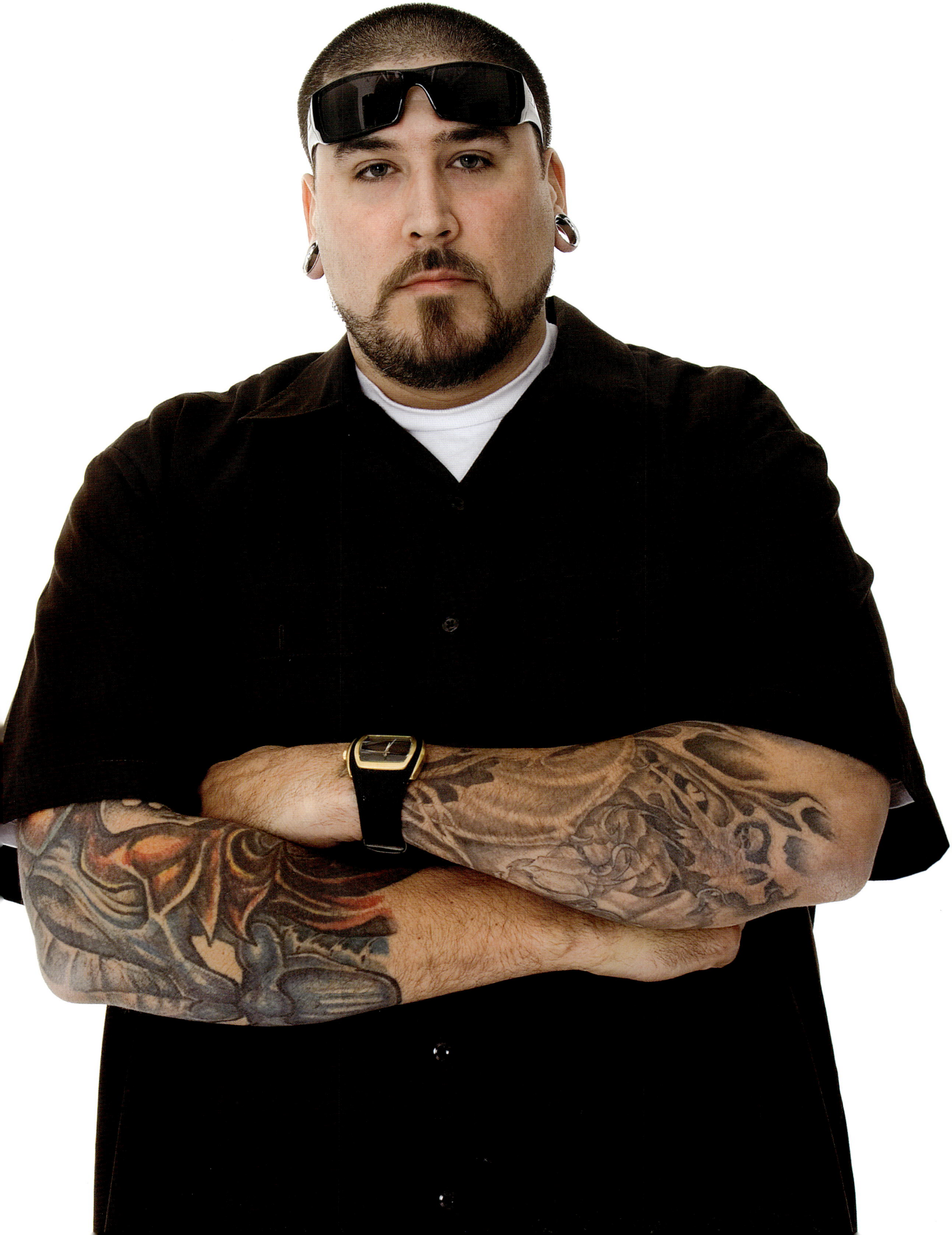

PFLEGE UND BEHANDLUNG

Der Nadelartist hat gerade den letzten Tropfen Tätowiertinte in deine Haut gestochen. Du hast die Schmerzen ertragen und dein hart verdientes Geld dafür ausgegeben. Vielleicht dauerten die Sitzungen insgesamt fünfunddreißig Stunden, vielleicht auch nur eine. Aber nun ist es soweit. Die bedeutungsvolle Anschaffung muss gepflegt werden. Der Tätowierer hat große Anstrengungen unternommen, um dein Tattoo in einer möglichst sauberen und keimfreien Umgebung zu stechen. Aber sobald du sein Studio verlässt, bist du auf dich selbst angewiesen.

DER RICHTIGE VERBAND

Ein Tätowierkünstler bemalt dich nicht nur. Die Tätowiernadel sticht im Laufe einer Sitzung tausende Male in deine Haut und fügt ihr im Grunde genommen unzählige Wunden zu. Dies kann deine Epidermis ziemlich heftig verletzen, deshalb braucht die Oberhaut ausreichend Zeit, um zu heilen. Bevor der Tätowierer dich nach Hause schickt, wird er das nagelneue Tattoo mit Gaze verbinden, um es vor Kontakt mit in der Luft befindlichen Krankheitserregern, Staub, Keimen oder unsauberen Oberflächen zu schützen. Einige Tätowierer benutzen Frischhaltefolie, was aber nicht zu empfehlen ist, da Zellophan die Feuchtigkeit nicht absorbiert und Luft sowie Bakterien einschließt. Achte darauf, dass du den Verband mindestens vier Stunden lang nicht entfernst!

DIE RICHTIGE BEFEUCHTUNG

Wasser ist das Wichtigste für die Pflege deines Tattoos. Pass aber auf, dass du es nicht übertreibst. Nachdem du den Verband sorgfältig entfernt hast, wasch die tätowierte Hautfläche sanft mit einer milden antibakteriellen Flüssigseife ab und spüle mit klarem Wasser nach. Danach vorsichtig trockentupfen. Benutze keine Seife am Stück, da sie die Haut austrocknet! Für die allererste Reinigung tupfe die Flüssigseife vorsichtig mit deinem Finger direkt auf die Tätowierung. Benutze keinen Waschlappen, da selbst ein ziemlich weicher Lappen noch viel zu grob für die frische Tätowierung wäre. Bis es vollkommen verheilt ist, darf man ein frisches Tattoo weder schrubben noch scheuern oder einweichen. Selbst beim Duschen muss man darauf achten, dass die Tätowierung nicht direkt unter einen starken Wasserstrahl gehalten wird. Meide auf jeden Fall Whirlpools, heiße Vollbäder, Schwimmbecken, den Mississippi oder alle Weltmeere.

DIE RICHTIGE LOTION

Um den Heilungsprozess zu beschleunigen und den Juckreiz zu lindern, solltest du zweimal täglich eine parfumfreie, medizinische Lotion auftragen. Mütter schwören auf Ringelblumensalbe oder andere panthenolhaltige Wund- und Heilsalben. Nach dem Auftragen die überschüssige Lotion bzw. Salbe vorsichtig abtupfen. Salbenartige Gemische aus festen und flüssigen Bestandteilen wie Vaseline tunlichst meiden! Dasselbe gilt für andere Produkte auf Petroleumbasis sowie dickflüssige Öle. Solche Produkte bilden eine undurchlässige Schicht, die die Luft nicht an die frische Tätowierung lässt. Luft ist unerlässlich für den Heilungsprozess.

SONNENBESTRAHLUNG VERMEIDEN

Die Sonne auf jeden Fall meiden. Während des Heilungsprozesses ist Sonnenbestrahlung die größte Gefahr. Sie lässt Tätowierungen glanzlos werden, verblassen und verzerren. Helle Farben und Pastelltöne sind besonders empfindlich. Noch schlimmer als natürliche Sonnenbestrahlung sind Höhensonnen bzw. Sonnenstudios. Lässt sich der Gang in die Sonne nicht vermeiden, dann nur geschützt durch ein Sonnenschutzmittel mit einem ausreichend hohen Lichtschutzfaktor. Aber jetzt mal ehrlich: Wer möchte sich schon mit einer halb abgeheilten Tätowierung am Strand präsentieren?

FINGER WEG

Dein Tattoo wird jucken. Und zwar heftig. So groß die Versuchung auch sein mag, am Wundschorf zu kratzen oder zu pulen – Finger weg! Lass den Schorf von selbst allmählich abfallen. Das dauert etwa sieben bis zehn Tage. Wundschorf entsteht vor allem an den dunkelsten Flächen der Tätowierung oder da, wo die Linien am dicksten gezeichnet sind. Wird der Schorf abgepult, hinterlässt das einen farblosen Fleck, wenn die Stelle abgeheilt ist. So muss garantiert nachtätowiert werden. Narbengewebe nachzutätowieren bereitet weder dem Tätowierer noch dir Vergnügen. Kratzen kann die Haut verletzen, den Heilungsprozess verzögern und hässliche Narben hinterlassen. Sei gewarnt!

DANKSAGUNGEN

Ich möchte all den Menschen und Künstlern von ganzem Herzen für ihre Unterstützung danken. Ohne ihre Hilfe wäre dieses Projekt nie verwirklicht worden. Danke, dass ihr euch geöffnet habt und eure Tattoos und Geschichten mit uns allen geteilt habt.

Ein großes Dankeschön an Bill Thomas, der monatelang in meinem Haus die Fotos für dieses Buch schoss. Nicht schlecht für einen Haufen tätowierter Mistkerle! Toll, dass du dir trotz prall gefüllten Terminkalenders in deinem Job im Nachtleben so viel Zeit für die Foto-Shootings genommen hast!

Auch ein Dank an meinen alten Herrn, Tom Hart. Habe ich es dir nicht schon oft genug gesagt? Ich werde mit meinen verdammten Tattoos eines Tages ordentlich Geld verdienen! Ich weiß, es hat für dich damals keinen Sinn gemacht, als ich immer wieder mit einer neuen Tätowierung nach Hause kam, aber es hat schon alles seinen Grund, schätze ich! Ist auf jeden Fall besser, als sich ständig die Knochen für seinen Job brechen zu müssen.

Und: Danke an meine beste Freundin und die Liebe meines Lebens – Alecia. Du hast mir geholfen, halbwegs erwachsen zu werden. Hätte ich dieses Buch schon früher in meinem Leben herausgebracht, dann hätte ich auf all den Fotos meine Dickies-Hosen und ein T-Shirt getragen. Naja – du weißt, was ich meine! Danke, dass du immer für mich da bist und entschuldige, dass ich vielleicht ein bisschen zu viel gearbeitet habe. Das Leben ist hart, aber du machst es um einiges schöner!